临床检验基础

主 编　贾洪娟［等］

吉林科学技术出版社

图书在版编目（CIP）数据

临床检验基础 / 贾洪娟等主编. -- 长春 ：吉林科学技术出版社，2022.11

ISBN 978-7-5744-0014-6

Ⅰ．①临… Ⅱ．①贾… Ⅲ．①临床医学－医学检验 Ⅳ．①R446.1

中国版本图书馆 CIP 数据核字(2022)第 232170 号

临床检验基础
LINCHUANG JIANYAN JICHU

作　　者	贾洪娟[等]
出 版 人	宛　霞
责任编辑	董萍萍
幅面尺寸	185 mm×260mm
开　　本	16
字　　数	489 千字
印　　张	21.25
版　　次	2024 年 7 月第 1 版
印　　次	2024 年 7 月第 1 次印刷
出　　版	吉林科学技术出版社
发　　行	吉林科学技术出版社
地　　址	长春市净月区福祉大路 5788 号
邮　　编	130118

发行部电话/传真　0431-81629529　81629530　81629531
　　　　　　　　　81629532　81629533　81629534

储运部电话　0431-86059116

编辑部电话　0431-81629518

印　　刷　北京四海锦诚印刷技术有限公司

书　　号　ISBN 978-7-5744-0014-6

定　　价　65.00 元

前　言

随着医学的发展和科技的进步，检验医学飞速发展，检测技术日新月异。新技术、新方法、新思维、新理念、新的检测项目不断出现，个体化诊断和个体化治疗等技术的新需求也促使检验医学加速发展。检验医学在发展的同时更加注重检验质量，检验质量是检验医学的生命线。把检验质量做得更好，使检验结果更稳定、更准确、更符合临床需要，是每个检验工作者的职责所在。

作为合格的检验人员，应能自如地面对未来的机遇与挑战，不仅要了解和掌握医学检验学的技术和方法、临床应用价值以及发展方向，为临床提供咨询服务，还要积极参与临床讨论，与临床医师一起选择检验项目，评价检验项目的价值，共同提高临床检验水平。所以，我们必须积极地投身到我国医学检验学的改革和发展中去，认真学习，努力钻研，不断进步，为我国医学检验学的发展贡献力量。

本书是临床检验基础方向的著作，简要介绍了检验标本采集、血液一般检验、血液分析仪检验等相关内容。另外介绍了临床输血检验，还对尿液检查、体液与排泄物检验、临床生物化学检验及临床微生物检验做了一定的介绍，本书整合了现代临床常用检验项目，阐述了现代临床检验的基础理论、临床意义等内容，力求反映检验医学的现状和趋势，体现医学检验学的基础知识和临床应用。希望本书可以让临床医护人员快速、全面地了解各种医学检验项目的临床意义。本书着重突出临床实用性，适合于临床各科室、检验人员以及医学院校在校生参考阅读。

由于编写时间有限，加之篇幅所迫，疏漏之处恐在所难免，若存在欠妥之处恳请广大读者不吝指正，以待进一步修改完善，不胜感激。

目 录

第一章 检验标本采集

第一节 血液学检验标本采集

一、全血细胞分析检查标本的采集

（一）患者要求

患者应处于平静状态，减少运动，避免在输脂肪乳过程中或其后采血，禁止在输液手臂同侧采集血液；冬天从室外进入室内，应等患者体温暖和后再采血，采血时一般取坐位或卧位。

（二）标本采集

1. 末梢血采集

（1）采血部位的选择：成人选择左手环指，1岁以下婴儿选择大拇指或足跟部两侧采血。

（2）轻轻按摩采血部位，使其自然充血，用75%乙醇棉球消毒局部皮肤，待干。

（3）操作者用左手拇指和食指捏紧采血部位两侧，右手持无菌采血针迅速刺入采血部位。

（4）用消毒干棉球擦去第一滴血后，用微量吸管采集标本。

（5）采血完毕，用消毒干棉球压住穿刺点几分钟至止血为止。

2. 静脉血采集

用普通采血法或真空采血法抽取肘前静脉、手背、手腕和外踝静脉，或幼儿的颈外静脉处静脉血 2mL，注入含 EDTA·K_2 抗凝剂的抗凝管中，立即轻轻将试管颠倒混匀 5~8次，使其充分抗凝，并在试管上贴好标识。该管血液标本除用于全血细胞分析检查外，还

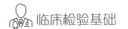

可用于 ABO 血型测定、网织红细胞计数、微量元素和疟原虫涂片的检测。

（三）标本保存

（1）使用末梢血做细胞检查时采集标本后应及时检测，最好在 2h 内完成，且不要放在冰箱内冷藏。

（2）抗凝静脉血在室温中可稳定 8～12h，如不能及时检测，可置于 4℃ 的冰箱中。上机检测前须将其取出平衡至室温，混匀后再测定。

（四）注意事项

（1）一般要求用抗凝的静脉血，尽可能不用皮肤穿刺采集末梢毛细血管血进行全血细胞分析检测。因为末梢血采集时，易受组织液的稀释，细胞成分和细胞与血浆的比例同静脉血有差别。末梢毛细血管采血量较少，特别对一些全自动分析的仪器，不易采到足够量，更不能在有疑问时重复检查。因此，除了少数不易取得静脉血，如婴儿、大面积烧伤等患者，以及某些需要经常采血检查的病例，如血液病、肿瘤化疗或放疗的患者等，均应采静脉血进行检测。

（2）采静脉血时止血带压迫不能时间过长或过紧，应<1min，避免造成血红蛋白和血细胞比容增高。

（3）末梢采血时，挤压力不能过大，以免过多组织液混入；同时要避开冻疮、发炎、水肿等部位，以避免影响结果；每个患者须换新的薄膜手套。所以，为了保证结果的准确性，尽可能使用静脉采血方法，而不用毛细血管采血方法。

（4）当标本同时用于血涂片分析时，应在采集后 4h 内制备血涂片，以免引起中性粒细胞和单核细胞形态的改变，同时标本亦不能冷藏。

（5）静脉采血如不注意，常易使血样溶血，影响检验。常见溶血的技术因素有注射器或试管潮湿，或有表面活性剂污染，或抽血后未卸下针头，强力将血液排入试管管内有许多气泡，或抽血时负压过大，或止血带结扎过久又不能一针见血等。严重溶血标本原则上不能使用，应通知临床重新采血，或在报告单上注明"溶血"字样，提醒临床医师注意。

二、红细胞沉降率（血沉）检查标本的采集

（一）患者要求

患者应处于平静状态，避免在输入脂肪乳过程中或其后采血。

（二）标本采集

抽取静脉血 1.6mL，加入到含 0.4mL 浓度为 10^9 mmol/L 枸橼酸钠溶液的（1∶4）抗凝试管中，并轻轻颠倒 5~8 次使之充分混匀与抗凝，并在试管上贴好标识。

（三）标本保存

采血后及时送检，尽快检测，室温中保存不得超过 3h。

（四）注意事项

血液和抗凝剂的比例要准确，标本总量 2.0±0.1mL，<1.8mL 或>2.2mL 为不合格标本。采血过程须顺利，溶血或有细小凝块的血液标本，均会影响血沉结果。

三、血栓与止血检验标本采集

（一）患者要求

（1）患者采血的环境应温暖，患者应处于放松状态，避免剧烈运动，对于多次反复采血的患者最好在同一条件下采血。

（2）进行血小板聚集功能试验的患者采血前 1 周，不能服用阿司匹林、双嘧达莫（潘生丁）、肝素、双香豆素等含抑制血小板聚集的药物，采血当天禁饮牛奶、豆浆和脂肪性食品。

（二）标本采集

（1）采集静脉血，采血前不应拍打前臂。

（2）采血时止血带不宜扎得过紧，压迫时间不应超过 5min。

（3）抗凝剂首选枸橼酸钠，抗凝剂的浓度为 10^9 mmol/L，其与血液的比例为 1∶9。

（4）用清洁塑料管或硅化玻璃试管采集血液标本，避免表面激活。

（5）通常采集第二管血液标本用于凝血方面的检测，第一管血液用于其他的化学检测。

（6）在血细胞比容（Hct）<20% 或>55% 时，须按以下推荐的公式来调整抗凝剂与血液的比例，公式如下：

$$抗凝剂用量（mL）= 0.00185 × 血量（mL）× [1-Hct（\%）]$$

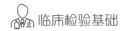

（三）标本保存

（1）原则上取血后即送检，凝血因子（特别是 VDI 因子）分析必须立即检测或分离血浆置于 -20℃ ~ -40℃ 条件下待测。

（2）全部实验最好在采集标本 4h 内完成，室温保存不超过 4h，不能按时完成的标本应分离血浆贮于 -20℃ 或 -70℃ 的冰箱中，复融过的标本不能再次冷冻。

（3）冰箱保存血浆要放在塑料管内，防止冷激活。

（4）运送标本应避免受阳光直射，减少振动。

（5）标本在室温（15℃ ~ 25℃）保存为宜，低温会使血小板激活，高温会使血小板聚集力减弱。

（6）标本保存必须加盖，以防外源污染及 CO_2 丢失，使标本 pH 值升高，使试验结果受到影响，例如会使凝血酶原时间（PT）或活化部分凝血活酶时间（APTT）延长。

（四）注意事项

（1）采血技术要熟练，最好"一针见血"，防止组织损伤而激活凝血系统，影响试验结果，例如凝血因子活性增高、血小板数量假性降低等。

（2）抽血后迅速将血液和抗凝剂轻轻颠倒混匀，不能用力振荡使凝血蛋白受到破坏。

（3）不能从输液三通管取血，防止样品中可能含有的小凝块及污染的组织对试验结果造成影响。

（4）注射器选用，国际上推荐用 21G1.5 或 20G1.5 号针头。

（5）采血时，血液要平稳地进入试管，防止产生气泡，避免纤维蛋白原、凝血因子 V 和因子 VI 变性。

（6）拒绝溶血的标本。

（7）不能使用过期变质的枸橼酸盐抗凝剂抗凝，否则会引起 PT、APTT 缩短。

四、血流变学标本采集

（一）患者要求

须空腹 12h 以上，采血前 1d 晚上低脂饮食。在采血前 3d，停用具有溶栓抗凝作用的药物、降脂药物等。运动和体位对血黏度有影响，采血时患者应取坐位，在清晨空腹安静状态下进行。女性应避开月经期。

（二）标本采集

抗凝剂宜选用肝素或乙二胺四乙酸二钠盐（EDTA·Na$_2$），其抗凝浓度范围为 10~20U/mL 血及 1.5g/L 血，液体状的抗凝剂会稀释血液，降低其黏度，故多用固体抗凝剂。采血后立即慢速颠倒，充分混匀，防止产生泡沫及血液凝固，并在试管上贴好标识。

（三）标本保存

采血后应尽快检测，标本一般于室温密封保存，时间不应超过 4h，尽可能不存放于冰箱，以免影响血液的生理状态和流变特性。受实验条件限制时，标本可保存于 4℃的冰箱中 12h，但不能在 0℃以下存放，因为红细胞在冰冻条件下会发生破裂。

（四）注意事项

（1）采血要求"一针见血"，顺利取血，否则换一个部位重新采血。

（2）采血针头的内径以较大为好（最好为 7 号以上），在较大处静脉（肘静脉）采血为宜。采血过程中若用到压脉带时，压脉时间要尽可能短，应在压脉带撤除至少 5s 后再开始抽血。

（3）抽取血样时负压不宜过大，必须缓缓抽吸，以免造成血液流经针头时受到异常高的剪切力。

（4）血黏度有昼夜节律性变化，与生活饮食习惯有关，一般在 11：00 及 20：00 最高。患者在治疗前后应统一采血时间，确保结果的可比性；进食会引起血细胞比容（Hct）和血浆成分的变化，采血时间以清晨空腹为宜。

五、溶血检查试验标本的采集

（一）患者要求

患者应处于平静状态，避免在输入脂肪乳过程中或其后采血。

（二）标本采集

（1）大部分实验的抗凝剂选择以肝素为主，部分实验可有其他选择，如高铁血红蛋白还原试验首选枸橼酸钠抗凝，血红蛋白电泳可以 ACD 液、肝素、草酸盐、EDTA 等抗凝，G-6-PD 检测可选用 EDTA·Na$_2$、ACD 液或肝素抗凝。

（2）采血要顺利，防止溶血；抽取血液标本后置于抗凝试管中立即轻轻颠倒摇匀，充

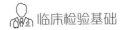

分抗凝。

（3）酸溶血标本不用抗凝血，要采集脱纤维血，方法为抽取血液标本后，取下针头将血液慢慢注入放有几个清洁小玻璃珠的小烧瓶内，不断地轻轻摇动10~15min，直至纤维蛋白出现并附着于玻璃珠上为止，避免造成溶血。

（三）标本保存

（1）G-6-PD检测标本，4℃保存，可稳定1周。

（2）血红蛋白异常检测的标本采集后应尽快分离血浆，尽量减少红细胞与血浆接触，避免产生高铁血红蛋白。

（3）制作成的血红蛋白溶液置于4℃的冰箱保存，不能超过1周，冰冻保存可达几个月，不宜反复冻融而引起血红蛋白变性。若须长期保存，可通入CO，制成碳氧血红蛋白（COHb），然后密封或冻干保存。

（4）所有贫血检测的标本都应尽快送检，保证用新鲜标本进行检测。

（四）注意事项

（1）采样及分离血浆过程中不能发生溶血。

（2）酸溶血试验要用脱纤维血，不能用抗凝血，因为抗凝剂会影响血液的pH值。

六、骨髓细胞检查标本的采集

骨髓检查是诊断许多疾病，特别是血液系统疾病的重要手段之一，可以进一步了解骨髓中血细胞的生成、成熟、释放的程度，以及病理细胞形态或异常细胞出现的意义，从而诊断或协助诊断、观察疗效、测知预后或排除某些疾病，因此，骨髓标本的采集、接收及处理在整个骨髓分析过程中显得尤其重要。

（一）骨髓检查的适应证

患者多次检查外周血异常，出现原因不明的肝、脾、淋巴结肿大；不明原因的发热、骨痛和恶病质；诊断一些造血系统疾病，如各种类型的白血病、再生障碍性贫血、多发性骨髓瘤、巨幼细胞性贫血、恶性组织病等具有肯定诊断意义，也可通过复查骨髓象来评价疗效和判断预后；用于提高某些疾病的诊断率，如疟原虫、黑热病原虫、红斑狼疮细胞检查等。

（二）骨髓穿刺禁忌证

某些出血性疾病如血友病；晚期妊娠的孕妇做骨髓穿刺术应慎重；局部皮肤有弥散性

化脓性病变或局部骨髓炎。

（三）标本采集

1. 骨髓取材

（1）髂后上棘穿刺技术

①患者侧卧，幼儿患者则须俯卧（腹下放一枕头），侧卧时上面的腿向胸部弯曲，下面的腿伸直，使腰骶部向后突出，髂后上棘一般明显突出臀部之上，可用手指在骶椎两侧摸知，此处骨髓腔大，骨皮质薄，骨面平而大，容易刺入，多被选用。②局部用碘酒、乙醇消毒，盖上已消毒的孔巾。③麻醉局部皮肤、皮下组织及骨膜，按摩注射处至药液扩散为止。④左手固定局部皮肤，右手持穿刺针与骨面垂直转刺而入，达骨髓时有阻力消失感（或落空感），深度为针尖达骨膜后再刺入 1cm 左右。⑤取出针芯，用 5mL 干燥注射器，轻轻抽取，待红色骨髓液标本出现于针管底部即止。抽取骨髓量一般不超过 0.2mL，过多则容易混血稀释。⑥立即取下注射器，制作骨髓液涂片。因骨髓液容易凝固，动作应快。⑦拔下穿刺针，敷以消毒纱布，压迫数分钟使其止血，然后贴上胶布，3d 内禁止洗澡。⑧同时取末梢血制作血涂片。⑨特点：该部位骨质较薄，刺针容易，骨髓液丰富；很少被血液所稀释，抽出量较多，可利用其做细菌培养及查找 LE 细胞，其次对再生障碍性贫血有重要早期诊断价值。

（2）髂前上棘穿刺技术

①患者仰卧，穿刺点在髂前上棘顶端后约1cm，常规消毒。②穿刺时左手固定髂前上棘，右手持针与骨面垂直转刺而入，凭落空感探知骨髓腔；然后再用注射器抽取骨髓，方法同前。③特点：该部位较安全，但此部位骨骼较硬，不如髂后上棘易穿，但对再生障碍性贫血诊断价值较大。

（3）胸骨穿刺技术

①患者仰卧，并将胸部稍垫高，取胸骨中线，相当第二肋间水平，胸骨体上端为穿刺点。②用碘酒、乙醇常规消毒。局部麻醉，然后用手按摩使药液扩散。③左手固定穿刺点两旁胸骨缘，右手将针头斜面向上，针向头部 75°斜方向徐徐转动刺入，达骨髓腔时有落空感，此时轻摇穿刺针不倒，穿刺时注意用左手固定胸腔，勿过猛用力，以免不慎刺入胸腔。④特点：该部位骨髓细胞增生旺盛，尤其对早期白血病诊断价值极大。但风险较大，稍有不慎刺入胸腔容易引起气胸。

（4）脊突穿刺技术

①患者取坐位，双手伏在椅背上，使上身向前弯曲，或卧于左侧，右臂抱着大腿，使

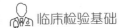

腰椎明显暴露，取第三、第四腰椎脊突为穿刺点。②穿刺时左手固定皮肤，右手持针自脊突定点垂直刺入。③特点：痛苦较少，穿刺时不易患者看到，以便减轻患者的恐慌心理。其次该部位的骨髓细胞增殖较好，仅次于胸骨。

2. 骨髓涂片

制作涂片的数量为 3~5 张，若要进行细胞学染色检查，可再推 3~5 张骨髓片。用推片蘸取骨髓液少许，置于载玻片右端 1/3 处，使推片和骨髓液接触，当骨髓液扩散成一均匀的粗线，然后使推片与载玻片呈 30°~45°（骨髓液较浓时，角度要小，推的速度要慢；骨髓液较稀时，角度要大，推速要快），自右向左，均匀地向前推，在载玻片的左侧 1/6 处结束。推好的载玻片要平放，让其自然干燥后在涂片边膜上用铅笔标记上患者姓名。涂片后将其在空气中快速摇动，使其快干，以免细胞皱缩而形态变异。涂片不宜太厚，要头、体、尾分明，取材良好的骨髓，涂片片膜粗糙，易见骨髓小粒。

（四）标本保存

涂片要新鲜，及时染色，特殊情况可在 1 周内染色，否则会影响染色质量。

（五）注意事项

（1）术前向患者说明穿刺的必要性与安全性，解除患者的顾虑。一般选择髂后上棘进行穿刺，因为该位置骨皮质薄，骨髓腔大，骨髓量多而容易穿取，且又在身后，患者不易产生恐慌心理，故列为首选。

（2）穿刺时部位要固定，勿随意移动，抽不出时可采取以下措施：把穿刺针稍稍拔出或深入或变动方向再抽；也可将注射器向玻片上推射几次，常可获微量骨髓液。

（3）对于有出血倾向的患者，穿刺后应压迫穿刺点稍久，以免术后出血不止。

（4）穿刺成功的标志：骨髓抽出量一般不超过 0.2mL，抽吸瞬间患者有特殊的痛感，骨髓液中可见到淡黄色骨髓小粒或油珠，涂片检查时有骨髓特有细胞，如浆细胞、巨核细胞、组织嗜碱细胞等，分类时中性杆状核粒细胞多于分叶核粒细胞。

（5）骨髓穿刺结果，一次获得性不能代表全骨髓状态，只能代表此部位该次骨髓检查结果。

（6）骨髓细胞在机体死亡后相继发生自溶，尤以红、粒、巨、淋巴细胞较明显，一般超过 2~3h 无诊断价值。不易穿刺原因：多见于骨髓疏松、坏死、软骨症、肿瘤或恶性贫血。

（7）用作涂片的玻片要洁净、无油腻，处理好的玻片，手指不要接触玻片面。

（8）骨髓液抽取后应立即推片 5 张以上。一张好的涂片应该厚薄均匀，分头、体、尾三部分，尾部呈弧形，上下两边整齐（最好留出 1~2mm 的空隙）。显微镜下观察时，各类有核细胞分布均匀，红细胞互不重叠，而又不太分散者为佳。

（9）涂片染色时，先染 2 张，方法基本与血片相同，但染色液应稍淡，染色时间应稍长。其余的涂片留作细胞化学染色用。备骨髓涂片的同时，应同时制备血涂片 2 张，一并送检。

七、血液寄生虫检查标本的采集

（一）疟原虫检查

1. 采血时间

间日疟及三日疟应在发作数小时至 10h 左右采血，恶性疟患者应在发作后 20h 左右采血。

2. 采血方法

可用毛细血管采血法和静脉采血法采集标本，用 EDTA·K_2 抗凝。

3. 薄血片法

取血液 1 滴置于载玻片上，以常规方法推制成薄片。

4. 厚血片法

在洁净玻片上，取血液 2 滴，用推片角将血液由内向外转涂成直径约为 1cm 厚薄均匀的血膜，在室温中自然干燥。

（二）微丝蚴检查

1. 采血时间

以 21：00—24：00 前后为宜。

2. 采血方法

采血前让患者躺卧片刻，对夜间采血有困难的患者，可在白天按每千克体重口服枸橼酸乙胺嗪（海群生）2~6mg，15min 后取血检查。标本可以采集耳垂血或用 10^9 mmol/L 枸橼酸钠 0.4mL 抗凝 1~2mL 的静脉血。

3. 鲜血片法

采耳垂血 1 滴置于玻片中央，用一张盖玻片覆盖于鲜血上进行检测。

4. 厚血片法

取耳垂血 2~3 滴，置于玻片中央，用推片角将血液由内向外回转涂成 2cm×3cm 长椭

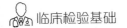

圆形厚薄均匀的血膜，自然干燥。

八、红斑狼疮细胞检查标本采集

（一）标本采集

抽取患者静脉血 2~3mL，注于干燥洁净试管中，立即送检。

（二）注意事项

送检要及时，因整个操作时间不能超过 3h，时间过长，红斑狼疮细胞会溶解，检出率会有所下降。

第二节　体液学检验标本采集

一、尿液采集

（一）患者准备

医护人员应该根据尿液检验项目的目的，口头或书面指导患者如何正确收集尿液及其注意事项。

1. 清洁标本采集部位

收集尿液前应用肥皂洗手、清洁尿道口及其周围皮肤。

2. 避免污染

应该避免月经、阴道分泌物、包皮垢、粪便、清洁剂等各种物质的污染，不能从尿布或便池内采集标本。

3. 使用合格容器

应用透明、不与尿液成分发生反应的惰性环保材料制成的一次性容器，容器必须干燥、清洁、防渗防漏，可密封运送，而且标明患者姓名、性别、年龄、科别、住院号、标本种类等信息。

4. 特殊要求

若须采集清洁尿，如中段尿、导尿标本或耻骨上段尿，一般应由医护人员操作，并告知患者及家属有关注意事项。若采集幼儿尿，一般由儿科医护人员指导，使用小儿尿袋收集。

（二）尿液标本种类

根据临床不同的检查目的及留取尿液标本的时间及方式，尿液标本主要有以下几种：

1. 晨尿

即清晨起床后第一次排尿收集的尿液标本。这种标本比较浓缩，有形成分形态结构比较完整，化学成分如 hCG 浓度较高，可用于尿液常规分析、尿沉渣分析、尿 hCG 定性或定量检查、尿液红细胞位相检测等。晨尿一般不受饮食或运动等影响，检验结果相对比较稳定，有利于临床判断疾病的进展及疗效；但也有人提出由于晨尿在膀胱内停留时间较长，偏酸，不利于检出酸性环境中易变的物质，比如葡萄糖或硝酸盐，因而建议采集第二次晨尿代替首次晨尿。

2. 随机尿

即随时留取的尿液标本。这种标本新鲜易得，最适合用于门诊、急诊患者尿液筛查试验，但因其受影响因素偏多，如运动、饮食、情绪和用药等，易造成结果假阳性或假阴性，导致临床结果对比性差。

3. 24h 尿

患者排空膀胱后连续收集 24h 排出的全部尿液，充分混匀，测量并记录总尿量（体积数），取适量标本送检，一般为 50mL，尿沉渣分析或结核杆菌检查可按要求留取尿沉淀部分送检。适合尿肌酐、尿总蛋白定量、尿微量白蛋白定量、尿儿茶酚胺、尿 17-羟皮质类固醇、17-酮类固醇、电解质等检查。

4. 12h 尿

即患者正常进食，20：00 排空膀胱的尿液，于容器中加入约 10mL 甲醛作为防腐剂，再收集以后 12h 内所有尿液标本。曾常用于细胞、管型等有形成分的计数，如尿 Addis 计数等，因患者标本采集烦琐和有形成分长时间保存困难，现已少用，建议使用 3h 尿标本。

5. 3h 尿

即收集上午 3h 的尿液标本。具体的做法是：嘱患者于留尿前 1d 多进高蛋白质食物，少饮水，使得尿液浓缩呈偏酸性，不含晶形或非晶形盐类。留尿日早晨 8：00 排空膀胱的尿液，然后卧床 3h，收集至 11：00 的所有尿液标本。此标本适用于检测患者每小时或每分钟的细胞排泄率。

6. 尿三杯试验

按照尿液排出的先后顺序，分别用 3 个容器采集，主要检查尿液的有形成分，多用于

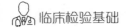

男性下尿路及生殖系统疾病的定位判断。

7. 耐受性试验

尿经前列腺按摩后排尿收集尿液标本，通过观察尿液变化了解耐受性。

8. 菌尿液收集

多用于有肾或尿路感染的患者，须做尿液病原微生物学培养、鉴定及药物敏感试验。

（1）中段尿：清洗外阴及尿道口后，在不间断排尿过程中，弃去前、后时段的尿液，以无菌容器接留中间时段的尿液。

（2）导管尿、耻骨上穿刺尿：患者发生尿潴留或排尿困难时，必须采用导尿术或耻骨上穿刺术取尿。征取患者或家属同意后，由临床医师无菌采集。

9. 尿胆原检测

以留取 14：00～16：00 时间段的尿液为好。

（三）标本送检

尿液一般应在采集后 2h 内及时送检，最好 30min 内完成检验。尿胆红素和尿胆原等化学物质可因光解或氧化而减弱。标本送检时应注意避光。

（四）标本保存

标本如不能及时检验，或需要另存时，应正确保存，包括冷藏和加防腐剂。

1. 冷藏

多保存于 2℃～8℃ 的冰箱内，或保存于冰浴中，但冷藏时间最好不要超过 6h。因为冷藏时间太久，尿液中有些成分可自然分解、变质等，而且磷酸盐或尿酸盐等易析出结晶沉淀，影响有形成分的镜检。

2. 防腐

临床常用的化学防腐剂有：

（1）甲醛，又称福尔马林，对尿液中的细胞、管型等有形成分的形态结构有较好的固定作用。一般每升尿液中加浓度为 400g/L 的甲醛溶液 5～10mL。

（2）甲苯常用于尿糖、尿蛋白等化学成分的定性或定量检查，一般每升尿液中加甲苯 5～20mL。

（3）麝香草酚可用于尿液显微镜检查，尤其是尿浓缩结核杆菌检查及化学成分分析的标本保存。一般每升尿液中加麝香草酚 0.1g。

（4）浓盐酸用作定量测定尿 17-羟、17-酮、肾上腺素、儿茶酚胺等标本的防腐。一般每升尿液加浓盐酸 1mL。

二、粪便采集

（一）标本容器

应清洁、干燥、有盖、无吸水或渗漏，如做细菌学检查，应采用无菌有盖容器。

（二）标本采集

1. 粪便常规检测

医护人员应告知患者应取新鲜粪便标本的异常成分送检，如含有黏液、脓、血等病变成分的标本部分，外观无异常的粪便则应从其表面、深处等多处取材送检，标本量一般 3~5g。

2. 化学法隐血试验

试验前三日应禁食肉类、动物血及某些蔬菜类食物，并禁服铁剂及维生素 C 等干扰试验的药物。

3. 寄生虫检查标本

（1）血吸虫孵化毛蚴：标本不应少于 30g；如做寄生虫虫体及虫卵计数时，应采集 24h 粪便。

（2）连续送检：未查到寄生虫和虫卵时，应连续送检 3d，以避免因某些寄生原虫或蠕虫的周期性排卵现象而漏检。

（3）蛲虫卵检查：须用透明薄膜拭子或玻璃纸拭子于深夜 12 时或清晨排便前自肛门周围皱襞处拭取粪便，立即送检。

（4）阿米巴滋养体检查：挑取粪便的脓血部分和稀软部分，立即保温送检。

4. 脂肪定量试验

先定量服食脂肪膳食，每日 50~150g，连续 6d，从第三天起开始收集 72h 内的粪便，混合称重，取 60g 送检。

5. 粪胆原定量试验

连续收集 3d 的粪便，每日将粪便混匀称重后取 20g 送检。

6. 无粪便排出而又必须检查时

可经直肠指检或采便管拭取标本。

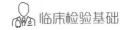

7. 采集时间

腹泻患者在急性期用药前采集；沙门菌感染、肠热症在两周以后采集；胃肠炎患者在急性期采集新鲜标本。

三、浆膜腔积液的检查

（一）胸腹膜腔和心包积液的检查

1. 标本采集

一般由临床医师根据需要在无菌条件下，对各积液部位进行穿刺而收集。理学检查、细胞学检查和化学检查各留取 2mL，厌氧菌培养留取 1mL，结核杆菌检查留取 10mL。

2. 抗凝及保存

所得标本应分装在两个容器内，1 份添加抗凝剂用于检查，另 1 份不加抗凝剂，用以观察有无凝固现象。理学检查和细胞学检查宜采用 EDTA·K_2抗凝，化学检查宜采用肝素抗凝。如做细胞学检查，最好抗凝后立即离心浓集细胞；否则应在标本内加入乙醇至 10% 浓度，并置于冰箱内保存。

（二）关节腔积液

1. 抗凝剂

肝素。

2. 标本采集

一般由临床医师采用关节腔穿刺术获取，抽出液体后要记录液体数量，穿刺标本应分别装入 3 支试管，每管 2~3mL，第一管做理学和微生物学检查；第二管加肝素抗凝，做化学检查和细胞学检查；第三管不加抗凝剂，用于观察积液的一般性状和凝固性。必要时需要置于无菌管内进行细菌培养。如果标本量很少，只有 1~2 滴，也应放置于玻片上镜检，观察有无结晶，并做革兰染色检查，必要时可做细菌培养。

四、脑脊液检查

（一）标本采集

一般由临床医师通过腰椎穿刺采集脑脊液，操作时应严守无菌原则。穿刺成功后先做压力测定，再将抽出的脑脊液分别收集于 3 支无菌试管中，每管 1~2mL，第一管做细菌培养，第二管做化学检查和免疫学检查，第三管做理学和显微镜检查。如疑有恶性肿瘤，再留一管做脱落细胞学检查。

（二）标本送检

脑脊液标本采集后应立即送检。放置过久可因细胞破坏或细胞包裹于纤维蛋白凝块中导致细胞数降低及分类不准。

五、精液标本采集

（一）标本采集

1. 手淫法

采精者由本人手淫将一次射出的全部精液收集于洁净、干燥的容器内。如需微生物培养标本，则要注意无菌操作。

2. 体外排精法

仅适用于手淫法或电按摩采集法不成功者。

（二）注意事项

1. 标本采集的时机

在采集精液标本前，必须禁欲 3~5d，一般不超过 5d。

2. 标本采集的次数

一般应间隔 1~2 周检查 1 次，连续检查 2~3 次。

3. 标本运送

标本应装在洁净、消过毒的塑料试管内，加盖，但不能用乳胶或塑料避孕套盛标本。精液采集后应立刻保温送检，送检时间不超过 1h。

六、前列腺液标本采集

（一）标本采集

通常由临床医师用前列腺按摩法采集前列腺液标本，弃去第一滴标本液，直接将标本滴于干净的载玻片上。

（二）注意事项

立即送检，以防干涸。

七、阴道分泌物采集

（一）标本采集

通常由妇产科医务人员采集。采用消毒棉拭子自阴道深部或阴道穹隆后部、宫颈管口等处取材，取材后的棉拭子应置于试管内，常规检验加入 2mL 生理盐水，BV 检验直接送检。

（二）注意事项

取材前 24h 内，禁止性交、盆浴、阴道灌洗和局部上药等。如在冬天，标本采集后应立即保温送检。

八、痰液标本采集

（一）标本采集

主要用自然咳痰法，一般检查以清晨第一口痰做标本最适宜，做细胞学检查则以 9：00—10：00 留痰最好，因为痰液在呼吸道停留时间过长，细胞可能发生自溶破坏或变性而结构不清。留痰时，患者应先用清水漱口数次，然后用力咳出气管深处的痰，盛于灭菌容器中，注意勿混入唾液或鼻咽分泌物，采集后应立即送检。也可做环甲膜穿刺术吸痰送检，可避免口及咽部杂菌污染，但技术要求高，不常规使用。

（二）注意事项

测 24h 痰量或观察分层情况时，可加少量苯酚防腐。标本不能及时送检时，可暂时冷藏保存，但不宜超过 24h。微生物培养取样应在抗生素等药物治疗开始之前，如已用药，则应选血液药物浓度最低水平时采样。

九、支气管肺泡灌洗液标本采集

一般由临床医师经纤维支气管镜检查时采集。先用单层纱布过滤除去黏液，再将滤液每分钟 800 转离心 10min，上清液供生化和免疫检测，沉淀物做细胞学检查。用于微生物检查的标本应严格遵守无菌操作。

十、胃液标本采集

（一）标本采集

采用插胃管法。插管成功后，抽空全部空腹胃液，供理学检查、显微镜检查。然后连续抽取 1h 胃液放入同一瓶中，测定基础胃酸排量（BAO），然后再给予刺激剂，连续采集胃液 1h，每 15min 为 1 份，共 4 份，用于测定最大胃酸排量（MAO）与高峰胃酸排量（PAO）。

（二）注意事项

检验前 1d 患者只能进清淡的流质饮食，检查前 12h 内禁食、禁水和禁服抗酸分泌的药物等。

十一、十二指肠引流液标本采集

在空腹 12h 状态下，由临床医师插入十二指肠引流管首先引流出十二指肠液，然后给予 330g/L 温硫酸镁刺激 Oddi 括约肌使之松弛，依次引流出胆总管液、胆囊液和肝胆管液。怀疑感染时应尽早在用药前或停止用药 1~2d 后采集标本。

十二、胆汁标本的采集

胆汁采集的方法有三种：十二指肠引流法、胆囊穿刺法及手术采集法。

（一）十二指肠引流法

本法较常用，即在无菌操作下用导管做十二指肠引流采集胆汁。所采集的胆汁分 A、B、C 三个部分，A 液来自胆总管，为橙黄色或金黄色；B 液来自胆囊，为棕黄色；C 液来自胆道，为柠檬色。因采集时通过口腔，常易混入口腔内的正常菌群，一般认为 B 液做细菌培养意义较大。

（二）胆囊穿刺法

行胆囊造影术时，可同时采集胆汁。本法所采之胆汁不易污染，适宜做细菌培养。

（三）手术采集法

在进行胆囊及胆管手术时可由胆总管、胆囊直接穿刺采集胆汁。本法所采集之胆汁也

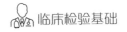

不易污染，适于做细菌学检验。

以上采集之标本应立即送检，否则应保存于4℃的冰箱中。

第三节　免疫学检验标本采集

免疫学检验要注重分析前的标本采集和处理，因不同实验对标本的要求不同，但大多数检验取患者血清，其采集血标本在清晨未进食前进行最佳，非空腹亦可，但脂血须重新采样，并要求及时送检。如须保存，短时间内可置于2℃~8℃的冰箱内，保存时间长应在−20℃或−70℃冰冻，但避免反复冻融而影响结果。

一、标本采集要求

（一）患者要求

建议空腹采血，非空腹亦可。

（二）标本采集

静脉采血3mL，无须抗凝。

（三）标本保存

标本分离血清后待测。如不当天检测，要将样本密封，1周内置于2℃~8℃保存，超过1周应在−20℃保存，长期保存要在−70℃。

（四）注意事项

（1）避免标本溶血，患者可不空腹，但脂血须重新采样。标本不宜反复冻融，以免影响结果。

（2）梅毒血清学检测时，甲苯胺红不加热血清试验（TRUST）的待测血清须新鲜、无污染，否则可能出现假阳性或假阴性结果。

二、激素检查标本采集要求

（一）垂体激素、人绒毛膜促性腺激素（hCG）、性腺激素测定标本采集要求

1. 患者要求

垂体激素、人绒毛膜促性腺激素、性腺激素血液检查建议空腹采血，非空腹亦可。尿液定性检测 hCG 时，留晨尿最佳。

2. 标本采集

垂体激素、人绒毛膜促性腺激素、性腺激素检查采静脉血 3mL，不抗凝。尿液定性检测 hCG，留尿 10～20mL。

3. 标本保存

标本分离血清后待测，如不当天检测，要将样本密封，1 周内置于 2℃～8℃保存，超过 1 周应在-20℃保存，长期保存要在-70℃。

4. 注意事项

（1）避免标本溶血，患者可不空腹，但脂血须重新采样。标本不宜反复冻融，以免影响结果。在自动化仪器上检测时，应避免过度振摇产生泡沫影响结果。用电化学发光法检测时，标本不能用叠氮钠防腐。

（2）患者若使用激素类药物，检验申请单上须注明。

（3）妇女怀孕或流产后检测 hCG 时，检验申请单上须注明怀孕天数或流产日期。

（4）女性患者进行内分泌检测时，因在卵泡期、排卵期、黄体期或绝经期的不同时期激素分泌有所变化，采血时应按临床医师要求采样，避免提前或延迟抽血。

（5）检测泌乳素（PRL）时，如口服避孕药、西咪替丁对测定结果会产生一定影响。

（6）睾酮（T）测定应注意患者在采集标本前，不得接受放射性治疗或体内核素检查。口服避孕药与睾酮有交叉反应。妊娠或服用卵磷脂、达那唑、19-去甲睾酮等均会影响测定结果。正常情况下，血清睾酮受促性腺激素释放激素（GnRH）脉冲式分泌的调控和影响，每 12h 出现 1 次峰值。如果睾酮水平异常，应多次检测一天中不同时间的睾酮水平。

（7）检测促甲状腺激素（TSH）时，如服用硫脲类药物或注射促甲状腺激素释放激素（TRH）以及低碘饮食可使 TSH 升高；服用皮质类固醇激素则会使其下降。

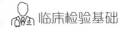

（二）甲状腺素、甲状旁腺素测定标本采集要求

1. 患者要求

甲状腺素、甲状旁腺素血液检查建议空腹采血，非空腹亦可。

2. 标本采集

甲状腺素、甲状旁腺素测定采静脉血 3mL，不抗凝。

3. 标本保存

标本分离血清后待测。如不当天检测，要将样本密封，1 周内置于 2℃~8℃ 保存，超过 1 周应在 -20℃ 保存，长期保存要在 -70℃。

4. 注意事项

（1）避免标本溶血，患者可不空腹，但脂血须重新采样，标本不宜反复冻融，以免影响结果。在自动化仪器上检测时，应避免过度振摇产生泡沫影响结果。用电化学发光法检测时，标本不能用叠氮钠防腐。

（2）甲状腺素测定时，凡能影响甲状腺结合球蛋白增减的药物都能影响结果。患者服用苯妥英钠、柳酸制剂等时血清中 T4 值显著降低。患者服苯妥英钠、多巴胺等药物治疗时亦可引起 FT3 降低。

（三）胰岛素、C-肽耐量试验测定标本采集要求

1. 患者要求

一般采用口服葡萄糖 100g（也可静脉注射 50% 葡萄糖 50mL）或进食 100g 馒头。

2. 标本采集

在服糖前（空腹）及服糖后 30min、1h、2h、3h 的不同时刻采血或按临床医师要求采样，避免提前或延迟抽血。每次采静脉血 3mL，不抗凝。

3. 标本保存

标本分离血清后待测。如不当天检测，要将样本密封，1 周内置于 2℃~8℃ 保存，超过 1 周应在 -20℃ 保存，长期保存要在 -70℃。

4. 注意事项

避免标本溶血，标本不宜反复冻融，以免影响结果。在自动化仪器上检测时，应避免过度振摇产生泡沫影响结果。用电化学发光法检测时，标本不能用叠氮钠防腐。

三、肾上腺激素测定标本采集要求

（一）皮质醇测定标本采集要求

1. 患者要求

皮质醇的分泌有明显的昼夜节律变化。一般在早晨 8：00 分泌最多，以后逐渐下降，夜间 24：00 至次日 2：00 最低。血皮质醇浓度测定，应在早上 7：00～9：00、下午 15：00～17：00、午夜 24：00～2：00 三个时间段采血，或按临床医师要求采血，避免提前或延迟抽血。

2. 标本采集

采静脉血 3mL，不抗凝。

3. 标本保存

标本分离血清后待测。如不当天检测，要将样本密封，1 周内置于 2℃～8℃ 保存，超过 1 周应在-20℃ 保存，长期保存要在-70℃。

4. 注意事项

（1）避免标本溶血，患者可不空腹，但脂血须重新采样。标本不宜反复冻融，以免影响结果。在自动化仪器上检测时，应避免过度振摇产生泡沫影响结果。用电化学发光检测时标本不能用叠氮钠防腐。

（2）采血前不宜服用苯妥英钠、水杨酸钠等，因其可使皮质醇水平降低。

（3）24h 尿皮质醇检测留尿方法：准备清洁干燥带盖的广口容器，容量为 3000～5000mL，在集尿瓶内加浓盐酸 5～10mL 防腐。患者于早晨 7：00 将尿全部排净后弃去，然后开始留尿，将 24h 内历次所排尿液均留于容器中，包括次晨 7：00 所排最后一次尿，测量尿液总量（mL 数）并记录在检验单上，然后将全部尿液充分混匀后，取出 10～20mL 尿液，置于清洁干燥有盖容器中，随检验单立即送检。整个留尿过程中，留尿容器须置于冰箱内。

（二）醛固酮测定标本采集要求

1. 患者要求

醛固酮测定时，患者早晨 7：00 取卧位、上午 8：00 取立位、中午 12：00 取卧位采血，或按临床医师要求采血，避免提前或延迟抽血。

2. 标本采集

采静脉血 3mL，不抗凝。

3. 标本保存

标本分离血清后待测。如不当天检测，要将样本密封，1 周内置于 2℃～8℃ 保存，超过 1 周应在 -20℃ 保存，长期保存要在 -70℃。

4. 注意事项

（1）避免标本溶血，患者可不空腹，但脂血须重新采样。标本不宜反复冻融，以免影响结果。在自动化仪器上检测时，应避免过度振摇产生泡沫影响结果。

（2）醛固酮的分泌是立位比卧位增多，故每次采血时，一定要按体位要求采血。

（三）尿液 17-羟类固醇检测标本采集要求

1. 患者要求

尿 17 羟皮质类固醇（17-OH）检测留尿前 2d 停服中药、维生素 B_2 及四环素。测定前 3d，应停用甲丙氨酯（眠尔通）、肾上腺皮质激素、睾酮、副醛、碘化物、磺胺类或氯丙嗪等药物，以免影响测定结果。

2. 标本采集

准备清洁干燥带盖的广口容器，容量为 3000～5000mL，在集尿瓶内加浓盐酸 5～10mL 防腐。患者于早晨 7：00 将尿全部排净后弃去，然后开始留尿，将 24h 内历次所排尿液均留于容器中，包括次晨 7：00 所排最后一次尿，测量尿液总量（mL 数）并记录在检验单上，然后将全部尿液充分混匀后，取出 10～20mL 尿液，置于清洁干燥有盖容器中，随检验单立即送检。整个留尿过程中，留尿容器须置 2℃～8℃ 的冰箱内。

3. 标本保存

如尿液不能及时检测，应置于冰箱中，以免 17-羟皮质类固醇（17-OH）破坏而使测定数值减低。1 周内置于 2℃～8℃ 保存，超过 1 周应在 -20℃ 保存。

4. 注意事项

当人体注射促肾上腺皮质激素（ACTH）后，正常人尿液中的 17-羟类固醇可显著增高。

（四）尿液 17-酮类固醇检测标本采集要求

1. 患者要求

尿 17-酮皮质类固醇（17-KS）测定前，患者应停服带色素的药物，如金霉素、四环素类抗生素。测定前 3d，应停用甲丙氨酯、肾上腺皮质激素、睾酮、副醛、碘化物、安乃近、降压灵、普鲁卡因胺、中草药、磺胺类或氯丙嗪等药物，以免影响测定结果。

2. 标本采集

准备清洁干燥带盖的广口容器，容量为 3000～5000mL，在集尿瓶内加浓盐酸 5～10mL 防腐。患者于早晨 7：00 将尿全部排净后弃去，然后开始留尿，将 24h 内历次所排尿液均留于容器中，包括次晨 7：00 所排最后一次尿，测量尿液总量（mL 数）并记录在检验单上，然后将全部尿液充分混匀后，取出 10～20mL 尿液，置于清洁干燥有盖容器中，随检验单立即送检。整个留尿过程中，留尿容器须置 2℃～8℃ 的冰箱内。

3. 标本保存

如尿液不能及时检测，应置于冰箱中，以免 17-酮类固醇破坏而使测定数值减低。1 周内置于 2℃～8℃ 保存，超过 1 周应在 -20℃ 保存。

4. 注意事项

给予促肾上腺皮质激素（ACTH）、促性腺激素及甲吡丙酮可出现酮类固醇升高，给予皮质类固醇、雌激素、口服避孕药、吗啡、苯妥英钠、丙磺舒、吡嗪酰胺和地塞米松后尿 17-酮皮质类固醇会下降。

（五）尿香草扁桃酸（VMA）检查标本采集要求

1. 患者要求

尿液中香草扁桃酸（VMA）测定前 3d 不进食巧克力、咖啡、香蕉、茄子、西红柿、柠檬以及阿司匹林和一些降压药物，否则可使结果呈假性升高。此外，还要停用四环素、水杨酸、维生素 B_2、胰岛素。

2. 标本采集

在昼夜过程中，VMA 的分泌率有波动，推荐收集 24h 尿液。用一个大的具塞干净玻璃瓶，加入 6mol/L 盐酸 10mL 作为防腐剂，收集 24h 尿液于瓶内，混匀，测量与记录尿液总体积。取 50mL 尿液送检。整个留尿过程中，留尿容器须置 2℃～8℃ 的冰箱内。

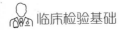

3. 标本保存

尿样须放在4℃的冰箱内或冰冻保存。

4. 注意事项

如果收集短时期尿液，VMA的测定结果用每毫克肌酐表示；送检尿标本时应用棕色瓶，并且尿标本应新鲜。

四、免疫球蛋白、循环免疫复合物与补体检查标本采集要求

（一）免疫球蛋白、循环免疫复合物检查标本采集要求

1. 患者要求

建议空腹采血，非空腹亦可。

2. 标本采集

静脉采血3mL，无须抗凝。

3. 标本保存

标本分离血清后待测。如不当天检测，要将样本密封，1周内置于2℃~8℃保存，超过1周应在-20℃保存，长期保存要在-70℃。

4. 注意事项

（1）避免标本溶血，患者可不空腹，但脂血须重新采样。标本不宜反复冻融，以免影响结果。

（2）用聚乙二醇沉淀法检测循环免疫复合物时，标本反复冻融或血脂过高会造成假阳性。

（二）冷球蛋白检查标本采集要求

1. 患者要求

空腹采血。

2. 标本采集

静脉采血10mL，无须抗凝或用EDTA抗凝皆宜。

3. 标本保存

标本分离血清（或血浆）后待测。

4. 注意事项

用在37℃预温的注射器抽取静脉血10mL（血用预温EDTA抗凝），置于37℃水浴2h。于37℃下离心分离血清（或血浆）。离心机可空转20~30mim达到预温目的（或在套管中加入温水）。操作中直至血清（或血浆）置于4℃之前，所有注射器、试管、毛细滴管以及离心过程均应尽量预温，保持37℃，否则会影响结果。

（三）补体C3、C4，补体经典途径溶血活性等标本采集要求

1. 患者要求

空腹采血。

2. 标本采集

采静脉血3mL，不抗凝。

3. 标本保存

补体容易失活、降解。待测血清在室温（18℃~25℃）不得超过6h，2℃~8℃不得超过24h，故应于抽血分离血清后立即测定。否则于-20℃冻存，并避免标本反复冻融。

4. 注意事项

待测血清须新鲜，不得溶血。

五、新生儿筛查标本采集要求

（一）新生儿要求

新生儿采血时间为出生72h后，7d之内，并充分哺乳（6次以上）；对于各种原因（早产儿、低体重儿、提前出院者等）没有采血者，最迟不宜超过出生后20d。

（二）标本采集

采末梢血，穿刺部位可选择足跟内、外侧缘，但最好为足跟外侧缘。针刺前，最好用热湿毛巾（不超过42℃）敷住婴儿足跟，使其局部的血液循环加快。用乙醇消毒后，用左拇手指将取血部位的皮肤绷紧，右手持一次性采血针在足跟采血部位刺入深度约2.0mm，然后在刺点周围适当施压，血液自行流出，用棉签拭去第一滴血，随后血液继续流出，血滴足够大时，用载血滤纸轻触血滴，血滴即被吸入滤纸并渗透至背面，形成直径大于8mm的圆形血斑，为确保血液对滤纸的渗透和饱和性一致，绝不允许双面滴入血滴。

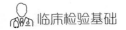

每个新生儿用 S&S903 或 S&S2992 滤纸至少采集三个血斑。

（三）标本保存

将滤纸以水平位置放在室内，让血斑自然晾干，通常在 15℃～22℃ 空气中至少暴露 3h，不可弄脏、加热干燥血片。将检验合格的血片用塑料袋封好，保存于冷藏温度为 2℃～8℃ 的冰箱或冷库中。

（四）注意事项

（1）绝不许在新生儿足跟中心部位采血，因该部位皮肤靠近骨头，也易导致新生儿的神经、肌腱和软骨损伤。足跟后缘部位、足弓部位、肿胀或水肿部位、曾经用过的针眼部位、手指均不能用于筛查采血。

（2）血片应置于清洁空气中，避免阳光直射，自然晾干呈深褐色，并登记造册。

（3）血滴要自然渗透，使滤纸片正反面血斑一致。

（4）晾干的血片应在采集后 5 个工作日内递送，3d 内必须到达筛查检测机构。

（5）初检后的检测血片应保存 5 年以上，以备日后复检。

（6）样品应保存在 2℃～8℃ 的冰箱或冷库中，并定期记录有关参数，且还要制定一旦保存条件达不到要求时应采取的应急措施，以保证样品不变质或损坏。样品保存场所，应有安全措施，且要专人专管。

六、产前筛查标本采集要求

（一）孕妇要求

空腹采血。孕早期筛查采血时间为 8～13 周；孕中期筛查采血时间为 14～20 周。

（二）标本采集

采静脉血 3mL，不抗凝。

（三）标本保存

标本分离血清后待测。如不当天检测，要将样本密封，1 周内置于 2℃～8℃ 保存，标本检测完毕应置于 -70℃ 至少保存 1 年。

（四）注意事项

（1）避免标本溶血，孕妇可不空腹，但脂血须重新采样。标本不宜反复冻融，以免影响结果。在自动化仪器上检测时，应避免过度振摇产生泡沫影响结果。

（2）以下情况应建议孕妇进行产前诊断。羊水过多或过少；胎儿发育异常或者胎儿可疑畸形；孕早期接触过可能导致胎儿先天缺陷的物质；有遗传病家族史或者曾经分娩过严重先天性缺陷婴儿的；有两次以上不明原因流产、死胎或新生儿死亡的；初产孕妇年龄在35岁以上的。

（3）产前筛查服务对于孕妇应有知情选择权和自愿原则，不得以强制手段要求孕妇进行产前筛查。

七、血浆肾素活性（简称 PRA）检测标本采集要求

（一）患者要求

空腹采血。β受体阻断药、血管扩张药、利尿药及留体激素、甘草等影响体内肾素水平，一般要在停药后两周测定 PRA，利血平等代谢慢的药物应在停药后三周测定。不适合停药的患者改服胍乙啶等影响 PRA 较小的降压药。钠摄入量会影响 PRA 水平，故患者测定 PRA 在 3d 前应适当减少食盐摄入量。须做激发试验时，病人应清晨不起床或空腹平卧 2h，可在 6：00—8：00 抽取基础状态标本，然后肌内注射呋塞米 0.7mg/kg 体重，总剂量不大于 50mg，保持立位 2h（可以走动），即坐位采集激发态血标本。

（二）标本采集

肘静脉取血 5mL，拔除针头后注入酶抑制剂抗凝管中（采血管应有盖或塞），将管口封好后上下颠倒数次。

（三）标本保存

标本混匀后即刻放入冰水浴中或 4℃的冰箱中 1~2h，取出后每分钟 2500 转，离心 7min（最好在 4℃离心），分离血浆。将血浆密封后放入低温冰箱保存（-15℃以下），可保存两个月。

（四）注意事项

（1）如果采血分离血浆后样品不能立即检测，应将样品尽快冰冻保存。

（2）患者取血前应检测 24h 尿钠含量，以供分析 PRA 结果时参考。

（3）注射呋塞米 2h 内随尿排出的水和电解质的量较多，如患者血钾过低，试验前应适当给予补充。试验过程中患者可能会出现口渴、无力、出汗等现象，一般不重。如过

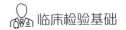

重，应酌情终止试验，让患者平卧，并给予糖盐水。

八、白细胞介素、γ干扰素（IFN-Y）标本采集要求

（一）患者要求

空腹采血。

（二）标本采集

采静脉血 3mL，不抗凝或用 EDTA 抗凝。

（三）标本保存

标本分离血清后及时检测，如不当天检测，要将样本密封。血清于 2℃~8℃保存应在 2d 内完成测定，否则应冻存于-20℃，并避免标本反复冻融。

（四）注意事项

采集血液必须用不含致热原、内毒素的清洁试管。用血浆时最好用 EDTA 抗凝。待测血清（血浆）应澄清，溶血、黄疸、脂血标本会干扰测定结果。

九、自身抗体检测标本采集要求

（一）患者要求

建议空腹采血，非空腹亦可。

（二）标本采集

静脉采血 3mL，无须抗凝。

（三）标本保存

标本分离血清后待测。如不当天检测，要将样本密封，1 周内置于 2℃~8℃保存，超过 1 周应在-20℃保存，长期保存要在-70℃。

（四）注意事项

（1）避免标本溶血，患者可不空腹，但脂血须重新采样。标本不宜反复冻融，以免影

响结果。

（2）类风湿因子（RF）检测标本要求：血清须新鲜、标本于2℃~8℃应在48h内检测，保存时间过长须置于-20℃冷冻保存。不得使用血浆，不得反复冻融。

（3）抗核抗体（ANA）测定标本要求：待检血清在2℃~8℃时应在3d内完成检测，保存时间过长须置于-20℃冷冻保存。不得使用血浆，不得反复冻融。

十、天然免疫功能检测标本采集要求

（一）患者要求

建议空腹采血，非空腹亦可。

（二）标本采集

静脉采血3mL，不抗凝；免疫细胞及其功能检测标本用肝素抗凝管采血。

（三）标本保存

标本分离血清后待测。如不当天检测，要将样本密封，1周内置于2℃~8℃保存，超过1周应在-20℃保存，长期保存要在-70℃；做免疫细胞及其功能检测的标本，要求新鲜，并立即送检。

（四）注意事项

（1）避免标本溶血，患者可不空腹，但脂血须重新采样。标本不宜反复冻融，以免影响结果。

（2）C反应蛋白（CRP）标本若脂血、含类风湿因子及含人抗鼠IgG抗体时，会使结果假性升高。

（3）溶菌酶测定时，标本采集后应在8h内完成检测，2℃~8℃可保存6d。

（4）免疫细胞及功能检测标本，要求用新鲜的淋巴细胞或白细胞，一般都用无菌的肝素抗凝管，无菌操作采血、抗凝并立即送检。

十一、轮状病毒检测标本采集要求

（一）患者要求

粪便标本应在患者症状出现后3~5d（粪便中排毒高峰期）收集。

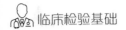

（二）标本采集

留取指头大小（约 5g）的新鲜粪便，放入干燥、清洁、无吸水性的有盖容器内送检。

（三）标本保存

粪便标本在 2℃~8℃可贮存 3d，在-20℃条件下可长期贮存，但要避免反复冻融。

（四）注意事项

粪便标本不应接触动物血清或洗涤剂，否则将干扰试验。

十二、β2-微球蛋白检测标本采集要求

（一）患者要求

建议空腹采血，非空腹亦可。

（二）标本采集

静脉采血 3mL，无须抗凝。

（三）标本保存

标本分离血清后待测。如不当天检测，要将样本密封，置于-20℃存放，避免反复冻融。

（四）注意事项

（1）避免使用严重溶血或脂血标本。
（2）检测尿液微球蛋白时，收集尿液应弃晨尿，喝 500mL 水 60min 后留尿。

十三、普乐可复（FK506）检测标本采集要求

（一）患者要求

大多数患者口服普乐可复后，3d 内可达到血药浓度稳定状态。故药物浓度检测宜在器官移植后的 2~3d 开始。

（二）标本采集

取服药 12h 后的全血，测定其谷浓度。即于服药前 30min，采静脉血 2mL，用 EDTA 抗凝。

（三）标本保存

标本如不当天检测，可放入 –20℃ 的冰箱中保存。

（四）注意事项

（1）为调整好患者的血药浓度，器官移植后的前两周，每周可进行多次测定，以后则根据患者的反应逐步延长测定时间。

（2）测定全血 FK506 浓度的方法有五种：微粒子酶免疫测定法、受体结合法、生物测定法、高压液相法及酶联免疫吸附法。不同方法提取的过程不同，对代谢物的识别不一样，其检测结果也不相同，因此无可比性。

十四、环孢素 A（CsA）检测标本采集要求

（一）患者要求

移植术后的患者口服环孢素 A 3d 后，即可采血检测药物浓度。

（二）标本采集

于服药前 30min，用风干肝素抗凝管采静脉血 2mL。

（三）标本保存

标本如不当天检测，可放入 –20℃ 的冰箱中保存。

（四）注意事项

为调整好患者的血药浓度，移植后的前两周，每周可进行多次测定，以后则根据患者的反应逐步延长测定时间。

第二章 血液一般检验

血液一般检验是指血液检验项目中最基础和最常用的检验，主要包括手工法或仪器法血细胞计数及相关参数测定、血细胞形态学检查、止血凝血筛检试验、血型鉴定与交叉配血等。随着科学技术的发展，自动化检验已被广泛应用于血液一般检验中，使其检测快速、项目扩展、参数增多。由于血液一般检验标本采集容易、检测便捷，目前仍然是筛检疾病的首要项目。

第一节　红细胞检查

红细胞是血液中数量最多的有形成分，主要功能是作为携氧或二氧化碳的呼吸载体和维持酸碱平衡等，可通过检测红细胞参数和形态变化对某些疾病进行诊断或鉴别诊断。

一、红细胞计数

红细胞计数是血液一般检验的基本项目，与血红蛋白和血细胞比容结合，常作为诊断贫血、真性红细胞增多症及红细胞增多的主要指标之一。

（一）检测原理

红细胞计数方法有显微镜法和血液分析仪法。

显微镜法的检测原理：采用等渗稀释液将血液标本稀释一定倍数（200倍）后，充入改良牛鲍（Neubauer）血细胞计数板中，在显微镜下计数一定区域（体积）内的红细胞数量，经换算求出每升血液中红细胞的数量。

（二）方法学评价

红细胞计数的方法学评价如下：

显微镜法：传统方法，设备简单，成本低。可用于血液分析仪异常检查结果的复查，但费时费力，精密度低。

血液分析仪法：操作便捷，易于标准化，精密度高。适用于健康人群普查，大批量标本筛检。成本高；环境条件要求较高。

常用红细胞计数稀释液组成，作用如下：

Hayem 液：成分由 NaCl、Na_2SO_4 和 $HgCl_2$ 组成；有调节渗透压、增加红细胞悬浮性和防腐的作用。但在高球蛋白血症时，易造成蛋白质沉淀而使红细胞凝集。

枸橼酸钠甲醛盐水溶液：成分由 NaCl、枸橼酸钠和甲醛组成；NaCl 维持等渗，枸橼酸钠抗凝，甲醛固定和防腐。配制简单，稀释数小时后红细胞形状不变。

生理盐水：成分为 NaCl，维持等渗，急诊时应用。

1%甲醛生理盐水：成分由 NaCl 和甲醛组成；NaCl 维持等渗，甲醛固定和防腐，急诊时应用。

（三）质量保证

血细胞计数质量保证的关键是控制计数误差。血细胞计数误差可来源于技术误差、仪器误差和计数域误差，可通过减小误差进行红细胞计数的质量控制。

1. 技术误差

由于操作不规范和技术不熟练所造成的误差被称为技术误差（technical erron）。规范操作、正确使用器材、提高操作技能可减小技术误差。血细胞计数常见的技术误差与原因如下：

（1）采血部位不当

采血部位皮肤冻疮、发绀、水肿、感染等，使标本失去代表性。

（2）稀释倍数不准确

①稀释液或（和）标本量不准确；②吸管内有气泡；③未擦去吸管外多余血液；④血液加入稀释液后，吸管带出部分稀释血液；⑤稀释液放置时间过长，挥发浓缩。

（3）血液凝固

过分挤压采血部位（组织液过多）、采血动作缓慢等造成血液凝固。

（4）充液不当

稀释的血液未混匀、充液过多或过少、充液不连续、计数室内有气泡、充液后盖玻片移动、操作台不平等均可造成细胞分布不均。

（5）稀释的血液混合不均

充液前振荡不充分，但过分振荡产生过多的气泡，也可造成混合不均。

（6）白细胞增多

当白细胞数量$>100 \times 10^9$/L 时，可对红细胞计数结果产生影响。

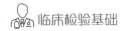

（7）冷凝集素和球蛋白

冷凝集素和球蛋白增高可造成红细胞聚集，影响计数结果。

2. 仪器误差

仪器误差指由于仪器不精确所造成的误差。对显微镜法红细胞计数而言，仪器误差主要来源于不符合规格要求的血细胞计数板、微量吸管等。定期校正各种器材可减小仪器误差。

3. 计数域误差

即使是技术熟练者，使用同一稀释血液多次充液（充计数室）计数，其结果也存在一定的差异。这种由于血细胞每次在计数室内的分布不完全相同所造成的误差，被称为计数域误差或分布误差。扩大细胞计数范围和（或）数量可减小计数域误差。

（四）参考区间

①成年：男性为（4.0~5.5）×10^{12}/L，女性为（3.5~5.0）×10^{12}/L。②新生儿：（6.0~7.0）×10^{12}/L。

红细胞计数医学决定水平：高于 6.8×10^{12}/L，应采取相应治疗措施；低于 3.5×10^{12}/L 可诊断为贫血；低于 1.5×10^{12}/L 应考虑输血。

（五）临床意义

1. 生理性变化

红细胞数量受到许多生理因素影响，但与相同年龄、性别人群的参考区间相比，一般在±20%以内。红细胞生理性变化与临床意义如下：

（1）增多

①缺氧，如新生儿（增高 35%）、高山居民（增高 14%）、登山运动员、剧烈运动和体力劳动等；②雄激素增高，如成年男性高于女性；③肾上腺皮质激素增多，如情绪波动（感情冲动、兴奋、恐惧等）；④长期重度吸烟；⑤静脉压迫时间＞2min（增高 10%）；⑥毛细血管血比静脉血测定结果增高（增高 10%~15%）；⑦日内差异，如同一天内上午 7 时的红细胞数量最高。⑧药物影响，如应用肾上腺素、糖皮质激素药物等。

（2）减低

主要见于生理性贫血：①生长发育过快，导致造血原料相对不足，如 6 个月到 2 岁的婴幼儿；②造血功能减退，如老年人；③血容量增加，如妊娠中晚期血浆量明显增多，红细胞被稀释而减低（减低达 16%）；④长期饮酒（减低约 5%）。

2. **病理性变化**

（1）病理性增多

①相对性增多：血容量减少使红细胞相对增多，如呕吐、高热、腹泻、多尿、多汗、大面积烧伤等。②绝对性增多：包括继发性增多和原发性增多。继发性增多主要见于组织缺氧、促红细胞生成素（EPO）代偿性增高，如严重的慢性心肺疾病、发绀型先天性心脏病、异常血红蛋白病等；另外，EPO非代偿性增高，也可引起继发性红细胞增多，如肾癌、肝癌、子宫肌瘤、卵巢癌、肾胚胎瘤、肾积水、多囊肾和肾移植术后等。原发性增多，如真性红细胞增多症。

（2）病理性减少

见于各种原因导致的贫血（定义为红细胞计数、血红蛋白测定或血细胞比容低于参考区间下限）。贫血的病因诊断较为困难，一般应结合临床表现和进一步检查来综合判断。按病因不同可将贫血分为三大类。

①红细胞生成减少

骨髓功能衰竭的再生障碍性贫血、急性造血功能停滞等。造血物质缺乏或利用障碍，如肾性贫血、缺铁性贫血（铁缺乏）、铁粒幼细胞贫血（铁利用障碍）、巨幼细胞贫血（叶酸、维生素 B_{12} 缺乏性 DNA 合成障碍）等。

②红细胞破坏过多

红细胞破坏过多的原因如下：

a. 红细胞内在缺陷

Ⅰ. 膜缺陷，如遗传性球形、椭圆形、口形、棘形红细胞增多症。

Ⅱ. 酶缺陷，如遗传性红细胞 G-6-PD 缺乏症，遗传性红细胞丙酮酸激酶缺乏症等。

Ⅲ. 血红蛋白异常：第一，球蛋白生成障碍性贫血、镰状细胞贫血，血红蛋白 C、D、E（HbC，D，E）病（珠蛋白合成减少）；第二，不稳定血红蛋白所致溶血性贫血（珠蛋白结构异常）、阵发性睡眠性血红蛋白尿症（红细胞对补体过敏）。

b. 红细胞外在异常

Ⅰ. 免疫反应引起的贫血，如新生儿溶血病、血型不合输血后溶血病、药物性免疫性溶血性贫血。

Ⅱ. 机械性损伤，如微血管病性溶血性贫血、行军性血红蛋白尿、烧伤所致溶血性贫血。

Ⅲ. 疾病所致溶血，如疟疾和多种细菌所致溶血性贫血、脾功能亢进所致溶血性贫血。

③红细胞丢失（失血）：如急性、慢性失血性贫血。

④药物引起的贫血：抑制骨髓的药物，如阿司匹林、链霉素、吲哚美辛、洋地黄、苯妥英钠等。引起维生素 B_{12}、叶酸吸收障碍的药物，如口服避孕药、雌激素、降糖灵、异烟肼等。引起铁吸收障碍的药物，如皮质类固醇等。引起溶血的药物，如头孢类、氨基糖苷类抗生素、磺胺药、抗过敏药、维生素 AK、奎尼丁类、水杨酸类、呋塞米、异烟肼、利福平、白消安等。

二、血红蛋白测定

血红蛋白（Hb 或 HGB）是在人体有核红细胞及网织红细胞内合成的一种含色素辅基的结合蛋白质，是红细胞内的运输蛋白。每克血红蛋白可携带 1.34mL 氧，主要功能是吸收肺部大量的氧，并将其输送到身体各组织。

每个血红蛋白分子含有 4 条珠蛋白肽链，每条肽链结合 1 个亚铁血红素，形成具有四级空间结构的四聚体，以利于结合 O_2 和 CO_2。在生理条件下，99%血红蛋白的铁呈 Fe^{3+} 状态，称为还原血红蛋白（deoxyhemoglobin; reduced hemoglobin, HHb, Hbred），亚铁状态的血红蛋白与氧结合称氧合血红蛋白（oxyhemoglobin，HbO_2）；1% Hb 的铁呈 Fe^{3+} 状态，称为高铁血红蛋白（hem iglobin，Hi；methemoglobin，MetHb）。如血红素第六个配位键被 CO、S 等占据，则形成各种血红蛋白衍生物。CO 与血红蛋白结合形成碳氧血红蛋白（carboxyhemo-globin，COHb，HbCO），其结合力比氧结合力高 240 倍；在含有苯肼和硫化氧的环境中，HbO_2 会转变为硫化血红蛋白（SHb），后者也见于服用阿司匹林或可待因的患者。

（一）检测原理

氰化高铁血红蛋白（hemiglobincyanide，HiCN）测定法检测原理：血红蛋白（SHb 除外）中的亚铁离子（Fe^{2+}）被高铁氰化钾氧化为高铁离子（Fe^{3+}），血红蛋白转化成高铁血红蛋白（Hi）。Hi 与氰化钾（KCN）中的氰离子反应生成 HiCN。HiCN 最大吸收波峰为 540nm，波谷为 504nm。在特定条件下，HiCNmmol 消光系数为 44。HiCN 在 540nm 处的吸光度与浓度成正比，根据测得吸光度可求得血红蛋白浓度。

（二）方法学评价

血红蛋白测定方法大致分为以下四类。

（1）全血铁法：根据 Hb 分子组成测定血红蛋白。

（2）比重法、折射仪法：根据血液物理特性测定血红蛋白。

（3）血气分析法：根据 Hb 与 O_2 可逆性结合的特性测定血红蛋白。

（4）比色法（临床常用）：根据 Hb 衍生物光谱特点测定血红蛋白。

常用的比色法有 HiCN 测定法、十二烷基硫酸钠血红蛋白（sodium dodecyl sulfate hemoglobin，SDS-Hb）测定法、抗碱血红蛋白（alkaline haematin detergent，AHD575）测定法、叠氮高铁血红蛋白（HiN$_3$）测定法、溴代十六烷基三甲胺（CTAB）血红蛋白测定法等。

HiCN 测定法是 WHO（世界卫生组织）和 ICSH（国际血液标准委员会）推荐的参考方法，由于 HiCN 试剂含有剧毒的氰化钾，各国均相继研发了不含氰化钾的血红蛋白测定方法，有的测定法已用于血液分析仪，但其标准应溯源到 HiCN 量值。

（三）质量保证

1. 标本

血红蛋白检测原理是比色法，引起标本浊度增大的因素常致血红蛋白浓度假性增高，如高脂血症、高球蛋白，高白细胞（WBC>30×10^9/L）及高血小板（PLT>700×10^9/L）等。HbCO 增多也可影响检测结果。

2. 器材及试剂

应定期校准分光光度计，选用合格的微量采血管和刻度吸管及比色杯，注意保证试剂质量。

3. 技术操作

消毒、采血、稀释、混匀等要求与红细胞计数相同。确保 HbCO 完全转化，可延长转化时间或加大试剂中 K$_3$Fe（CN）$_6$ 的用量。

4. 废弃物的处理

HiCN 转化液中的氰化钾是剧毒品，配制转化液时要按剧毒品管理程序操作。为防止氰化钾污染环境，测定后的废液应妥善处理。先以水 1:1 稀释废液，再向每升稀释后的废液中加入 35mL 次氯酸钠溶液，混匀后敞开容器口放置 15h 以上，使 CN 氧化为 N$_2$ 和 CO$_2$，或水解为 CO$_3^{2-}$ 和 NH$_4^+$ 排入下水道。严禁在废液中加入酸性溶液，以防产生致命性的氢氰酸（hydrocyanic acid）气体。

（四）参考区间

（1）成年：男性为 120~160g/L，女性为 110~150g/L。

（2）新生儿：170~200g/L。

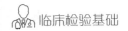

（五）临床意义

血红蛋白测定的临床意义与红细胞计数相似，但判断贫血程度优于红细胞计数。根据血红蛋白浓度可将贫血分为四度。轻度贫血：Hb<120g/L（女性 Hb<110g/L）；中度贫血：Hb<90g/L；重度贫血：Hb<60g/L；极重度贫血：Hb<30g/L，当 RBC<1.5×10^{12}/L，Hb<45g/L 时，应考虑输血。

1. 血红蛋白与红细胞的关系

某些贫血，红细胞和血红蛋白减少程度可不一致，同时测定红细胞和血红蛋白，对诊断更有意义。

2. 影响检验结果的因素

①血液容量改变：如大量失血早期，全身血容量减少，此时血液浓度改变很少，从红细胞和血红蛋白的结果来看，很难反映贫血的存在。②全身血浆容量改变：如各种原因引起的失水或水潴留，使血浆容量减少或增加，造成血液浓缩或稀释，均可使红细胞和血红蛋白结果升高或降低。

三、红细胞形态检查

红细胞形态检查是检查红细胞的大小、形态、染色性、血红蛋白量及分布状况以及包涵体等几个方面，对临床诊断有重要价值。血液系统疾病常累及红细胞，特别是贫血患者，不仅红细胞数量和血红蛋白浓度降低，多数贫血患者还会有相应的红细胞形态改变。因此，红细胞形态检查常作为追踪贫血线索的一项重要内容，与血红蛋白测定、红细胞计数及其他参数相结合，可以判断贫血的性质，并对贫血的诊断和鉴别诊断有重要的临床价值。

（一）检测原理及方法学评价

红细胞形态的检查方法主要有三种，其检测原理及方法学评价如下：

1. 显微镜法

主要用于红细胞形态的识别，特别是异常形态的鉴别，也是仪器法检测的复查方法。

2. 计算机图像分析

①基于计算机图像处理技术，对红细胞形态进行分析，建立红细胞形态变化分布统计模型。可实现红细胞形态的自动统计分类。②能快速自动以正常红细胞形态为参比、按红细胞形态特征做出类型和比例分析。

3. 血液分析仪法

能提供红细胞数量及其他相关参数，并对异常结果予以报警提示，但不能直接提供红细胞形态改变的确切信息。需要用显微镜法复查。

（二）质量保证

红细胞形态检查的质量保证如下：

（1）合格的检验人员：经严格培训、有理论与实践经验的检验人员是质量保证的前提。

（2）选择理想的检查区域：理想的红细胞均匀分布区域是指红细胞之间相近排列而不重叠。

（3）完整规范的检查顺序：先用低倍镜检查全片，观察细胞分布和染色，再用油镜观察血膜体尾交界处的细胞形态，同时注意是否存在其他异常细胞（如幼稚细胞或有核红细胞等）。

（4）减少人为因素影响：应认真观察全片，排除人为因素影响。真正的异常形态红细胞多均匀分布于全片，而假性异常多局限于某个区域。人为原因造成的红细胞形态异常的原因及异常形态如下：

①制备血涂片不当：形成棘形红细胞、皱缩红细胞、红细胞缗钱状排列等。

②使用非疏水性载玻片：形成口形红细胞。

③染色不当：形成嗜多色红细胞。

④抗凝剂浓度过高，或血液标本久置：形成锯齿状红细胞。

⑤血涂片干燥过慢，或固定液中混有水分：形成面包圈形红细胞。

⑥位于血涂片末端附近：多为长轴方向一致的假型椭圆形红细胞。

（三）临床意义

1. 正常形态的红细胞

①正常的红细胞呈双凹圆盘形，大小相对均一，平均直径为 $7.2\mu m$（$6.7\sim7.7\mu m$）。②Wright 染色后为粉红色或琥珀色，血红蛋白充盈良好，呈正色素性、向心性淡染。③中央部位为生理性淡染区，大小约为细胞直径的1/3。④胞质内无异常结构。正常形态的红细胞常见于健康人群，但也可见于急性失血性贫血、部分再生障碍性贫血等。

正常形态的红细胞可自然退化变性，即使是高质量的血涂片和染色，也可见到变形或破碎的红细胞，但数量很少，分布局限。

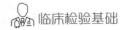

2. 异常形态的红细胞

在排除人为因素后，若血涂片中出现异常形态的红细胞，且数量增多，常提示病理性改变。常见的异常形态红细胞可分为红细胞大小、形状、血红蛋白含量、结构和排列异常。

（1）红细胞大小异常的机制及临床意义如下：

①小红细胞

直径<6μm，形成机制为：中央染色过浅；Hb 合成障碍；淡染区消失（球形红细胞）；主要见于缺铁性贫血、珠蛋白生成障碍性贫血、遗传性球形红细胞增多症。

②大红细胞

直径>10μm，形成机制为：早期脱棱的年轻 RBC；叶酸及维生素 B_{12} 缺乏；胞膜胆固醇，磷脂酰胆碱比值增高。主要见于 RBC 释放加速，巨幼细胞性贫血、溶血性贫血等，肝病、脾切除后。

③巨红细胞

直径>15μm，形成机制与大红细胞相同，主要见于巨幼细胞性贫血、肝病。

④细胞大小不均

RBC 之间直径相差 1 倍以上，形成机制为骨髓造血功能紊乱、造血调控功能减弱，主要见于严重增生性贫血（尤其是巨幼细胞性贫血）。

（2）红细胞形状异常的机制及临床意义如下：

①球形红细胞

直径<6μm，厚度常>2.6μm，似小圆球状无淡染区；形成机制为 RBC 膜先天性或后天性异常而部分丢失，表面积/体积比值减小；主要见于遗传性球形红细胞增多症、自身免疫性溶血性贫血、异常血红蛋白病（HbS，HbC 病）。

②椭圆形红细胞

RBC 短径/长径<0.78 椭圆形、杆形；形成机制与细胞骨架蛋白异常有关；主要见于遗传性椭圆形红细胞增多症（>25%）、各种溶血性贫血。

③靶形红细胞

中央深染，外围苍白，边缘又深染，呈靶状或牛眼状；形成机制为①Hb 组成和结构变异，②脂质异常；主要见于各种低色素性贫血，尤其珠蛋白生成障碍性贫血；胆汁淤积性黄疸、脾切除后、肝病。

④口形红细胞

生理性淡染区呈扁平状，形似张开的嘴巴或鱼形成机制为细胞膜先天性缺陷，Na^+ 通道异常，细胞内钠显著增高；主要见于遗传性口形红细胞增多症（>10%）、溶血性贫血及肝病。

⑤镰形红细胞

呈镰刀状，形成机制为缺氧时，HbS 溶解度降低，形成长形或尖形结晶体，使胞膜变形。主要见于镰状细胞性贫血。

⑥棘红细胞

细胞表面呈针状或指状突起，尾端略圆，间距、长宽不等；形成机制为磷脂代谢异常，胞膜胆固醇/磷脂酰胆碱比值增高。主要见于肝硬化、先天性β—脂蛋白缺乏症、乙醇中毒、脾切除后、慢性饥饿、神经性厌食。

⑦锯齿状红细胞

细胞周边呈钝锯齿形，突起排列均匀、大小一致，外端较尖；形成机制可能为膜脂质异常。主要见于尿毒症、丙酮酸激酶缺乏症、红细胞内低钾、胃癌、出血性溃疡。

⑧泪滴形红细胞

呈泪滴样或梨状；形成机制为 RBC 含有 Heinz 小体或包涵体，RBC 膜某点粘连拉长。主要见于骨髓纤维化（多见）、其他贫血（少见）、骨髓病性贫血。

⑨新月形红细

呈新月形，直径约为 20μm，着色极淡；形成机制为 RBC 内渗透压高，水分吸入使体积胀大，推片时细胞破裂。主要见于某些溶血性贫血，如 PNH。

⑩角形红细胞

细胞表面有数个粗大的角样大突起，形态不一；形成机制为 RBC 受到机械损害。主要见于 DIC、血管内纤维沉积症、微血管病性溶血性贫血、肾小球肾炎、尿毒症和移植后。

⑪裂片红细胞

大小不一，外形不规则；形成机制为 RBC 通过因阻塞而管腔狭小的微血管所致。主要见于 DIC、微血管病性溶血性贫血、严重烧伤。

⑫红细胞形态不整

RBC 形态发生无规律的明显改变，形成机制未明，可能与化学因素或物理因素有关。主要见于某些感染或严重贫血，最常见于巨幼细胞性贫血。

（3）红细胞血红蛋白含量异常的机制及临床意义如下：

①低色素性（hypochromia）：生理性淡染区扩大，染色淡；形成机制为 Hb 含量明显减少；主要见于缺铁性贫血、珠蛋白生成障碍性贫血、铁粒幼细胞性贫血、某些血红蛋白病。

②高色素性（hyperchromia）：生理性淡染区消失，整个 RBC 着色较深；形成机制为 Hb 含量增高；主要见于巨幼细胞性贫血、溶血性贫血。

③嗜多色性（polychromia）：RBC 呈淡灰蓝色或灰红色，胞体略大，相当于活体染色的网织红细胞；形成机制为胞质内少量 RNA 与 Hb 并存，提示骨髓造血功能活跃；主要见于各种增生性贫血（尤其是溶血性贫血）。

④细胞着色不一（anisochromia）：同一血涂片 RBC 中，色素不一致；形成机制为 Hb 充盈度偏离较大；主要见于铁粒幼红细胞性贫血。

（4）红细胞异常结构和排列异常的机制及临床意义如下：

①豪焦小体（Howell-Jolly body）：胞质内 1~2μm 的暗紫红色圆形小体；形成机制为核碎裂或溶解后所剩残余部分，可与卡波环同时存在；主要见于脾切除、无脾症、脾萎缩、红白血病和某些贫血，如巨幼细胞性贫血、溶血性贫血。

②卡波环（Cabot ring）：胞质中紫红色细线圈状结构，呈环形或"8"字形；形成机制为棱膜或纺锤体的残余物；胞质中脂蛋白变性；主要见于恶性贫血、溶血性贫血、铅中毒、白血病、巨幼细胞性贫血、增生性贫血和脾切除后。

③嗜碱性点彩红细胞（basophilic stippling cell）：胞质内灰蓝色点状颗粒，形态大小不一、多少不等；形成机制为金属损伤 RBC 膜，使嗜碱性物质凝集、变性；Hb 合成时原卟啉与亚铁结合受阻；主要见于铅中毒、珠蛋白生成障碍性贫血。

④有核红细胞（nucleated erythrocyte）：幼稚红细胞；形成机制为代偿性释放或释放功能紊乱；主要见于溶血性贫血、白血病、严重缺氧、骨髓转移性肿瘤、骨髓纤维化。

⑤缗钱状排列（rouleaux formation）：RBC 重叠，如缗钱状；形成机制为血浆纤维蛋白原和球蛋白含量增高，减弱了 RBC 间相互排斥力；主要见于多发性骨髓瘤、巨球蛋白血症等。

⑥红细胞自凝（self-agglutinating）：RBC 出现聚集、凝集成堆或成团现象；形成机制为冷凝集素或免疫性因素等；主要见于冷凝集素综合征、自身免疫性溶血性贫血。

（5）临床上还有一类红细胞异常形态分类新方法如下：

第一，异常红细胞：红细胞大小不均和形态不整、大红细胞，小红细胞、嗜碱性点彩红细胞。

第二，血红蛋白不足：色素红细胞、红细胞着色不一和双相红细胞群体。

第三，红细胞生成后损伤：高色素红细胞、球形红细胞、不规则完整红细胞、椭圆形红细胞和卵圆形红细胞。

第四，棘红细胞和红细胞碎片：裂片红细胞、角红细胞、棘红细胞、刺红细胞。

第五，红细胞增生性变化：多色素红细胞、幼稚红细胞。

第六，其他异常：环形红细胞（薄红细胞）、靶形红细胞、日形红细胞、镰形红细胞、血红蛋白结晶、红细胞包涵体（豪焦小体，Pappenheime 小体）、红细胞缗线状和自身聚集。

四、血细胞比容测定

血细胞比容（hematocrit，HCT）是指一定体积的全血中红细胞所占体积的相对比例。HCT 的高低与红细胞数量、平均体积及血浆量有关，主要用于贫血、真性红细胞增多症和红细胞增多的诊断、血液稀释和血液浓缩变化的测定、红细胞平均体积和红细胞平均血红蛋白浓度的计算等。

（一）检测原理

HCT 直接测定采用离心法，间接测定采用血液分析仪法。

1. 离心法

常用微量（microhematocrit）法和温氏（Wintrobe）法，其检测原理基本相同，但离心力不同。以不改变红细胞体积及血容量的抗凝剂处理全血标本，然后将其注入标准毛细玻璃管或 Wintrobe 管中，再用一定转速离心一定时间后，读取红细胞层的高度。血液离心后分 5 层，自上而下分别为血浆层、血小板层、白细胞和有核红细胞层、还原血红蛋白层和红细胞层。读取结果以还原红细胞层为准。

2. 血液分析仪法

由红细胞计数和红细胞平均体积导出 HCT，HCT＝红细胞计数×红细胞平均体积。

（二）质量保证

（1）操作规范化：避免操作误差，如抗凝剂用量不准、混匀不充分、离心速度不均等。

（2）注意干扰因素：①假性增高：红细胞形态异常（如小红细胞、大红细胞、球形红细胞、椭圆形红细胞或镰形红细胞等）和红细胞增多时，因红细胞的变形性减低和数量增多可使血浆残留量增加；高网织红细胞或高白细胞等也可使 HCT 假性增高。②假性降低：体外溶血及自身凝集等原因。

（三）参考区间

①成年：男性为 0.40～0.50，女性为 0.37～0.48；②新生儿：0.47～0.67；③儿童：

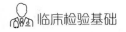

0.33~0.42。

（四）临床意义

HCT 的临床意义与红细胞计数相似，HCT 减低是诊断贫血的指标。若红细胞数量正常，血浆量增加为假性贫血；HCT 增加可因红细胞数量绝对增加或血浆量减少所致。HCT 增高和减低的原因如下：

1. 减低

（1）由红细胞减少所致，见于各种原因所致的贫血、出血。

（2）由血浆量增多所致，见于竞技运动员（生理性适应）、中晚期妊娠、原发性醛固酮增多症、过多补液。

2. 增加

（1）由红细胞增多所致，见于真性红细胞增多症、缺氧、肿瘤、EPO 增多。

（2）由血浆量减少所致，见于各种原因所致的液体丢失，如液体摄入不足、大量出汗、腹泻与呕吐、多尿。

当 HCT<0.2 时，可导致心力衰竭和死亡；当 HCT>0.6 时，则与自发性凝血有关。

HCT 的主要应用价值为：

第一，临床补液量的参考。各种原因导致脱水时，HCT 都会增高。补液时可监测 HCT，HCT 恢复正常表示血容量得到纠正。

第二，真性红细胞增多症。诊断指标 HCT>0.7，RBC 为（7~10）×10^{12}/L，HB>180g/L，即可诊断。

第三，计算红细胞平均指数的基础。红细胞的平均值（MCV、MCHC）可用于贫血的形态学分类。

五、红细胞平均指数

红细胞平均指数包括红细胞平均体积（MCV）、红细胞平均血红蛋白量（MCH）和红细胞平均血红蛋白浓度（MCHC）。红细胞平均指数有助于深入认识红细胞的特征，能为贫血的鉴别诊断提供线索。

（一）检测原理

1. 手工法

根据 RBC、Hb、HCT 测定结果计算红细胞平均指数：

MCV：红细胞群体中单个红细胞体积的平均值，计算公式为 $MCV = \dfrac{HCT}{RBC} \times 10^{15}$，单位为飞升（fL），$1fL = 10^{-15}L$。

MCH：细胞群体中单个红细胞血红蛋白含量的平均值，计算公式 $MCH = \dfrac{Hb}{RBC} \times 10^{12}$，单位为皮克（pg），$1pg = 10^{-12}g$。

MCHC：全部红细胞血红蛋白浓度的平均值，计算公式 $MCHC = \dfrac{Hb}{HCT}$，单位为克每升（g/L）。

2. 血液分析仪法

MCV 由血液分析仪直接测定导出；由仪器测定 Hb、RBC 可计算出 $MCH = Hb/RBC$；$MCHC = Hb，(RBC \times MCV)$。

（二）方法学评价

手工法红细胞平均指数由 RBC、Hb、HCT 测定后计算而来，因此，必须采用同一抗凝血标本，且所检测的结果必须准确。仪器法红细胞平均指数的测定同样依赖于 RBC、Hb 和 MCV 测定的准确性。

（三）参考区间

MCV、MCH、MCHC 的参考区间如下：

MCV：①成年人：80～100（fL）；②1～3 岁；79～104（fL）；③新生儿：86～120（fl）。

MCH：①成年人：16～34（pg）；②1～3 岁；25～32（pg）；③新生儿 27～36（pg）。

MCHC：①成年人：320～360（g/L）；②1～3 岁；280～350（g/L）；③新生儿 250～370（g/L）。

（四）临床意义

红细胞平均指数可用于贫血形态学分类及提示贫血的可能原因。但红细胞平均指数仅反映了红细胞群体的平均情况，无法阐明红细胞彼此之间的差异，对一些早期贫血（如缺铁性贫血）也缺乏灵敏度。如缺铁性贫血合并巨幼细胞性贫血时，小红细胞 MCV、MCH 可小至 50fl、15pg，而大红细胞 MCV、MCH 又可分别达到 150fl、45pg，而 MCHC 却无明显变化，总体计算 MCV、MCH 也可在正常范围；缺铁性贫血和轻型珠蛋白合成障碍性贫

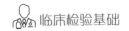

血都表现为小细胞低色素性贫血，缺铁性贫血的红细胞在血涂片上却为明显的大小不均。

六、网织红细胞计数

网织红细胞（reticulocyte，Ret，RET）是介于晚幼红细胞和成熟红细胞之间的过渡细胞，略大于成熟红细胞（直径 8.0~9.5μm），其胞质中残存的嗜碱性物质 RNA 经碱性染料（如煌焦油蓝、新亚甲蓝等）活体染色后，会形成蓝色或紫色的点粒状或丝网状沉淀物。网织红细胞自骨髓释放到外周血液后仍具有合成血红蛋白的能力，约 1~2d 后，过渡为成熟的红细胞。ICSH 将网织红细胞分为四型：

Ⅰ型（丝球型）：仅存在于骨髓，红细胞胞浆中的嗜碱性物质呈致密块状。

Ⅱ型（网型）：大量存在于骨髓，极少见于外周血液中，红细胞胞浆中的嗜碱性物质呈疏松网状结构。

Ⅲ型（破网型）：少量存在于外周血液中，红细胞胞浆中嗜碱性物质呈散在的不规则枝点状结构。

Ⅳ型（点粒型）：主要存在于外周血液中，红细胞胞浆中嗜碱性物质少，呈分散的细颗粒、短网状。

网织红细胞检测的目的：①鉴别贫血的类型（增生性、非增生性、增生增高性）；②检查骨髓的功能；③检测贫血的治疗效果；④评估骨髓移植后、再生障碍性贫血细胞毒药物诱导治疗后或 EPO 治疗后的红细胞造血情况。

（一）检测原理

网织红细胞的 RNA 以弥散胶体状态存在。常规血细胞染色法（如 Wright 染色）对细胞进行了固定，即使网织红细胞的核酸物质着色也难以在普通显微镜下识别。网织红细胞必须经活体或特殊染色后，才可用显微镜识别或经仪器分类计数。

1. 普通显微镜法

活体染料（新亚甲蓝或煌焦油蓝）的碱性着色基团（带正电荷）可与网织红细胞 RNA 的磷酸基（带负电荷）结合，使 RNA 胶体间的负电荷减少而发生凝缩，形成蓝色的点状、线状或网状结构。

2. 血液分析仪法

特殊染料与网织红细胞中 RNA 结合后进行 RNA 定量，可精确计数网织红细胞占红细胞的百分数（Ret%），并可根据 RNA 含量将网织红细胞分类及计算网织红细胞其他参数。

（二）方法学评价

各种网织红细胞计数的方法学评价如下：

（1）普通显微镜法：简便，成本低，可直观细胞形态，但影响因素多，重复性差。

（2）玻片法：水分易蒸发，染色时间短，结果偏低。

（3）试管法：易掌握，重复性较好，易复查。

（4）Miller 窥盘计数法：规范计算区域，减少了实验误差，是 ICSH 推荐的方法。

（5）血液分析仪法：检测细胞多，精密度高，与手工法相关性好，易标准化；仪器贵；在出现豪焦小体、有核红细胞、巨大血小板时结果常出现假性增高。

（三）质量保证

以手工计数法为重点。

1. 选择合适的染料

用于网织红细胞检测的活体染料很多，有煌焦油蓝（brilliant cre-syl blue）、新亚甲蓝（new methylene blue）、中性红、亚甲蓝、甲苯胺蓝等。各种网织红细胞活体染料的评价如下：

（1）新亚甲蓝：WHO 推荐使用，对 RNA 着色强、试剂稳定，Hb 几乎不着色，便于识别。

（2）煌焦油蓝：长久普遍使用。但溶解度低，染料沉渣易附着于 RBC 表面，影响检查；易受变性珠蛋白小体、HbH 包涵体干扰。

（3）中性红：染液浓度低，背景清晰，网织颗粒与 Hb 对比鲜明。不受变性珠蛋白小体、HbH 包涵体干扰。

2. 正确辨认网织红细胞

外周血液网织红细胞主要为Ⅳ型，凡含有两个或两个以上颗粒且颗粒必须远离细胞边缘的红细胞均应计为网织红细胞。红细胞各种颗粒或包涵体的形态特点如下：

（1）网织红细胞颗粒：为网状物或散在的细小颗粒，组成成分是 RNA。

（2）Pappenheimer 小体：细胞质周围有一个或多个颗粒，较 Ret 染色深，组成成分是铁颗粒（含铁血黄素颗粒）。

（3）Heiz 小体：较 Pappenheimer 小体大，不规则，呈突起状，为淡蓝色，组成成分是变性血红蛋白。

（4）Howell—Jolly 小体：较 Pappenheimer 小体大，规则，淡蓝色，组成成分是 DNA。

（5）HbH 包涵体：呈多个球形、淡蓝绿色颗粒，似高尔夫球样，组成成分是变

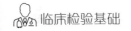

性 HbH。

3. 网织红细胞计数方法

（1）Miller 窥盘法

普通显微镜法计数时，为缩小分布误差，降低劳动强度，ICSH 及我国卫健委临床检验中心推荐使用 Miller 窥盘法进行网织红细胞计数。

（2）显微镜像系统

借助计算机和细胞形态分析软件，根据细胞内网织颗粒的数量，对网织红细胞进行分群。①高荧光强度网织红细胞（HFR）：粗颗粒堆积成网状；②中荧光强度网织红细胞（MFR）：粗颗粒在 10 个以上或细小颗粒超过 15 个；③低荧光强度网织红细胞（LFR）：细胞内含 15 个以下细小颗粒。

ICSH 建议，为控制 CV 在 10% 内，应根据网织红细胞比率，决定在连续视野中 Miller 窥盘小方格内实际需要计数的红细胞数量。

（四）参考区间

成人、儿童：0.5%~1.5%；新生儿：2.0%~6.0%；成人绝对值：$(24~84) \times 10^9/L$。

（五）临床意义

1. 常见参数

网织红细胞计数是反映骨髓造血功能的重要指标，常见的网织红细胞参数如下：

（1）Ret 百分率：网织红细胞与红细胞的比值的百分率。Ret 百分率是评价红系造血最简单有效的方法。

（2）Ret 绝对值：Ret 百分率×红细胞计数。Ret 绝对值能更准确地反映红系造血。

（3）网织红细胞生成指数：待测标本 Ret 生成相比与健康者的倍数，释放入外周血 Ret 越幼稚，成熟时间越长，临床意义为：①RPI 增加：提示肾功能、EPO 反应和骨髓功能良好；②RPI 降低：提示骨髓增生低下或红系成熟障碍。

（4）网织红细胞成熟指数（reticulocyte maturity index，RMI）：高荧光强度网织红细胞、中荧光强度网织红细与低荧光强度网织红细胞的比值的百分率，反映网织红细胞的成熟程度，临床意义为：①增高：溶血性贫血、特发性血小板减少性紫癜、白血病、真性红细胞增多症、再生障碍性贫血和多发性骨髓瘤；②降低：常与骨髓衰竭或无效造血有关，如巨幼细胞性贫血。

2. 网织红细胞计数的临床应用

（1）评价骨髓增生能力，判断贫血类型

①网织红细胞增多

表示骨髓造血功能旺盛，见于各种增生性贫血，溶血性贫血增多尤为显著。

②网织红细胞减少

是无效红细胞造血的指征，见于非增生性贫血（如铁、铜、维生素 B_6、维生素 B_{12}、缺乏）、慢性病性贫血（如慢性炎症、恶性肿瘤、慢性肾衰竭、再生障碍性贫血等）。

③鉴别贫血

a. 小细胞性贫血：当铁蛋白和转铁蛋白饱和度正常时，网织红细胞增多常见于血红蛋白病，网织红细胞正常常见于慢性炎症性疾病。

b. 正细胞性贫血：网织红细胞增多常见于急性出血和溶血综合征，网织红细胞正常或降低常见于骨髓衰竭或慢性贫血。

c. 大细胞性贫血：网织红细胞增多常提示用维生素 B_{12} 或叶酸治疗。

（2）评价疗效

①观察贫血疗效

网织红细胞是贫血患者随访检查的项目之一。缺铁性贫血或巨幼细胞性贫血经有效治疗 2~3d 后，网织红细胞开始上升，7~10d 达到最高峰（约 10%），2 周后逐渐降至正常水平。

②骨髓移植后监测骨髓造血恢复

骨髓移植后第 21 天，如网织红细胞 $>15×10^9/L$，常表示无移植并发症；若骨髓开始恢复造血功能，首先表现为 HFR 和 MFR 升高，其次为网织红细胞升高。因此，RMI 的改变更为灵敏。

（3）放疗和化疗的监测

网织红细胞的动态观察可指导临床适时调整治疗方案，避免造成严重的骨髓抑制。机体接受放疗、化疗后，如出现骨髓抑制，早期 HFR 和 MFR 降低而后网织红细胞降低，停止治疗，骨髓功能恢复后，这些指标会逐渐恢复。

（4）药物影响

许多药物可引起外周血液网织红细胞变化。可导致网织红细胞假阳性的药物有解热药、氯喹、左旋多巴、奎宁等；可导致网织红细胞假阴性的药物有硫唑嘌呤、氯霉素、甲氨蝶呤等。网织红细胞的效应药物：①Ret>1.5%：铁剂、维生素 B_{12} 和叶酸；②Ret<0.5%：硫唑嘌呤、氯霉素、卡马西平。

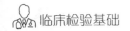

七、嗜碱性点彩红细胞计数

嗜碱性点彩红细胞是不完全成熟的红细胞，胞质内残存的核酸变性、聚集形成颗粒，经碱性染料（如哑甲监）染色后，细胞内可见到深染的颗粒；若以 Wright 染色，则会在粉红色的胞质中出现蓝黑色颗粒，故名嗜碱性点彩红细胞。

（一）检测原理

制备血涂片，甲醇固定，亚甲监染色。选择细胞分布均匀的区域，油镜下计数 1000 个红细胞中嗜碱性点彩红细胞的数量，或油镜下计数 50 个视野中的嗜碱性点彩红细胞，同时计数 5 个视野中的正常红细胞数量，计算百分率。

$$嗜碱性点彩红细胞 = \frac{50 \text{ 个视野内的嗜碱性点彩红细胞数量}}{5 \text{ 个视野内的红细胞数量} \times 10} \times 100\%$$

（二）参考区间

小于 0.03%。

（三）临床意义

嗜碱性点彩红细胞计数增高主要见于铅、汞、银、铋等重金属及硝基苯、苯胺中毒，对慢性重金属中毒具有辅助诊断价值。溶血性贫血、巨幼细胞性贫血、白血病、恶性肿瘤时也可见嗜碱性点彩红细胞增高。

八、红细胞沉降率测定

红细胞沉降率（erythrocyte sedimentation rate，ESR）简称血沉，是指在规定条件下，离体抗凝全血中的红细胞自然下沉的速率。血沉是传统项目，指标应用较广，用于诊断疾病虽然缺乏特异性，但操作简便，具有动态观察病情与疗效的实用价值。

（一）检测原理

1. 魏氏（Westergren）法

将枸橼酸钠抗凝血置于特制的刻度血沉管内，在室温下垂直立于血沉架 1h 后，读取上层血浆的高度，即为红细胞沉降率。血沉测定实际上是测量单位时间内红细胞下沉后血浆段的高度，而并非真正的红细胞沉降的速度。

2. 自动血沉仪法

动态红细胞沉降分为三个阶段：①红细胞缗钱样聚集期，约 10min；②红细胞快速沉降期，聚集逐渐减弱，细胞以恒定速度下沉，约 40min；③红细胞堆积期，约 10min，此期红细胞缓慢下沉，逐步向试管底部聚集。全自动血沉仪根据红细胞下沉过程中血浆浊度的改变，可采用光电比浊法、红外线扫描法或摄影法，动态分析红细胞下沉各个时段血浆的透光度，以微电脑记录并打印结果。

（二）方法学评价

魏氏法为传统方法，为国内规范方法。ICSH、美国临床实验室标准化研究所（CLSI）以及 WHO 均有血沉检测的标准化文件。ICSH 的方法及 CLSI 的方法均以魏氏法为基础，建立了新的血沉检验"参考办法"和供常规使用的"选择方法"，后者简称"常规工作方法"，分别制定了新的操作规程。新方法对血沉管的规格、抗凝剂的使用、血液标本的制备方法等做了重新规定。突出的优点是可以与自动血液分析仪检验共用一份抗凝静脉血标本，并在分析结果时易于综合白细胞的变化进行判断。"参考方法"由于对 HCT 进行了校正（HCT<0.35），可忽略由于红细胞数量变化给血沉带来的影响。如采用常规的工作方法，可将 EDTA 盐抗凝静脉血以生理盐水或 10^9 mmol/L 枸橼酸钠 1：4 稀释，然后进行测定。

（三）质量保证

血沉测定迄今仍未建立决定性办法，目前首选参考方法，其次为标准化方法（相当于二级参考方法），再次为选择方法即常规工作方法。

1. ICSH 规定的参考方法

可用于验证其他方法的可靠性，用魏氏管和 EDTA 抗凝血，选择 10 份 HCT 为 0.30～0.36 的血液标本，血沉分布在 15～105mm/h 范围内；或通过离心法调节标本的 HCT，去除多余的血浆或红细胞，然后再充分混匀（至少颠倒混匀标本 8 次），迅速移入血沉管中。用参考方法测量每个未稀释标本的血沉值。未稀释标本的结果纠正公式为：

纠正 ESR（mm/h）=（未稀释标本 ESR×0.86）-12 其结果在 95％限定值范围内，表明方法满意。因血沉影响因素复杂，新方法应建立特定的自身参考区间。

2. 魏氏法对抗凝剂、血液标本及物理条件的要求

魏氏法对抗凝剂、血液标本及物理条件的要求如下：

（1）抗凝剂

①枸橼酸钠（AR）浓度为 10^9 mmoL/L，采用 0.22μm 滤膜过滤后使用，在 4℃能储存数月。

②新鲜配制，不能超过1周，不用时要冷藏保存。

③与血液之比为1：4。

（2）血液标本

①真空采血或普通注射器采血。

②静脉采血应在30s内完成。

③不能有凝血、溶血、气泡，不能混入消毒液。

④与抗凝剂必须混匀充分。

（3）血沉管

①30cm长的带刻度玻璃或塑料试管，管径不小于2.55mm，误差<5%，毫米刻度应不超过20cm。

②试管应清洁、干燥、无尘。

③反复使用时，应先用自来水冲洗，然后用蒸馏水或去离子水冲洗，待干燥后使用。不提倡用清洁液或混合去污剂清洗。

（4）血沉管的位置

①放置血沉管的位置要平稳。

②特制血沉架应带有可调节的螺旋装置，以固定血沉管和保持血沉管垂直。

（5）测定环境

①应在室温（18℃~25℃）下进行测定，随着温度增高，血沉会加快。

②室温过高要进行血沉校正，室温低于18℃应放置于20℃的恒温箱内测定。

③避免振动、风吹、阳光直射。

（6）检测时间

应在采血后4h内完成检测，枸橼酸钠抗凝血4℃保存可延迟到6h。

（7）结果判读

严格控制在（60±1）min，读取沉淀红细胞界面以上1mm处的透明血浆层所对应的刻度。

3. 质控方法

参考方法常作为常规试验的质控方法，但参考方法费时、费力，通常采用替代的稳定化全血质控品作为每日质控。也可使用3~4份4℃保存的EDTA抗凝全血，计算每天累积均值，每天至少100份临床标本，可得到相对稳定的结果，每天CV变化在15%以内，可认为试验在控，仪器性能良好。进行质控必须满足以下条件：EDTA抗凝，HCT为0.35左右，血沉在15~105mm/h，检测前应将标本颠倒混匀16次。

4. 血沉测定影响因素

影响血沉测定的因素如下：

（1）增快

①血浆因素，纤维蛋白原，γ球蛋白和异常克隆性免疫球蛋白，α、β球蛋白，胆固醇和甘油三酯增高。

②红细胞因素，大红细胞容易形成缗钱状，使血沉加快；各种原因的贫血。

③感染因素，某些病毒、细菌、药物、代谢产物和异常抗体等中和了细胞表面的负电荷。

④药物因素，葡萄糖、聚乙烯吡咯烷酮、白明胶、青霉胺、口服避孕药、甲基多巴、葡聚糖、普鲁卡因胺、茶碱、维生素 A 等。

⑤标本及物理条件，标本溶血、血沉管倾斜、温度过高。

（2）减慢

①血浆因素，白蛋白、糖蛋白及磷脂酰胆碱等增高，抑制红细胞缗钱状形成。

②红细胞因素，数量增加、大小不均或球形、镰形细胞增多时，不利于缗钱状形成。

③物理条件，血沉管不清净或血柱含气泡、温度过低。

④药物因素，阿司匹林、可的松、奎宁。

（四）参考区间

魏氏法：男性为 0~15mm/h，女性为 0~20mm/h。

（五）临床意义

血沉是一项常规筛检试验，虽然特异性差，但仍然具有一定的参考价值。临床上，血沉主要用于观察病情的动态变化、区别功能性与器质性病变、鉴别良性与恶性肿瘤等。

1. 血沉加快

（1）生理性血沉加快

血沉受年龄、月经周期影响。①新生儿红细胞数量较高，血沉（小于 2mm/h）较慢；②儿童（小于 12 岁）红细胞数量生理性低下，血沉稍快；③女性由于纤维蛋白原含量最高，血沉较男性快；④孕 3 个月至产后 3 周，妇女由于生理性贫血、胎盘剥离、产伤和纤维蛋白原含量增高，可使血沉加快；⑤月经期由于子宫内膜损伤及出血、纤维蛋白原增加，可使血沉加快；⑥大于 50 岁，由于纤维蛋白原含量逐渐增高，可使血沉加快。

（2）病理性血沉加快

对于疾病鉴别和动态观察具有一定参考价值，病理性血沉加快的临床意义如下：

①组织损伤：如严重创伤和大手术后、心肌梗死后 3~4d 血清急性时相反应蛋白迅速增多。

②恶性肿瘤：与肿瘤组织坏死、纤维蛋白原增高、感染和贫血有关。

③炎症疾病：急性细菌感染（急性时相反应蛋白迅速增多）、风湿病活动期（抗原抗体复合物增加）、结核病活动期、风湿热活动期（纤维蛋白原明显增高）、HIV 感染（血清标志物阳性伴血沉增快是 AIDS 早期预测指标）。

④自身免疫病：结缔组织疾病，血沉与 C 反应蛋白，类风湿因子、抗核抗体等具有相似的灵敏度。

⑤高球蛋白血症：多发性骨髓瘤、巨球蛋白血症、系统性红斑狼疮、肝硬化、慢性肾炎、免疫球蛋白增高。

⑥高胆固醇血症：动脉粥样硬化、糖尿病、黏液性水肿、原发性家族性高胆固醇血症。

⑦其他因素：退行性疾病、巨细胞性动脉炎和风湿性多肌瘤。

2. 血沉减慢

见于真性红细胞增多症、低纤维蛋白原血症、充血性心力衰竭、红细胞形态异常等。

第二节　白细胞检查

外周血液白细胞（leukocyte）起源于骨髓的造血干细胞（hematopoietic stem cell, HSC），在骨髓多种造血生长因子的调控下，最终分化、发育、成熟并释放到外周血液。白细胞包括粒细胞（GRAN）、淋巴细胞（L）和单核细胞（M）三大类。其中粒细胞分为中性粒细胞（N）、嗜酸性粒细胞（E）和嗜碱性粒细胞（B）。而中性粒细胞因胞核的分叶情况不同又可分为中性分叶核粒细胞（Nsg）和中性杆状核粒细胞（Nst）。

目前，对粒细胞的生成、分化、成熟和释放的动力学过程了解较明确，根据细胞动力学的原理，可将粒细胞分化、发育和成熟的过程划分为干细胞池（stem cell pool）、分裂池（mitotic pool）、成熟池（maturation pool）、储存池（storage pool）、循环池（circulating pool）和边缘池（marginal pool）。

储存池的杆状核及分叶核粒细胞仅有约 1/20 释放到外周血液中，大部分保存在储存池内，以便不断补充损耗及应激需要。成熟粒细胞进入血液后约 50% 运行于血循环之中，构成循环池，另有 50% 则附着于血管内壁而形成边缘池。因此，白细胞计数结果仅反映了循环池的粒细胞数量变化。边缘池及循环池粒细胞之间保持着动态平衡，生理性、特别是病理性因素可打破这种平衡，导致白细胞计数结果呈大幅度波动，并影响各种类型白细胞的比例。

外周血液白细胞检查是血液一般检验的重要项目之一，以下情况适合检查白细胞：①感染、炎症、组织损伤或坏死、中毒、贫血；②结缔组织病、骨髓抑制（电离辐射、细胞毒药物、免疫抑制剂、抗甲状腺药物等）；③恶性肿瘤、白血病、骨髓增殖性疾病和淋巴组织增殖性疾病等。计数外周血液的白细胞数量、检查染色条件下各种白细胞的形态并分类计数，是诊断疾病，尤其是对恶性血液病进行初步诊断和评估疗效的基本指标。

一、白细胞计数

白细胞计数（white blood cell count）是指测定单位容积的外周血液中的白细胞总数。

（一）检测原理

白细胞计数的方法有显微镜法和血液分析仪法。

显微镜法的检测原理：采用白细胞计数稀释液（如冰乙酸）将血液标本稀释一定倍数，同时破坏红细胞和固定白细胞，充入改良牛鲍（Neubauer）血细胞计数板，在低倍镜下计数一定区域（体积）内的白细胞数量，经换算求出每升血液中白细胞总数。

（二）方法学评价

白细胞计数的方法有显微镜法与血液分析仪法，比较如下：

1. 显微镜法

（1）优点

①是 WHO 推荐的参考方法；②设备简单，费用低廉，简便易行；③在严格规范条件下，可用于校准血液分析仪及其计数结果异常的复查；④适用于每天标本量甚少的基层医疗单位和分散检测。

（2）缺点

①费时；②受微量吸管和血细胞计数板的质量、细胞分布状态以及检验人员技术水平等因素影响；③精密度和准确度相对较低。

2. 血液分析仪法

（1）优点

①是目前常规采用的筛检方法；②标本用量少，操作便捷，计数细胞数量多，易于标准化；③经校准后，在严格规范条件下，精密度和准确性高；④适用于大规模健康人群普查。

（2）缺点

①仪器昂贵；②检测前某些人为因素或非病理因素（如抗凝不充分、外周血液出现核

红细胞、巨大血小板、血小板凝集等）可干扰计数。

（三）质量保证

1. 计数误差

（1）技术误差

可通过规范、熟练的操作，仪器的校正、试剂的标准化和检验人员责任心的增强得以减小或消除。

①器材

必须洁净、干燥，并经过严格的校准，采用合格的检测试剂。

②标本要求

血液分析仪检测的标本要求及质量保证要求如下：

a. 标本种类

新鲜静脉血液标本，血液与抗凝剂应立即充分混匀。标本中不得有肉眼可见的溶血或凝块。

b. 抗凝剂

EDTA-K_2作为抗凝剂，其浓度为 3.7~5.4μmol/mL 血液（1.5~2.2mg/mL 血液）。

c. 采血速度

采血速度要快（以免血液凝固），不能过度挤压（以免组织液混入）。

d. 稀释与混匀

稀释液应为无菌、无毒、适用于检测系统的缓冲液。稀释液应过滤（以免杂质、微粒干扰），血液标本量和稀释倍数要准确。

e. 容器及条件

第一，必须采用符合要求的塑料注射器或真空采血系统。

第二，盛有标本的试管应有足够的剩余空间，以便混匀。

第三，标本应置于 18℃~22℃温度下直接检测。

第四，从标本采集到检测的时间不应超过 4h。

第五，检测前轻轻颠倒试管数次，以使标本充分混匀。

③操作过程的质量保证

白细胞计数操作过程的质量保证要求如下：

a. 加盖玻片

加盖玻片的方式可影响充液的高度，进而影响计数结果。WHO 推荐采用"推式"法，此法较"盖式"法更能保证充液的高度为 0.10mm。

b. 充液

第一，充液前应适当用力、快速振荡白细胞悬液 30s，使其充分混匀。但不能产生过多气泡，以免影响充液和准确计数。

第二，充液时应避免充液过多、过少或断续充液，避免气泡及充液后移动盖玻片。

c. 细胞分布要均匀

白细胞总数在正常范围内时，各大方格内的细胞数不得相差 8 个以上。两次重复计数误差不得超过 10%，否则应重新充液计数。

d. 计数原则

计数压线细胞时，应遵循数上不数下、数左不数右的原则。

④有核红细胞影响

由于白细胞稀释液不能破坏有核红细胞，若外周血液出现有核红细胞，可使白细胞计数结果偏高。因此，白细胞计数结果必须加以校正（有核红细胞是分类 100 个白细胞时所见到的有核红细胞）。

$$校正后白细胞数 /L = \frac{100}{100 + 有核红细胞数} \times 校正前白细胞数$$

（2）固有误差

主要是指计数域误差（field error）。计数域误差是由于每次充液后血细胞在计数室内分布不可能完全相同所造成的误差，属于偶然误差。根据统计学原理，血细胞在计数室内的随机分布符合泊松分布（Poisson distribution），其标准差 s = $\sqrt{m}$（m 为白细胞多次计数的均值）。

$$CV = \frac{s}{m} \times 100\% = \frac{1}{\sqrt{m}} \times 100\%$$

计数域误差变异系数（CV）可随着计数的细胞数量增多而减小。因此，可通过增加计数室计数面积或计数更多的细胞来减少计数域误差。按照 ICSH 规定要求，计数满 100 个细胞后，再根据所计数的面积来换算白细胞计数结果。减少计数域误差的措施如下：

白细胞数量<3×10⁹/L 时：①扩大计数范围（计数 8 个大方格内的白细胞数）。②缩小稀释倍数（如采集 40mL 血液）

白细胞数量>15×10⁹/L 时：①适当减少采血量（如采集 10μL 血液）。②增加稀释倍数（如取 0.78mL 稀释液）

此外，固有误差还应包括计数室和吸管的使用次数，即计数室误差（chamber error）和吸管误差（pipet error）。同一稀释血液采用多支吸管稀释，存多个计数板内计数，较同

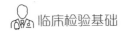

一稀释血液在同一计数板进行同样多次计数所得的结果更接近真值。

2. 生理状态影响

运动、劳动、冷热水浴、酷热、严寒等常出现一过性白细胞增高；一天之内白细胞数量最高值与最低值可相差一倍。另外，吸烟者白细胞总数平均较非吸烟者高30%。因此，对住院患者，特别是对需要进行动态观察的患者，最好固定检查时间。

（四）参考区间

成人：$(4\sim10)\times10^9/L$；儿童：$(5\sim12)\times10^9/L$；6个月~2岁：$(11\sim12)\times10^9/L$；新生儿：$(15\sim20)\times10^9/L$。

（五）临床意义

白细胞总数高于$10\times10^9/L$称为白细胞增多（leukocytosis），低于$4\times10^9/L$称为白细胞减少（leukopenia），通常将其减少的临界值定为$(4\sim2.5)\times10^9/L$，低于$2.5\times10^9/L$肯定异常。外周血液白细胞数量的变化受生理状态和病理因素影响，其变化的临床意义见白细胞分类计数。

二、白细胞分类计数

白细胞分类计数（DLC）是在显微镜下观察染色后血涂片上白细胞的形态，并进行分类计数，以求得各种白细胞的比值（百分率）和绝对值。由于不同类型的白细胞具有不同的生理功能，不同因素可导致其数量或形态发生变化，因此，直接了解白细胞形态或分类的变化，比了解白细胞总数更能反映机体的生理或病理状态。

白细胞分类计数的目的在于：①观察白细胞增多症、白细胞减少症、感染、中毒、恶性肿瘤、白血病或其他血液系统疾病的白细胞变化情况。②评估红细胞和血小板形态。

（一）检测原理

白细胞分类计数的方法有显微镜法和血液分析仪法。

显微镜法的检测原理：将血液制备成血涂片，经Wright染色后，在油镜下，根据白细胞形态特点逐个分类计数白细胞（一般计数100~200个），并观察其形态变化，然后求得各种白细胞的比值（百分率）。根据白细胞计数的结果，可求得每升血液中各种白细胞的绝对值（绝对值=白细胞计数值×该种白细胞分类计数的百分率）。

（二）方法学评价

两种白细胞分类计数方法的评价如下：

1. 显微镜法

（1）优点

①是白细胞分类计数的参考方法；②分类较准确，能及时发现各种细胞形态的病理变化。

（2）缺点

费时，易受血涂片质量和检验人员经验等影响，精密度较差。不适用于大量健康人群的筛检。

2. 血液分析仪法

（1）优点

①是白细胞分类计数筛检的首选方法；②检测速度快，分析细胞多，重复性好，准确性高，易于标准化；③报告形式多样，有异常结果报警，可提示诊断方向；④可与全自动推片染片机连接。

（2）缺点

在于不能准确识别细胞类别和病理变化，只能筛检，异常标本必须采用显微镜法复查。

（三）质量保证

1. 计数误差

（1）白细胞分类计数的质量保证与操作要求

①血涂片制备

采用传统的楔形法制备血涂片，即合格血涂片的血膜为楔形，约 3cm×2cm，表面光滑，两侧留有<0.3cm 的空隙，中间有恰当大小（1.0~1.5cm）的阅片区。

②血涂片染色

染色后的细胞色彩鲜明，能显示出各种细胞特有的色彩，胞核结构和胞质颗粒清楚。

③观察部位

由于白细胞在血涂片中分布不均匀，应选择细胞分布均匀、染色效果好的部位（一般在体尾交界处或片头至片尾的 3/4 区域）进行分类。

a. 体部：主要是体积较大、密度较大的淋巴细胞。

b. 尾部和两侧：主要是体积较大、密度较小的单核细胞和粒细胞，异常大的细胞也常分布在尾部。

④分类的规律

a. 按照一定方向有规律地移动视野，一般以"城垛式"进行，应避免重复、遗漏、主观选择视野。

b. 应避免分类血涂片边缘的细胞（由于血涂片边缘的大细胞偏多，无代表性）。

c. 分类细胞数量

DLC 的准确性与分类计数的细胞数量有关，被计数的白细胞占白细胞总数的比例越大，误差越小。一般分类计数 100~200 个白细胞，其数量可根据白细胞总数而定。

（2）注意事项

白细胞分类计数的注意事项如下：

①观察全片

低倍镜观察血涂片，以判断其染色质量及细胞分布情况，并注意血涂片边缘及尾部有无异常细胞及寄生虫等。

②幼稚细胞

a. 分类计数中若发现异常或幼稚白细胞，应逐个分类计数和报告，并计入 100 个白细胞中。

b. 分类计数中见到幼稚红细胞，应逐个计数，但不计入 100 个白细胞内，而以分类 100 个白细胞时见到幼稚红细胞的数量来报告（x：100），并注明其所属阶段。

③其他细胞

注意观察成熟红细胞和血小板的形态、染色及其分布情况。

2. 质量考核与评价

由于手工制备的血涂片上细胞分布不均匀。分类计数结果变化较大，很难对每张血涂片进行严格的质量控制。目前，尚缺乏统一的质量保证方法与措施，关键在于熟练操作技术、严格控制各个操作环节，尽量减少误差。

按照 CLSI 的 H20-A 标准，检验人员必须对每张血涂片做 200 个白细胞的分类计数，然后计算计数百分率的标准误差，再计算 95% 可信限或采用 Rumke 提供的白细胞分类计数 95% 可信区间，判断结果是否在可信限内。若结果不在可信区间内，表示标本处理过程或操作存在错误（如标本标识误差、制备血涂片不佳、检查区域不当或细胞分类错误）。在分析出可能的误差来源后，必须重新进行考核。

（四）参考区间

成人白细胞分类计数参考区间如下：

中性杆状核粒细胞（Nst）：百分率 1%～5%；绝对值 0.04～0.50。

中性分叶核粒细胞（Nsg）：百分率 50%～70%；绝对值 2.00～7.00。

嗜酸性粒细胞（E）：百分率 0.5%～5%；绝对值 0.05～0.50。

嗜碱性粒细胞（B）：百分率 0～1%；绝对值 0～0.10。

淋巴细胞（L）：百分率 20%～40%；绝对值 0.80～4.00。

单核细胞（M）：百分率 3%～8%；绝对值 0.12～0.80。

（五）临床意义

1. 白细胞总数与中性粒细胞

白细胞总数与中性粒细胞（neutrophil）数最增多及减少的参考标准如下：

白细胞增多（leukocytosis）：外周血液白细胞$>10\times10^9$/L。

白细胞减少（leukopenia）：外周血液白细胞$<4.0\times10^9$/L。

中性粒细胞增多症（neutrophilia，neutrophilic leukocytosis）：外周血液中性粒细胞绝对值$>7.0\times10^9$/L。

粒细胞减少症（granulocytopenia）：外周血液中性粒细胞绝对值：成人$<2.0\times10^9$/L；儿童：10 岁以上者$<1.8\times10^9$/L，10 岁以下者$<1.5\times10^9$/L。

粒细胞缺乏症（agranulocytosis）：外周血液白细胞$<2.0\times10^9$/L，中性粒细胞绝对值$<0.5\times10^9$/L 或消失。

在外周血液中，由于中性粒细胞占白细胞总数的 50%～70%，故其数量的增多或减少可直接影响白细胞总数的变化。因此，白细胞总数变化的临床意义与中性粒细胞数量变化的临床意义基本一致。但是，淋巴细胞、嗜酸性粒细胞等数量上的改变也会引起白细胞总数的变化。因此，若出现白细胞总数与中性粒细胞的数量关系不一致的情况，还应具体分析。

（1）白细胞或中性粒细胞的生理性变化

白细胞或中性粒细胞生理性增多一般为暂时性的，去除影响因素后则可恢复正常。这种变化与内分泌因素有关，主要是由于边缘池的白细胞进入循环池增多所致。增多的粒细胞大多为成熟的中性分叶核粒细胞，淋巴细胞和单核细胞也可增多，但一般不伴有白细胞质量的改变。

白细胞数量的生理性波动很大，白细胞计数结果在 30%以内波动多无意义，只有通过

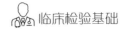

定时和连续的观察才有诊断价值。中性粒细胞生理性变化的意义如下：

①年龄

出生时白细胞总数为（15~20）×10⁹/L，生后 6~12h 达（21~28）×10⁹/L，然后逐渐下降，1 周时平均为 12×10⁹/L，婴儿期白细胞维持在 10×10⁹/L 左右。6~9d 中性粒细胞与淋巴细胞大致相等，以后淋巴细胞逐渐增多，至 2~3 岁后又逐渐降低，而中性粒细胞逐渐增高，至 4~5 岁二者又基本相等，以后逐渐增高至成人水平。

②日间变化

安静及放松时较少，活动和进食后较多；早晨较少，下午较多。一天之内变化可相差一倍。

③运动、疼痛和情绪

脑力和体力劳动、冷热水浴、高温、严寒、日光或紫外线照射都会使等白细胞轻度增多；剧烈运动、剧痛和情绪激动时白细胞会显著增多（可达 35×10⁹/L）；刺激停止后白细胞能较快恢复到原有水平。

④妊娠、分娩

经期及排卵期白细胞可略增多；妊娠期，尤其妊娠 5 个月以后白细胞可达 15×10⁹/L；分娩时因产伤、产痛、失血等刺激，白细胞可达 35×10⁹/L，产后两周内可恢复正常。

⑤吸烟

吸烟者平均白细胞总数高于非吸烟者 30%，可达 12×10⁹/L；重度吸烟者白细胞可达 15×10⁹/L。

（2）中性粒细胞增多症

中性粒细胞病理性增多的原因很多，大致上可归纳为两大类：反应性增多和异常增生性增多。另外，某些药物也可引起中性粒细胞增多，如乙酰胆碱、类固醇、洋地黄、组胺、肝素、氯化钾、锂、铅等。

①反应性增多

是机体对各种病理因素刺激产生应激反应，动员骨髓储存池的粒细胞释放及（或）边缘池的粒细胞进入循环池所致。因此，增多的粒细胞大多为成熟的分叶核粒细胞或杆状核粒细胞。白细胞（中性粒细胞）反应性增多的原因如下：

a. 急性感染：细菌、某些病毒、真菌、螺旋体、立克次体及寄生虫感染等（白细胞增多最常见的原因）。

b. 炎症：风湿性关节炎、风湿热、支气管炎、肾炎、肾盂肾炎、结肠炎、胰腺炎、甲状腺炎、皮炎等。

c. 组织损伤：严重外伤、大手术、大面积烧伤、急性心肌梗死（急性心肌梗死后 1~

2 天 WBC 常增多，并可持续 1 周，借此可与心绞痛鉴别）。

d. 血细胞破坏：严重血管内溶血（红细胞破坏产物刺激骨髓释放）。

e. 急性失血：消化道大出血、脾破裂、宫外孕破裂（血管收缩及脾脏释放存血，Hb、RBC 尚未减少，WBC 为早期诊断内出血的重要指标）。

f. 恶性肿瘤：非造血系统恶性肿瘤，尤其是消化道恶性肿瘤（肝癌、胃癌）和肺癌等（与肿瘤坏死产物刺激骨髓释放、肿瘤细胞产生促粒细胞生成素以及肿瘤骨髓转移有关）。

g. 急性中毒：代谢性、化学物质、药物、生物毒素等中毒（与趋化因子增多有关）。

急性感染是中性粒细胞增多最常见的原因，其增多的程度与病原体的种类、感染的部位、感染的范围和严重程度以及机体的反应性有关。绝大多数细菌感染后的白细胞数量为（10～30）×10^9/L，超过 30×10^9/L 提示深部感染或腹膜炎，超过 50×10^9/L 时提示严重感染。感染程度与白细胞计数、中性粒细胞百分率及中性粒细胞形态的关系如下：

轻度感染：白细胞计数可正常，中性粒细胞百分率略增高。

中度感染：白细胞计数增高，中性粒细胞百分率增高，细胞形态可见轻度核左移及毒性改变（中毒颗粒及空泡），机体反应性良好，骨髓细胞释放入血。

重度感染：白细胞计数显著增高，中性粒细胞百分率增高，细胞形态可见明显核左移及毒性改变（中毒颗粒及空泡），机体反应性良好，骨髓细胞释放入血。

极重度感染：白细胞计数减少，中性粒细胞百分率减少，细胞形态可见明显核左移及毒性改变（中毒颗粒及空泡），机体反应性差，WBC 大量聚集于内脏血管及炎症局部，预后差。

某些严重急性感染者可出现类白血病反应，需要与白血病相鉴别。类白血病反应是机体对某些刺激因素所产生的类似白血病表现的血象反应。当刺激因素去除后，类白血病反应也会逐渐消失。根据外周血液白细胞总数的多少，可将类白血病反应分为白细胞增多性（多见）和白细胞不增多性类白血病反应。根据增多的细胞类型可分为中性粒细胞型、嗜酸性粒细胞型类白血病反应，以中性粒细胞型最为多见。

②异常增生性增多

系造血干细胞克隆性疾病，为造血组织中粒细胞大量异常增生并释放到外周血液所致，增多的粒细胞主要是病理性粒细胞或未成熟粒细胞，常伴其他细胞改变，如红细胞或血小板增多或减少。

异常增生性增多主要见于以下疾病：白血病：造血系统的恶性肿瘤，因造血组织中病理性白细胞大量异常增生并释放到外周血所致。常见于急性粒细胞白血病（急粒）和慢性粒细胞白血病（慢粒）。骨髓增殖性疾病（MPD）：为一组多能干细胞病变引起的疾病。

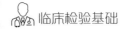

③中性粒细胞减少症

引起中性粒细胞减少的机制主要有中性粒细胞增殖和成熟障碍、中性粒细胞在血液或组织中消耗或破坏过多、中性粒细胞分布异常。

引起中性粒细胞减少的主要原因如下：

第一，感染病毒、细菌内毒素和异体蛋白使大量粒细胞转至边缘池及抑制骨髓释放粒细胞，亦与抗感染消耗增多有关，包括病毒、革兰阴性杆菌（伤寒）、某些原虫等感染，病毒感染是最常见的原因。

第二，血液病。某些血液病患者的造血干细胞功能障碍、粒细胞增殖异常或营养缺乏导致骨髓粒细胞生成、成熟障碍或无效生成，常见的有再生障碍性贫血、阵发性夜间性血红蛋白尿、非白血性白血病、骨髓转移癌、巨幼细胞性贫血。

第三，理化损伤。放射线、苯、铅、汞以及化学药物等可直接损伤造血干细胞或抑制骨髓粒细胞有丝分裂，直接或通过抗原，或抗原抗体复合物破坏白细胞。

第四，脾功能亢进。粒细胞被脾脏滞留、吞噬，脾脏产生某些体液因子，抑制骨髓造血或加速血细胞破坏，常见疾病有脾淋巴瘤、脾血管瘤、肝硬化、门静脉或脾静脉栓塞、心力衰竭、类脂质沉积病等。

第五，自身免疫疾病。特发性血小板减少性紫癜、自身免疫性溶血性贫血、新生儿同种免疫性粒细胞减少症、系统性红斑狼疮、类风湿关节炎等自身免疫性疾病可引起中性粒细胞减少，可能与机体存在白细胞自身抗体，导致其破坏增多有关。

其临床表现亦随着病因及粒细胞减少的严重程度而不同。当粒细胞<$1.0×10^9$/L 时，极易发生感染；当粒细胞<$0.5×10^9$/L（急性粒细胞缺乏症）时，严重感染和疾病复发的危险性会增加。患者会出现发热、咽痛、口腔溃疡等感染症状，甚至引起败血症。临床上应根据病史鉴别是粒细胞缺乏引起的感染，还是严重感染所致的粒细胞缺乏。

在理化因素损伤中，药物诱导性中性粒细胞减少最常见，年发病率约为（3~4）/10^6，儿童及年轻患者约占 10%，老年患者约占 50%。引起中性粒细胞减少的药物主要有：

a. 镇痛抗炎药：氨基比林、保泰松、对乙酰氨基酚、喷他佐辛、吲哚美辛、阿司匹林、非那西丁、金盐。

b. 抗生素：氯霉素、头孢菌素、青霉素、链霉素、庆大霉素、异烟肼、利福甲、对氨基水杨酸。

c. 磺胺药：磺胺、磺胺嘧啶、磺胺甲噁唑、磺胺-6-甲氧嘧啶、磺胺甲氧吡嗪、磺胺噻唑。

d. 抗糖尿病药：氯磺丙脲、甲苯磺丁脲。

e. 抗甲状腺药：卡比马唑、丙硫氧嘧啶、甲硫咪唑。

f. 抗癌药：环磷酰胺、白消安、甲氨蝶呤、氟尿嘧啶、长春新碱、氮芥、别嘌醇、秋水仙碱。

g. 抗疟疾药：奎宁、伯氨喹啉、帕马喹。

h. 抗抑郁药：多塞平、阿米替林、丙米嗪。

i. 镇静、催眠药：苯巴比妥、氯氮、戊巴比妥、氯氮甲。

j. 降压利尿药：依他尼酸、汞利尿剂、氢氯噻嗪、乙酰唑胺、氨苯蝶啶、甲基多巴。

k. 心血管药：卡托普利、奎尼丁、普鲁卡因胺、托卡胺、氟卡尼。

l. 其他：有机砷、苯丙胺、青霉胺、苯海拉明、普鲁卡因、维甲酸、甲硝唑。

2. 嗜碱性粒细胞（basophil，B）

嗜碱性粒细是由髓系干（祖）细胞分化为嗜碱性粒细胞祖细胞（CFU-B）后发育而来的，在骨髓及外周血液中的数量很少（0%~1%）。其形态和功能与肥大细胞相似，主要参与超敏反应。嗜碱性粒细胞计数常用于慢性粒细胞白血病与类白血病反应的鉴别以及观察变态反应。

（1）嗜碱性粒细胞增多（basophilia）

外周血液嗜碱性粒细胞绝对值>0.1×10⁹/L。嗜碱性粒细胞增多的常见疾病及临床意义如下：

①过敏性和炎症性疾病：食物、药物、吸入性过敏性反应；溃疡性结肠炎、荨麻疹、红皮病、风湿性关节炎等，可伴有白细胞或中性粒细胞增多。

②嗜碱性粒细胞白血病：少见类型的急性白血病。白细胞数量可正常或增高，嗜碱性粒细胞可达30%~80%，伴幼稚型增多。

③骨髓增殖性疾病：慢性粒细胞白血病、真性红细胞增多症、原发性骨髓纤维化、原发性血小板增多症等。嗜碱性粒细胞轻度增高可作为骨髓增殖性疾病的一个早期征象、外周血液嗜碱性粒细胞达10%~20%是慢粒的特征之一，若嗜碱性粒细胞突然>20%，预示病情将恶化。

④内分泌疾病：糖尿病、甲状腺功能减退症、雌激素治疗等。

⑤其他：重金属（如铅、汞、铬等）中毒、系统性肥大细胞增多症、放射线照射，反映某些感染性疾病（如水痘、结核病）等。

（2）嗜碱性粒细胞减少（basopenia）

由于嗜碱性粒细胞数量很少，其减少多无临床意义，可见于过敏性休克、促肾上腺皮质激素或糖皮质激素应用过量以及应激反应等。

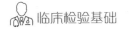

3. 淋巴细胞

淋巴细胞（lymphocyte，L）是由骨髓多能造血干细胞分化为淋巴系干（祖）细胞后分化发育而来。主要分为 T 细胞、B 细胞和自然杀伤细胞（natural killer cell）三大类。淋巴细胞是人体主要的免疫细胞，观察其数量变化，有助于了解机体的免疫功能状态，采用淋巴细胞直接计数比间接计数更有临床价值。

（1）淋巴细胞增多（lymphocytosis）

是指外周血液淋巴细胞绝对值增多（成人>4.0×10⁹/L；儿童：4 岁以上>7.2×10⁹/L，4 岁以下>9.0×10⁹/L）。淋巴细胞数量受某些生理因素的影响，如午后和晚上比早晨高，出生 1 周后婴儿淋巴细胞可达 50% 以上，可持续至 6~7 岁，后逐渐降至成人水平。

淋巴细胞病理性增多的原因和意义如下：

①感染性疾病：典型急性细菌感染的恢复期，某些病毒所致急性传染病，某些慢性感染如结核病的恢复期或慢性期等。

②肿瘤性疾病：以原始及幼稚淋巴细胞增多为主；急性淋巴细胞白血病、慢性淋巴细胞白血病急性变。以成熟淋巴细胞增多为主：如慢性淋巴细胞白血病、淋巴细胞性淋巴肉瘤等。

③组织移植术后：排斥前期淋巴细胞绝对值增高，可作为监测组织或器官移植排异反应的指标之一。

④某些血液病：再生障碍性贫血、粒细胞减少症及粒细胞缺乏症时淋巴细胞相对增高。

⑤药物：阿司匹林、氟哌啶醇、铅、左旋多巴、苯妥英。

（2）淋巴细胞减少（lymphopenia）

是指外周血液淋巴细胞绝对值减少（成人<1.0×10⁹/L）。凡是导致中性粒细胞显著增高的各种原因，均可导致淋巴细胞相对减少。某些药物也可引起淋巴细胞减少，如门冬酰胺酶、苯丁酸氮芥、可的松、肾上腺素、锂、尼克酸、氮芥、类固醇等。淋巴细胞减少的原因及意义如下：

①流行性感冒：流行性感冒恢复期淋巴细胞会减少。

②HIV 感染：可选择性地破坏 CD4+细胞，导致 CD4+细胞明显减少，CD4+/CD8+比例倒置。

③结核病：早期淋巴细胞减少，伴 CD4+细胞明显减少。若治疗有效，淋巴细胞可正常。

④药物治疗：烷化剂（环磷酰胺等）可引起白细胞明显减少，伴淋巴细胞明显减少。

停止治疗后，淋巴细胞减少可持续数年。

⑤放射治疗：可破坏淋巴细胞，每天低剂量放疗比每周两次大剂量放疗产生的破坏力更强。

⑥免疫性疾病：系统性红斑狼疮、类风湿关节炎、混合性结缔组织病、多发性肌炎，因机体产生抗淋巴细胞抗体，导致淋巴细胞破坏而减少。其减少的程度与抗体滴度相关。

⑦先天性免疫缺陷症：各种类型的重症联介免疫缺陷症、共济失调性毛细血管扩张症、营养不良或锌缺乏，可引起不同程度的淋巴细胞减少。

4. 单核细胞（monocyte，M）

单核细胞来自骨髓多能造血干细胞分化的髓系干细胞和粒单核系祖细胞。成人单核细胞占白细胞总数的 3%~8%。骨髓释放入外周血液的单核细胞为成熟的单核细胞，在血液中停留 3~6d 后，溢出血管进入组织或体腔内，再经 5~9d，发育为巨噬细胞，形成单核巨噬细胞系统，其防御功能明显增强。

正常儿童外周血液单核细胞可较成人稍高，平均为 9%；两周内的婴儿可达 15% 或更多；妊娠中晚期及分娩时亦可增多，均为生理性增多。单核细胞增多（monocytosis）是指成人外周血液单核细胞绝对值>0.8×10⁹/L。单核细胞病理性增多的原因和意义如下：

（1）感染：急性感染恢复期、慢性感染，如巨细胞病毒、疱疹病毒、结核菌、布氏杆菌等感染、亚急性细菌性心内膜炎、伤寒、严重的浸润性和粟粒性肺结核。

（2）结缔组织病：系统性红斑狼疮、类风湿关节炎、混合性结缔组织病、多发性肌炎、结节性动脉炎。

（3）血液病：急性、慢性单核细胞或粒单核细胞白血病、淋巴瘤、慢性淋巴细胞白血病、骨髓增生异常综合征、恶性组织细胞病、组织细胞增多症、溶血性贫血、粒细胞缺乏症的恢复期、特发性血小板减少性紫癜。

（4）恶性疾病：胃癌、肺癌、结肠癌、胰腺癌。

（5）胃肠道疾病：酒精性肝硬化、局限性网肠炎、溃疡性结肠炎、口炎性腹泻。

（6）其他：化疗后骨髓恢复、骨髓移植后、粒细胞-单核细胞集落刺激因子（GM-CSF）治疗、药物反应、烷化剂中毒。

单核细胞减少的意义不大。

三、嗜酸性粒细胞计数

嗜酸性粒细胞（eosinophil，E）起源于骨髓多能造血干细胞的髓系干细胞分化的嗜酸性粒细胞祖细胞（CFU-E）。嗜酸性粒细胞集落形成因子主要由受抗原刺激的淋巴细胞产生，因此，嗜酸性粒细胞与免疫系统关系密切。嗜酸性粒细胞主要存在于骨髓和组织中，

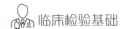

外周血液中很少，仅占全身嗜酸性粒细胞总数的1%左右。因此，嗜酸性粒细胞经外周血液间接计算的绝对值误差较大，要准确了解嗜酸性粒细胞的变化，应采用直接计数法。

（一）检测原理

嗜酸性粒细胞计数方法有显微镜法和血液分析仪法。

显微镜法的检测原理：采用嗜酸性粒细胞稀释液（如伊红-丙酮）将血液稀释一定倍数后，红细胞和大部分其他白细胞被破坏，嗜酸性粒细胞则着色。将稀释的血液充入改良牛鲍（Neubauer）血细胞计数板，在低倍镜下，计数2个计数室共10个大方格内的嗜酸性粒细胞，经换算求出每升血液中嗜酸性粒细胞数量。

（二）方法学评价

1. 显微镜法

所需设备简单，简便易行；求得的嗜酸性粒细胞绝对值的准确性，高于用白细胞总数和分类计数间接计算出的绝对值，但重复性差，准确性不如血液分析仪法。

嗜酸性粒细胞计数有多种稀释液，其主要作用有：第一，保护嗜酸性粒细胞（如丙酮、乙醇）；第二，破坏红细胞和中性粒细胞（如碳酸钾、草酸铵）；第三，使嗜酸性粒细胞着色（如伊红、溴甲酚紫、固绿）。此外，稀释液中的甘油可防止乙醇挥发，抗凝剂可防止血液凝固。嗜酸性粒细胞计数稀释液的评价如下：

（1）伊红-丙酮：试剂简单，简便易行，但是久置效果差，需要每周配制一次。

（2）皂素-甘油：使细胞稳定，着色鲜明易于鉴别；因含甘油，液体不易挥发，置于冰箱内可保存半年以上，但是因含甘油，计数前须充分混匀。

（3）乙醇-伊红：①含碳酸钾，溶解红细胞和其他白细胞作用强，视野背景清晰；②嗜酸性颗粒呈鲜明橙色，2h内不被破坏；③含甘油，液体不易挥发，试剂可保存半年以上，但因含10%甘油，比较黏稠，细胞不易混匀，计数前须充分混匀。

（4）溴甲酚紫：低渗配方，红细胞和其他白细胞被溶解破坏，嗜酸性粒细胞呈蓝色。

（5）固绿：①含丙酮、乙醇保护剂，嗜酸性粒细胞胞膜完整、无破损；②含碳酸钾、草酸铵，其他细胞破坏完全；③固绿使嗜酸性颗粒呈折光较强的蓝绿色，但须注意与残存的不着色或着色很淡的中性粒细胞相区别。

2. 血液分析仪法

五分类血液分析仪是目前最有效的嗜酸性粒细胞计数的筛检仪器，其分析速度快，准确性较高，但仪器昂贵。当仪器提示嗜酸性粒细胞增多伴直方图或散点图异常时，应采用显微镜法复查。

（三）质量保证

嗜酸性粒细胞计数的质量保证如下：

1. 计数误差

计数时，应严格控制造成白细胞计数误差的各种因素。

2. 保护细胞

（1）乙醇、丙酮等为嗜酸性粒细胞的保护剂，适当增加其用量，可减轻嗜酸性粒细胞的破坏，适当减少其用量，则可增强中性粒细胞的破坏。

（2）因嗜酸性粒细胞易于破碎，所以混匀时力量不宜过大；若使用含有甘油的稀释液，因其黏稠度大，要适当延长混匀时间。

3. 鉴别细胞

必须区别嗜酸性粒细胞与中性粒细胞，后者一般不着色或着色浅，胞质颗粒细小或不清晰。

4. 及时计数

在血液稀释后 1h 内完成计数，否则嗜酸性粒细胞会逐渐溶解破坏。

5. 固定采集时间

最好固定采集标本的时间（上午 8：00 或下午 3：00 时），以免嗜酸性粒细胞计数受日间生理性变化的影响。

（四）临床意义

1. 生理性变化

（1）日间变化：健康人群早晨的嗜酸性粒细胞较低，夜间较高；上午波动大，波动可达 40%，下午较恒定。白天因交感神经兴奋，通过下丘脑刺激垂体前叶产生促肾上腺皮质激素，进而使肾上腺皮质产生肾上腺皮质激素，后者可抑制骨髓释放嗜酸性粒细胞，并促使血液嗜酸性粒细胞向边缘池和组织转移，从而引起血液嗜酸性粒细胞减少。

（2）运动和刺激：劳动、运动、饥饿、冷热及精神刺激等，均可引起交感神经兴奋，使血液中的嗜酸性粒细胞减少。

2. 嗜酸性粒细胞增多

嗜酸性粒细胞增多（eosinophilia）是指成人外周血液嗜酸性粒细胞绝对值

>0.5×10⁹/L。①轻度增多：（0.5～1.5）×10⁹/L；②中度增多：（1.5～5.0）×10⁹/L；③重度增多：>5.0×10⁹/L。嗜酸性粒细胞增多常见于过敏性疾病及寄生虫感染，为T淋巴细胞介导的嗜酸性粒细胞反应性增多，亦常见于某些恶性肿瘤、骨髓增殖性疾病。引起嗜酸性粒细胞增多的疾病及可能机制见如下：

（1）过敏性疾病：肥大细胞、嗜碱性粒细胞致敏，释放嗜酸性粒细胞趋化因子，导致嗜酸性粒细胞反应性增多。主要见于支气管哮喘、荨麻疹、风疹、血管神经性水肿、过敏性脉管炎、食物或药物过敏、血清病等疾病。

（2）寄生虫病：嗜酸性粒细胞趋化因子增多；与相应抗体结合激活补体，引起嗜酸性粒细胞反应性增多。主要见于肠道、肠外组织寄生虫，如钩虫、蛔虫、血吸虫、肺吸虫。

（3）皮肤病：变应性因素导致嗜酸性粒细胞反应性增多。主要见于疱疹样皮炎、湿疹、银屑病、多形性红斑等。

（4）感染性疾病：猩红热感染期，急性传染病恢复期等感染性疾病可引起嗜酸性粒细胞反应性增多。

（5）血液病：骨髓增殖性疾病、恶性淋巴癌、多发性骨髓瘤、慢性粒细胞白血病、嗜酸性粒细胞白血病等血液病因造血干细胞克隆异常，嗜酸性粒细胞异常增殖、细胞周期及血液中停留时间延长造成嗜酸性粒细胞增多。

（6）恶性肿瘤：患肺癌、胃癌、结肠癌等恶性肿瘤时，淋巴因子及肿瘤因子所介导嗜酸性粒细胞增多。

（7）高嗜酸性粒细胞增多综合征：过敏性肉芽肿、嗜酸性粒细胞心内膜炎、弥散性嗜酸性粒细胞结缔组织病可引起嗜酸性粒细胞增多。

（8）其他：脾切除、脑垂体前叶功能减退症、肾上腺皮质功能减退症导致嗜酸性粒细胞清除减少、骨髓释放嗜酸性粒细胞增多。

某些药物也可以引起嗜酸性粒细胞增多，如别嘌呤醇、抗生素（过敏反应）、抗惊厥药、头孢菌素、洋地黄、肝素、甲氨蝶呤、青霉素、丙卡巴肼、普萘洛尔、奎尼丁、链霉素、磺胺类药物、四环素等。

3. 嗜酸性粒细胞减少

嗜酸性粒细胞减少（eosinopenia）是指成人外周血液嗜酸性粒细胞绝对值<0.05×10⁹/L其临床意义主要有：

（1）用于观察急性传染病的病情及预后判断

急性感染期，机体处于应激状态，肾上腺皮质激素分泌增加，嗜酸性粒细胞随之减少，恢复期嗜酸性粒细胞又逐渐增多。若症状严重而嗜酸性粒细胞不减少，说明肾上腺皮质功能衰竭；若嗜酸性粒细胞持续减少，甚至消失，说明病情严重。

（2）作为观察预后的指标

严重组织损伤，如手术后4h，嗜酸性粒细胞常显著降低，24~48h后逐渐增多，增多的速度与病情变化基本一致。大面积烧伤患者数小时后嗜酸性粒细胞完全消失，并持续较长时间。若大手术或大面积烧伤患者的嗜酸性粒细胞不减少或减少很少，表明预后不良。

（3）判断垂体或肾上腺皮质功能

垂体或肾上腺皮质功能亢进时，嗜酸性粒细胞减少。因此，可通过垂体或肾上腺皮质刺激试验，观察嗜酸性粒细胞数量变化，以判断垂体或肾上腺皮质的功能。

另外，肾上腺素、烟酸、普鲁卡因、类固醇和甲状腺素等可引起嗜酸性粒细胞减少。

四、白细胞形态检查

血涂片染色后，各种类型白细胞的形态学特点各不相同。在病理状态下，除白细胞计数和分类发生变化外，其形态有时也会发生改变。计算各种白细胞比例及观察白细胞形态的变化，对诊断疾病和观察疗效具有重要意义。

白细胞形态学检查主要采用显微镜法，在显微镜下观察白细胞的形态变化，对鉴别异常形态白细胞有重要价值。现代自动图像分析仪虽然正在发展，但还未能取代显微镜。血液分析仪能提供血细胞数量和其他相关参数，但不能直接提供血细胞形态变化的确切信息，不具备检测血细胞形态的功能；血液分析仪对异常结果做出报警后，仍需要采用显微镜法检查血涂片进行复查，以提供更加确切的细胞形态学检查结果。

（一）正常形态的白细胞

1. 外周血液正常形态白细胞的特征

正常形态白细胞的特征见表2-1。

表2-1 外周血液正常形态白细胞的特征

细胞类型	大小（μm）	外形	细胞核		细胞浆	
			核形	染色质	着色	颗粒
中性杆状核粒细胞	10~15	圆形	弯曲呈腊肠样，两端钝圆	深紫红色，粗糙	淡橘红色	量多，细小，均匀布满胞质，浅紫红色

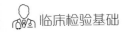
细胞类型	大小(μm)	外形	细胞核		细胞浆	
			核形	染色质	着色	颗粒
中性分叶核粒细胞	10~15	圆形	分为2~5叶，以3叶为多	深紫红色，粗糙	淡橘红色	量多，细小，均匀布满胞质，浅紫红色
嗜酸性粒细胞	11~16	圆形	分为2叶，呈眼镜样	深紫红色，粗糙	淡橘红色	量多粗大，圆而均匀，充满胞质，鲜橘红色
嗜碱性粒细胞	10~12	圆形	核结构不清，分叶不明显	粗而不匀	淡橘红色	量少，大小和分布不均，常覆盖核上，蓝黑色
淋巴细胞	6~15	圆形或椭圆形	圆形或椭圆形，着边	深紫红色块，粗糙	透明淡蓝色	小淋巴细胞一般无颗粒，大淋巴细胞可有少量粗大不均匀的深紫红色颗粒
单核细胞	10~20	圆形或不规则形	不规则形，肾形，马蹄形，或扭曲折叠	淡紫红色，细致疏松，呈网状	淡灰蓝色	量多细小，灰尘样紫红色颗粒，弥散分布于胞质中

2. 中性粒细胞核形界定

凡胞核完全分离或核间以一丝（只有核膜而无染色质）相连者为分叶核粒细胞，或细胞核径最窄处小于最宽处1/3者为分叶核粒细胞，大于1/3者为杆状核粒细胞，若两丝相连者则为杆状核粒细胞。这是中性粒细胞分叶核与杆状核鉴别的基础。当中性粒细胞杆状核与分叶核难以鉴别时，可将其归类于分叶核。

3. 粒细胞胞质内颗粒

中性粒细胞胞质内的颗粒分为嗜天青颗粒（占20%）和特殊颗粒（占80%）。粒细胞胞质内各种颗粒的特点如下：

中性嗜天青颗粒：0.6~0.7μm，染紫色，主要成分属溶酶体，含酸性磷酸酶、髓过氧化物酶。

中性特殊颗粒：0.3~0.4μm，染淡红色，主要成分为碱性磷酸酶、吞噬素（phagocytin）、溶菌酶。

嗜酸性颗粒：0.5~1.0μm，染橘黄色，主要成分属溶酶体，含酸性磷酸酶、髓过氧化物酶和组胺酶等。

嗜碱性颗粒：大小不等，染紫黑色，主要成分为肝素、组胺。

（二）中性粒细胞的异常形态

1. 毒性变化

在严重的化脓性感染、败血症、恶性肿瘤、急性中毒、大面积烧伤等病理情况下，中性粒细胞可出现大小不均、中毒颗粒、空泡形成、杜勒小体、退行性变等形态改变。这些形态变化对观察病情变化和判断预后有一定意义。

（1）大小不均

中性粒细胞的体积大小相差悬殊，不均一性增大。常见于病程较长的化脓性感染，与内毒素等因素作用于骨髓早期中性粒细胞，使其发生顿挫性不规则分裂、增殖有关。

（2）中毒颗粒

在严重感染及大面积烧伤等情况下，中性粒细胞的胞质中出现比正常中性颗粒粗大、大小不等、分布不均的紫黑色或深紫褐色颗粒，这种颗粒称中毒颗粒。可能与特殊颗粒生成过程受阻或颗粒变性，造成 2~3 个嗜天青颗粒融合有关。含有中毒颗粒的细胞在中性粒细胞中所占的比值称为中毒指数。中毒指数越大，感染、中毒的情况越严重。

中毒颗粒极易与嗜碱性粒细胞的颗粒、血涂片染色偏碱的中性颗粒相混淆，应注意鉴别。鉴别要点如下：

①中毒颗粒粗大且染色深；嗜碱性粒细胞胞核分叶较少，颗粒大而不均，染色更深，可分布在胞核上而使胞核分叶不清。

②中毒颗粒数量少，分布稀疏，且散在于正常中性颗粒之间。

③血涂片染色偏碱或染色时间过长，可造成正常的中性粒细胞颗粒染色过深，此时应注意血涂片的整体染色情况，并加以鉴别。

（3）空泡形成

中性粒细胞的胞质或胞核出现一个或数个空泡。空泡（vacuole）是细胞发生脂肪变性或颗粒缺失的结果，常见于严重感染等。

EDTA 抗凝储存血液中的细胞也可出现退行性空泡，此时，除非同时伴有其他毒性变化，否则，不宜将空泡变性归于中性粒细胞的毒性变化。

（4）杜勒小体

杜勒小体是中性粒细胞胞质中蓝色或灰色的包涵体，常单个或成群位于细胞边缘，大小为 1~2μm，甚至可达 5μm，由糖原颗粒和内质网组成，与正常染色区域界限模糊。杜勒小体是胞质局部不成熟，即核质发育不平衡的表现。常见于严重感染，如肺炎、麻疹、败血症和烧伤等，也可见于妊娠、骨髓增生异常综合征等。

（5）退行性变

退行性变是细胞发生胞体肿大、结构模糊、边缘不清晰、核固缩、核肿胀和核溶解（染色质模糊、疏松）等现象，常见于衰老和病变的细胞。

2. 棒状小体

白细胞胞质中出现的紫红色细杆状物质，一个或数个，长约 $1\sim6\mu m$，称为棒状小体（auer body），是初级嗜天青颗粒结晶化的形态。出现数个棒状小体，呈束状排列（柴束状）的白细胞称为 faggot 细胞。棒状小体对鉴别急性白血病的类型有重要价值，主要见于急性粒细胞白血病（多见）和急性单核细胞白血病（少见），而急性淋巴细胞白血病则无。

中性粒细胞的核象变化标志着中性粒细胞从新生细胞至衰老细胞的发育阶段。正常情况下，外周血液中的中性粒细胞以分叶核为主，胞核常分为 $2\sim5$ 叶，杆状核较少，分叶核与杆状核中性粒细胞的比值为 13：10。病理情况下，中性粒细胞的核象可发生核左移或核右移。

（1）核左移

外周血液的中性杆状核粒细胞增多或（和）出现晚幼粒细胞、中幼粒细胞，甚至早幼粒细胞的现象称为核左移。

核左移是机体的一种反应性改变，常见于化脓性感染、急性溶血以及应用细胞因子等，如粒细胞集落刺激因子或粒细胞，巨噬细胞集落刺激因子等，常伴有中毒颗粒、空泡形成、退行性变等毒性变化。核左移多伴有白细胞总数增高，但也可正常甚至减少。

①再生性核左移

核左移伴白细胞总数增高称为再生性核左移，提示骨髓造血功能和释放能力旺盛，机体抵抗力强，多见于急性化脓性感染、急性中毒、急性溶血和急性失血等。

②退行性核左移

核左移伴白细胞总数正常或减少称为退行性核左移，提示骨髓释放功能受到抑制，机体抵抗力差，见于再生障碍性贫血、粒细胞缺乏症、伤寒等。

核左移分为轻、中、重度三级，与感染的严重程度和机体的抵抗力密切相关。核左移的类型及意义如下：

轻度：杆状核粒细胞>5%，镜下见成熟中性粒细胞，临床提示感染轻，抵抗力强。

中度：杆状核粒细胞>10%，镜下见杆状核粒细胞及少量中性晚幼、中幼粒细胞，临床提示感染严重，抵抗力较强。

重度：杆状核粒细胞>25%，杆状核，镜下可见更幼稚的早幼粒细胞，甚至原始粒细胞，临床提示为中性粒细胞型类白血病反应。

（2）核右移

外周血液的中性分叶核粒细胞增多，并且 5 叶核以上的中性粒细胞>3%时称为核右移。严重核右移常伴有白细胞总数减少，提示骨髓造血功能衰退，与缺乏造血物质、DNA 合成障碍和骨髓造血功能减退有关。

核右移常见于巨幼细胞性贫血、内因子缺乏所致的恶性贫血、感染、尿毒症、骨髓增生异常综合征等，应用抗代谢药物治疗肿瘤时也会出现核右移。在炎症恢复期，一过性核右移是正常现象，但在进展期突然出现核右移提示预后不良。

3. 中性粒细胞胞核的异常形态

中性粒细胞胞核的异常形态包括多分叶核中性粒细胞、巨杆状核中性粒细胞和巨多分叶核中性粒细胞、双核粒细胞和环形杆状核粒细胞。镜下特征如下：

（1）巨多分叶核中性粒细胞

胞体增大，胞核分 5~9 叶，甚至 10 叶以上，各叶大小差异很大，核染色质疏松，常见于巨幼细胞性贫血、用抗代谢药物治疗后及恶性血液病等。

（2）巨杆状核中性粒细胞

胞体可大至 30μm，胞核染色质略细致，着色变浅，胞核呈肥大杆状或特长带状，常见于巨幼细胞性贫血和恶性贫血，也可见于骨髓增生异常综合征和白血病。

（3）多分叶核中性粒细胞

胞核分叶超过 5 叶，常见于巨幼细胞性贫血和恶性贫血，也可见于骨髓增生异常综合征和白血病。

（4）双核粒细胞

胞质内出现两个细胞核，常见于骨髓增生异常综合征、粒细胞白血病及巨幼细胞性贫血。

（5）环形杆状核粒细胞

胞核里杆状环形，常见于骨髓增生异常综合征、粒细胞白血病及巨幼细胞性贫血。

4. 与遗传因素相关的中性粒细胞畸形

与遗传因素相关的中性粒细胞畸形有 Chediak-Higashi 畸形（Chediak-Higashi anomaly）、Alder-Reilly 畸形（Alder-Reilly anomaly）、May-Hegglin 畸形（May-Hegglin anomaly）、PeIger-Huet 畸形（Pelgei-Hiiet anomaly）。其形态特点和临床意义如下：

（1）Chediak-Higashi 畸形

常染色体隐性遗传，可影响粒细胞功能，易出现严重感染，镜下见胞质中含几个乃至数十个直径为 2~5μm 的包涵体，呈异常巨大的紫蓝色或淡灰色块状。也可见于其他粒细胞、单核细胞、淋巴细胞、黑素细胞、肾小管细胞。

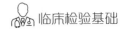

（2）Alder-Reilly 畸形

常染色体隐性遗传，但不影响粒细胞功能，常伴有骨或软骨畸形疾病。镜下见胞质中含巨大深染嗜天青颗粒（呈深红或紫色包涵体），但不伴有白细胞增多及核左移、空泡等，有时似 Dohlc 小体，也可见于其他粒细胞、单核细胞、淋巴细胞。

（3）May-Hegglin 畸形

常染色体显性遗传，良性畸形，镜下见粒细胞终生含有无定形的淡蓝色包涵体，与严重感染、中毒时的杜勒小体相似，但大而圆，也可见于其他粒细胞、单核细胞。

（4）Pelgci-Hüet 畸形

常染色体显性遗传，又称家族性粒细胞异常，继发于严重感染的核分叶能力减退称假性 Pelger-Hüet 畸形，正常<4%。获得性异常常见于骨髓增生异常综合征、急性髓细胞白血病，偶见于原发性骨髓纤维化、慢性粒细胞白血病胞核分叶能力减退，常呈杆状、肾形、眼镜形、哑铃形或少分叶（两大叶），但染色质致密、深染，聚集成小块或条索状，其间有空白间隙。

5. 中性粒细胞异常形态新的分类

中性粒细胞异常形态新的分类与评价如下：

（1）细胞核异常

中性粒细胞杆状核形成和核左移、中性粒细胞分叶核计数和核右移、中性粒细胞鼓槌小体和核突起、其他异常（核分叶过多、棱分叶减少、环状核、葡萄簇状核）。

（2）细胞质异常

颗粒减少、颗粒增加、颗粒异常（Chediak-higashi、AJdcr-Reilly、May-Hegglin 和棒状小体）、空泡形成、D6hlc 小体和类似包涵体、外源性中性粒细胞包涵体（微生物、冷球蛋白、疟色素）。

（3）细胞形态异常

巨多分叶核中性粒细胞、中性粒细胞渐进性坏死（凋亡）、中性粒细胞聚集、中性粒细胞碎片。

（三）淋巴细胞的异常形态

1. 异型淋巴细胞

在病毒（如腺病毒、人类疱疹病毒等）、原虫（如弓形虫）感染，药物反应、结缔组织疾病、应激状态或过敏原等因素刺激下，淋巴细胞增生并发生形态上的变化，表现为胞体增大、胞质增多、嗜碱性增强、细胞核母细胞化，称为异型淋巴细胞（atypical lymphocyte）或反应性淋巴细胞（reactive lymphocyte）。外周血液异型淋巴细胞主要是 T 细胞（83%~96%），少数为 B 细胞（4%~7%）。

异型淋巴细胞按形态特征可分为三型，Ⅰ型（空泡型），又称泡沫型或浆细胞型；Ⅱ型（不规则型），又称单核细胞型；Ⅲ型（幼稚型），又称未成熟细胞型或幼淋巴细胞型。异型淋巴细胞的形态特点如下：

Ⅰ型（空泡型）：①胞体较正常，淋巴细胞稍大，多为圆形。②胞核呈圆形、椭圆形、肾形或不规则形，染色质呈粗网状或不规则聚集，呈粗糙块状。③胞质较丰富，深蓝色，无颗粒，含有大小不等的空泡或呈泡沫状。

Ⅱ型（不规则型）：①胞体较Ⅰ型细胞明显增大，外形不规则，似单核细胞。②胞核圆形或不规则，染色质较Ⅰ型细胞细致。③胞质丰富，呈淡蓝色或蓝色，有透明感，着色不均匀，边缘处蓝色较深，呈裙边样，可有少许嗜天青颗粒，一般无空泡。

Ⅲ型（幼稚型）：①胞体较大。②胞核大，呈圆形或椭圆形，染色质呈细致网状，可有 1~2 个核仁。③胞质较少，呈深蓝色，多无颗粒，偶有小空泡。

健康人群外周血液偶见异型淋巴细胞。异型淋巴细胞增多主要见于传染性单核细胞增多症、病毒性肝炎、流行性出血热、湿疹等病毒性疾病和过敏性疾病。另外，EBV、巨细胞病毒、HIV、β-链球菌、梅毒螺旋体、弓形虫等感染和接种疫苗，也可引起外周血液异型淋巴细胞增多。

2. 卫星核淋巴细胞

淋巴细胞主核旁有一个游离的卫星小核，被称为卫星核（satellite nucleus）淋巴细胞。因染色体损伤，丧失着丝点的染色单体或其片段在有丝分裂末期，未进入子代细胞遗传物质体系内而形成。常见于接受较大剂量电离辐射、核辐射之后，或其他理化因素、抗癌药物等造成的细胞损伤。常作为致畸、致突变的客观指标之一。

（四）浆细胞

健康人群外周血涂片一般不会出现浆细胞（plasma cell），但在某些病理情况下，外周血液中可见浆细胞。Mott 细胞，即胞质中充满 Russel 小体的浆细胞，Russel 小体是一些球蛋白的聚集物，常呈球形，排列紧密，形如桑椹，故也称之为桑椹细胞。若在血涂片制备过程中将细胞推散，Russel 小体散布于胞质中，又称之为葡萄状浆细胞。多发性骨髓瘤患者外周血液中可见少量的异常浆细胞（骨髓瘤细胞），典型的骨髓瘤细胞比浆细胞大，外形不规则，胞核大，染色质细致，核仁明显，胞质多呈蓝色。浆细胞白血病（plasma cell leukemia, PCL）患者外周血液可出现异常浆细胞。

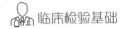

第三节 血小板检查

一、血小板计数

血小板（platelet，PLT）是由骨髓造血组织中的巨核细胞产生，具有维持血管内皮完整性以及黏附、聚集、释放、促凝和血块收缩等功能。血小板计数（platelet count）是测定单位容积的血液中血小板的数量，是止血、凝血检查最常用的筛检试验之一。

（一）检测原理

血小板计数的方法及原理如下：

血液分析仪法：主要检测原理包括电阻抗法和（或）光（或荧光）散射法。

流式细胞仪法：用免疫法荧光素标记特异的血小板单克隆抗体，用流式细胞仪计数血小板。

相差显微镜直接计数法：相差显微镜下，血小板立体感增强，有助于识别血小板。

普通显微镜直接计数法：按不同的稀释液，可分为破坏和不破坏红细胞的 PLT 计数。

（二）方法学评价

血小板计数的方法学评价如下：

1. 血液分析仪法

①测定速度快，重复性好，准确性高，能同时提供多项指标，是目前常规筛检 PLT 的主要方法。②不能完全排除非血小板有形成分（如红细胞、白细胞碎片或杂物）以及血小板聚集的干扰，故当 PLT 明显异常时，仍需要显微镜复查 PLT 和（或）复查血涂片。

2. 流式细胞仪法

是目前 ICSH 推荐的参考方法。

3. 相差显微镜直接计数法

易于识别血小板，还可照相后核对计数结果，作为手工法的参考方法。

4. 普通显微镜直接计数法

根据 PLT 稀释液是否破坏红细胞可分为破坏和不破坏红细胞两种计数法。①草酸铵稀释液：破坏红细胞能力强，血小板形态清晰易辨，为首选稀释液。②复方尿素稀释液：使血小板肿胀后易辨认，但尿素易分解，不能完全破坏红细胞。③高铁氰化钾稀释液：不能完全破坏红细胞。

（三）质量保证

避免血小板被激活、破坏，避免杂物污染是血小板计数的关键。血小板计数不同检测阶段的质量保证如下：

1. **标本采集**

（1）采血是否顺利（采血时血流不畅可导致血小板破坏，使 PLT 假性减低）。

（2）选用的抗凝剂是否合适（肝素抗凝血不能用于计数 PLT；EDTA 钾盐抗凝血标本取血后 1h 内结果不稳定，可引起血小板聚集，1h 后趋于平稳）。

（3）储存温度及时间是否适当（血标本应保存于室温，低温可激活血小板，储存时间过久可导致 PLT 偏低）。

2. **检测**

（1）手工法应定期检查稀释液质量，先做稀释液空白计数，以确认稀释液是否存在细菌污染或其他杂质。

（2）仪器法必须先达到质控合格。

3. **校准**

（1）用同一份标本制备血涂片染色后，用显微镜检查 PLT（正常可见 8~15 个/油镜视野），无大量血小板凝集和大型血小板等，同时注意有无异常增多的红细胞及白细胞碎片等，否则，易干扰 PLT 的准确性。

（2）用参考方法校对。

（3）同一份标本两次计数，误差<10%，取两次均值报告，若误差>10%，须做第三次计数，取两次相近结果的均值报告。

（四）参考区间

（100~300）×10^9/L。

（五）临床意义

血小板数量随着时间和生理状态的不同而变化，午后略高于早晨；春季低于冬季；平原居民低于高原居民；月经前减低，月经后增高；妊娠中晚期增高，分娩后减低；运动、饱餐后增高，休息后恢复；静脉血的血小板计数比毛细血管血高。

另外，某些药物也可引起血小板变化。①引起血小板增多的药物有口服避孕药、雌激素、肾上腺素、头孢菌素类、干扰素、类固醇、普萘洛尔、免疫球蛋白、重组人红细胞生成素等。②引起血小板减少的药物有对乙酰氨基酚、阿司匹林、化疗药物、氯霉素、H2受体阻断剂、盐酸氯喹、奎尼丁、苯妥英、利福平、磺胺、氯霉素、硝酸甘油、三环类抗抑郁药等。

血小板减少是引起出血的常见原因。当血小板计数为（20~50）×10^9/L 时，可有轻度出血或手术后出血；低于 $20×10^9$/L，可有较严重的出血；低于 $5×10^9$/L 时，可导致严重出血。血小板超过 $400×10^9$/L 为血小板增多。病理性血小板减少和增多的原因及临床意义如下：

1. 血小板减少

（1）生成障碍：急性白血病、再生障碍性贫血、骨髓肿瘤、放射性损伤、巨幼细胞性贫血等。

（2）破坏过多：特发性血小板减少性紫癜、脾功能亢进、系统性红斑狼疮等。

（3）消耗过多：DIC、血栓性血小板减少性紫癜等。

（4）分布异常：脾大、血液被稀释等。

（5）先天性：新生儿血小板减少症、巨大血小板综合征等。

2. 血小板增多

（1）原发性：慢粒、原发性血小板增多症、真性红细胞增多症等。

（2）反应性：急性化脓性感染、大出血、急性溶血、肿瘤等。

（3）其他：外科手术后、脾切除等。

二、血小板形态检查

在计数血小板数量的同时，采用显微镜观察血涂片染色后的血小板形态、聚集性和分布情况，对判断、分析血小板相关疾病具有重要意义。

（一）正常血小板的形态

正常血小板（normal platelet）呈两面微凸的圆盘状，直径约 1.5~3μm，新生血小板体积大，成熟者体积小。在血涂片上血小板往往散在或成簇分布，其形态多数为圆形、椭圆形或略欠规则形；胞质呈淡蓝或淡红色，有细小、分布均匀而相聚或分散于胞质中的紫红色颗粒。

（二）异常血小板的形态

（1）大小异常血小板可出现明显的大小不均变化。在生理情况下，血小板大小所占的比例不一致，巨型为 0.7%~2.0%，大型为 8%~16%，中型为 44%~49%，小型为 33%~44%。大血小板多为年轻血小板，在血液分析仪荧光染色检测参数中为网织血小板（计数），血小板内含大量 RNA。年轻血小板由骨髓新近释放，可显示于新亚甲蓝染色的血涂片中。

①大血小板（giant platelet）：直径为 4~7μm，巨型血小板直径>7μm，常为 7~20μm，也可>20μm，胞质中嗜天青颗粒细小或融合为大颗粒，主要见于特发性血小板减少性紫癜（idiopathic thrombocytopenic purpura，ITP）、粒细胞白血病、血小板无力症、巨大血小板综合征、骨髓增生异常综合征和脾切除后等。病理情况下，年轻血小板数量会有所增加，见于血小板破坏增加的血小板减少症、骨髓移植后、血栓性血小板减少性紫癜治疗后等。

②小血小板（small platelet）：直径<1.5μm，主要见于缺铁性贫血、再生障碍性贫血、特发性血小板减少性紫癜等。

（2）形态异常 血小板可以出现杆状、逗点状、蝌蚪状、蛇形和丝状突起等异常形态，健康人群偶见（少于 2%）。影响血小板形状改变的因素很多，各种形态异常又无特异性。因此，不规则和畸形的血小板比值超过 10%时才有临床意义。

（3）聚集性和分布异常 血小板聚集、分布状态可间接反映其功能。聚集功能正常的血小板在非抗凝血的外周血涂片中常可见 3~5 个聚集成簇或成团，聚集与散在的血小板之比为 20：1。在 EDTA 抗凝血的血涂片中，可见血小板不聚集而呈散在分布状态或出现诱发的血小板聚集现象。

①血小板卫星现象（platelet satellitism）：血小板黏附、围绕于中性粒细胞周围（或偶尔黏附于单核细胞）的现象，有时可见血小板吞噬现象（platelet phagocytosis）。此时，血小板和中性粒细胞形态和功能均正常。血小板卫星现象偶见于 EDTA 抗凝血，因 EDTA 和免疫球蛋白相互作用、非特异性结合血小板之故，被抗体包被的血小板与中性粒细胞结合。血小板卫星现象是血液分析仪血小板计数假性减少的原因之一。

②血小板片状聚集：特发性血小板增多症（essential thrombocythemia，ET）和血小板增多的慢性粒细胞白血病，血小板可呈大片聚集。

③血小板减少：再生障碍性贫血和特发性血小板减少性紫癜时血小板数量少，血小板聚集成团的情况明显减少。

④血小板功能异常：血小板无力症时血小板无聚集功能，且散在分布，不出现聚集成团的现象。

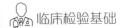

第四节　血栓与止血的一般检查

血液凝固（简称凝血）是由凝血因子按一定顺序相继激活而生成凝血酶，最终使纤维蛋白原变为纤维蛋白的过程。在生理情况下，人体的凝血、抗凝血与纤维蛋白溶解（纤溶）系统相互作用、相互制约，并受神经、体液的调节，使血液既不溢出血管壁而出血，也不在血管内发生凝固而导致血栓。但在病理情况下，凝血功能亢进、抗凝血或纤溶功能降低，可引起血栓前状态或血栓形成；反之，则可导致低凝状态或出血。

一、血栓与止血常用筛检试验

（一）出血时间

在特定条件下，皮肤小血管被刺破后，血液自行流出到自然停止的时间称为出血时间（bleeding time，BT）。BT 异常与血小板数量和功能、血管壁完整性、某些凝血因子缺乏等有关。

1. 检测原理

（1）出血时间测定器法

出血时间测定器法（template bleeding time，TBT）采用血压计袖带缚于上臂并加压，成人维持在 5.3kPa（40mmHg）、儿童维持在 2.6kPa（20mmHg），在肘窝下二横指处消毒皮肤，并轻轻绷紧皮肤，将出血时间测定器贴于消毒皮肤表面，按动按钮，使刀片由测定器内弹出并刺入皮肤，见切口出血即启动秒表计时，每隔 30 秒，用干净的滤纸吸取流出的血液，直至出血自然停止，按停秒表计时。

（2）Ivy 法

先在上臂用血压计袖带施加压力后，再在前臂规定的范围内用刺血刀做皮肤切口，观察血液从切口流出到自然停止的时间。

2. 方法学评价

BT 测定属于体内试验，操作较为复杂，即使是 TBT 也难以获得真正的"标准切口"，所以其应用受到一定限制。因此，BT 目前不作为常用筛检试验。BT 测定方法有 Duke 法、Ivy 法和 TBT 法，其方法学评价如下：

TBT 法：使用标准的出血时间测定器，能够使皮肤切口的深度、长度相对恒定，重复性好和灵敏度高，是目前推荐的方法。

Ivy法：传统方法，虽然在上臂施加了固定的压力，但因直接使用刺血刀做皮肤切口，切口深度和长度仍未能达到标准化，灵敏度较差，已趋向淘汰。

Duke法：传统方法，操作简单，但穿刺深度、长度难以标准化，灵敏度差，已淘汰。

3. 质量保证

（1）减少药物的影响

检测前1周内不能服用抗血小板药物（如阿司匹林等），以免影响结果。

（2）选择合适的测定器

不同年龄应该选择不同类型的出血时间测定器。①新生儿型：切口为0.5mm×2.5mm。②儿童型：切口为1.0mm×3.5mm。③成人型：切口为1.0mm×5.0mm。

（3）注意温度的影响

应在25℃左右的室内进行，以保证穿刺部位温度恒定。

（4）选择正确的穿刺部位

穿刺时应避开浅表静脉、疤痕、水肿和溃疡等处皮肤。

（5）避免接触和挤压伤口

血液应自行流出，采用滤纸吸去流出的血液时，应避免滤纸与伤口接触，更不能挤压伤口。

4. 参考区间

TBT：（6.9±2.1）min。

5. 临床意义

（1）BT延长

主要涉及血小板和血管壁的一期止血缺陷。①血小板数量异常，如血小板减少症、原发性血小板增多症。②血小板功能缺陷，如血小板无力症、巨大血小板综合征。③某些凝血因子缺乏，如血管性血友病（VWD）、低（无）纤维蛋白原血症和DIC。

（2）BT缩短

某些严重的血栓性疾病。

（二）血小板计数

血小板是常用的血液一般检验项目之一，也是重要的血栓与止血筛检试验之一。

（三）凝血酶原时间

凝血酶原时间（prothrombin time，PT）是在体外模拟体内外源性凝血的全部条件，测

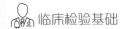

定血浆凝固所需的时间。PT 是常用的外源性凝血途径和共同凝血途径的筛检指标之一。

1. 检测原理

手工法和血液凝固仪法均采用 Quick 一步凝固法。37℃条件下，在待检血浆中加入足量的组织凝血活酶（含组织因子、磷脂）和适量的钙离子，通过激活因子 W 而启动外源性凝血途径，使乏血小板血浆凝固。从加钙离子到血浆开始凝固所需的时间即为凝血酶原时间。

目前，PT 测定已普遍使用血液凝固仪，它是通过仪器连续记录血浆凝固过程中的一系列变化（如光、电、机械运动等），并将这些变化信号转变成数据，用计算机收集、处理数据后得出检测结果。血液凝固仪对 PT 测定的三种方法与检测原理如下：

（1）光学法

在血浆凝固过程中，纤维蛋白原逐渐转变成纤维蛋白，血浆浊度发生变化，当一束光通过反应杯时，其透射光（透射比浊法）或散射光（散射比浊法）的强度也会随之发生改变，可根据光强度的变化来判断血浆凝固终点。

（2）电流法

又称钩方法。纤维蛋白具有导电性，将电极插入标本中，利用两电极之间电流的通断来判断纤维蛋白是否形成，以此确定血浆凝固终点。

（3）磁珠法

又称黏度法。血浆凝固时血浆黏度增高，使正在磁场中境动的小磁珠运动强度减弱，由此判断血浆凝固终点。

2. 方法学评价

PT 测定的方法学评价如下：

（1）手工法（试管法）

重复性差，耗时，但操作简单，无须特殊仪器，准确性好，为仪器校准的参考方法。

（2）仪器法

操作简便、快速，结果重复性好，目前常采用光学法和磁珠法。磁珠法的检测结果不受黄疸、乳糜、溶血标本的干扰，但反应杯中需要加入磁珠，成本高。

3. 质量保证

血液标本采集和处理、仪器和试剂、检测温度等各种因素都会对 PT 的检测结果产生影响。因此，全面质量控制对保证 PT 检测结果的准确性十分重要。

（1）标本采集

①患者准备：停用影响止凝血功能的药物至少 1 周。

②容器：真空采血管、硅化玻璃管或塑料管。

③抗凝剂：ICSH 推荐的抗凝剂为 10^9 mmol/L 枸橼酸钠，其与血液的容积比为 1：9。

④采血：止血带使用时间不超过 60s，采血要顺利，加血液至抗凝管后，应立即轻轻地颠倒混匀 5~8 次，避免标本溶血和凝固。

⑤运送标本：及时送检，因为血液离体后，凝血因子逐渐消耗，随着标本存放时间延长，其消耗加快。

⑥不合格标本：创伤性或留置导管的血液标本、溶血或凝块形成的标本、输液时同侧采集的标本均不宜做 PT 等止凝血试验。

⑦离心标本：按规定离心力与离心时间要求，及时分离标本，获得乏血小板血浆。

（2）检测

①测定

手工法的试剂、标本温浴时间应控制在 3~10min 内，测定温度应控制在（37±1）℃，准确判断血浆凝固终点（纤维蛋白形成）是 PT 测定结果准确性的关键。仪器法测定必须按规范操作要求进行，不能随意改变测定条件。

②组织凝血活酶（thromboplastin）的质量

PT 的灵敏度依赖于组织凝血活酶的质量。组织凝血活酶来自组织提取物（内含丰富的凝血活酶、组织因子和磷脂），现在也用纯化的重组组织因子（recombinant—tissue factor，r-TF）加磷脂做试剂，而 r-TF 比动物性凝血活酶对 FⅡ、FⅦ、FX 的灵敏度更高。由于组织凝血活酶的来源和制备方法不同，PT 测定结果差异较大，可比性较差，特别影响对口服抗凝剂治疗效果的监测，因此，必须使用标有国际敏感指数（international sensitivity index，ISI）的 PT 试剂。

③正常对照值：WHO 等机构要求，每次（每批）PT 测定的正常对照值，必须采用至少来自 20 名以上男女各半的健康人混合血浆所测定的结果。目前，商品化参考血浆常用 100 名健康男女各半的混合血浆作为正常对照用的标准血浆。

（3）室内质量控制（internal quality control，IQC）

在操作规范、仪器运行稳定和使用标准试剂的条件 F，对 PT 质控物（正常值与高值两种质控物）进行 20 次以上测定，计算其测定结果的均值（x），与标准差（s），绘制 Levey-Jennings 质控图，采用"Westgard 多规则质控方法"判断质控状态；每次测定应将标本和质控物同时测定，以反映测定结果的准确性。另外，参加室间质量评价（EQA）的结果，可作为评价实验室检测质量的客观证据。

（4）检测结果的报告与审核

①PT 报告方式

PT（s）、INR、凝血酶原比率（PTR）、凝血酶原活动度（PTA）。

PT（s）：必需的报告方式，因试剂不同，其结果差异大，但要同时报告正常对照值。

INR：当口服抗凝剂患者治疗监测时，必须使用的报告方式。

PTR：PTR＝被检血浆 PT／正常对照血浆 PT，现已少用。

PTA：为被检血浆相当于正常对照血浆凝固活性的百分率，可用于评估肝受损程度。

②PT 结果审核与复查

应该结合标本质量和临床诊断等对结果做出综合判断后，才能发出正确的检验报告。重视异常结果的复查，必要时重新采集标本进行复查，并加强与临床沟通，及时掌握反馈信息。

4. 参考区间

每个实验室必须建立相应的参考区间。①PT：成人为 11～13s，超过正常对照值 3s 为异常。②INR：因 ISI 不同而异。③PTR：成人为 0.85～1.15；④PTA：70%～130%。

5. 临床意义

（1）PT 延长

①先天性 Fn、FV、FⅦ、FX 缺乏症和低（无）纤维蛋白原血症。②获得性凝血因子缺乏，如严重肝病、维生素 K 缺乏症（影响 FⅡ、FⅥ、FK、FX 合成）、原发纤溶亢进症、DIC 等。③血循环中存在抗凝物质，如口服抗凝剂等。

（2）PT 缩短

①先天性 FV 增多症。②高凝状态和血栓性疾病。③药物影响，如长期服用避孕药等。

二、血栓与止血常用筛检试验的临床应用

（一）止血缺陷筛检

1. 一期止血缺陷筛检试验的临床应用

一期止血缺陷是指血管壁和血小板缺陷所致的出血性疾病，常用筛检试验有 BT 和 PLT，其临床应用如下：

（1）BT 延长、PLT 减少：血小板数量减少所致的特发性或继发性血小板减少性紫癜。

（2）BT 延长、PLT 增多：血小板数量增多所引起的原发性或反应性血小板增多症。

（3）BT 延长、PLT 正常：血小板功能异常或某些凝血因子缺陷所引起的出血性疾病。血小板无力症、致密颗粒缺陷症、α 颗粒缺陷症和血小板第 3 因子缺陷症等，血管性血友病、低（无）纤维蛋白原血症和异常纤维蛋白原血症等。

（4）BT 正常、PLT 正常：由于单纯血管壁通透性和（或）脆性增加所致的血管性紫

癥，如过敏性紫癜、单纯性紫癜、异常蛋白血症所致的血管性紫癜等。

2. 二期止血缺陷筛检试验的临床应用

二期止血缺陷是指凝血因子缺陷或存在病理性抗凝物质所致的出血性疾病，常用筛检指标有 PT、APTT，其临床应用如下：

（1）APTT 延长、PT 正常：内源性凝血途径缺陷，如血病甲、乙，FⅪ缺陷症；血循环中有狼疮样抗凝物、抗 FⅦ或抗 FⅨ抗体存在；DIC 时 FⅧ、FⅨ、FⅪ降低，肝脏疾病时 FⅨ，FⅪ减少，口服抗凝剂时 FK 降低等。

（2）APTT 正常、PT 延长：外源性凝血途径缺陷，如遗传性和获得性 FW 缺陷症，获得性常见于肝脏疾病、DIC、血循环中有抗 FⅦ抗体和 L1 服抗凝剂等。

（3）APTT 延长、PT 延长：由于共同途径凝血缺陷，如遗传性和获得性 FⅩ、FⅤ、FⅡ和 FⅠ缺乏症，获得性因素主要见于肝脏疾病和 DIC 等。

（4）APTT 正常、PT 正常：遗传性或获得性 FXIII 缺乏症，获得性见于严重肝脏疾病、恶性淋巴瘤、白血病、抗 FXIII 抗体、自身免疫性溶血性贫血和恶性贫血等。

另外，APTT、PT 均延长时，可进一步选用 Fg 作为筛检指标，若 Fg 浓度降低，则多见于继发性纤维蛋白原减少，少见于原发性纤维蛋白原减少或结构异常。

3. 纤溶亢进性出血筛检试验的临床应用

纤溶亢进性出血是指纤维蛋白（原）等被纤溶酶降解所引起的出血，常用筛检指标有 FDP、D-D，其临床应用如下：

（1）FDP 正常、D-D 正常：无纤溶亢进，即出血症状可能与纤溶无关。
（2）FDP 阳性、D-D 正常：多为 FDP 假阳性，或原发性纤溶症。
（3）FDP 正常、D-D 阳性：多为 FDP 假阴性，或继发性纤溶症。
（4）FDP 阳性、D-D 阳性：多为继发性纤溶症，如 DIC、溶栓治疗后。

另外，也可选用 TT 作为筛检指标，纤维蛋白原降低、FDP 阳性或 FDP 浓度增高，TT 延长，但要排除存在肝素或类肝素抗凝物质的可能。

（二）手术前止凝血功能筛检

手术前止凝血功能筛检主要是根据患者的病史（出血史和家族史）、体格检查和实验室检查三个方面的资料进行综合判断的。其中，实验室检查一般要联合应用 APTT、PT 和 PLT。如临床有出血史时，应另加出血时间测定器法进行 BT 检测。

（三）DIC 实验诊断

DIC 是在许多疾病的基础上，凝血及纤溶系统被激活，导致全身微血栓形成，凝血因子大量被消耗并继发纤溶亢进，引起全身性出血及微循环衰竭的临床综合征。DIC 的实验诊断既是诊断 DIC 的重要组成部分，又是治疗 DIC 的重要参考依据。DIC 常用筛检指标有 PLT、Fg、FDP 和 PT，同时具有其中三项以上异常即可实验诊断 DIC。DIC 的筛检试验及其诊断标准如下：

（1）PLT：$<100 \times 10^9/L$（肝病、白血病 PLT$<50 \times 10^9/L$）或进行性下降。

（2）Fg：$<1.5g/L$（肝病 Fg$<1.0g/L$、白血病 Fg$<1.8g/L$ 高凝期 Fg$>4.0g/L$）或进行性下降。

（3）FDP 或 D-D：FDP$>20mg/L$（肝病、白血病 FDP$>60mg/L$）或 D-D 浓度增高（阳性）。

（4）PT 或 APTT：PT 缩短或延长 3s 以上（肝病、白血病 PT 延长 5s 以上），或 APTT 延长 10s 以上。

DIC 实验诊断中必须采用筛检试验进行动态观察，当 PLT 和 Fg 进行性降低，而 FDP 或 D-D 浓度进行性增高时，则更有诊断意义。

（四）监测抗凝与溶栓治疗

1. 抗凝治疗监测

常用的监测指标为 INR、APTT。INR 是口服抗凝剂（如华法林）治疗监测的首选指标。口服抗凝剂抗凝治疗的 INR 监测结果及其治疗评价如下：

（1）INR>4.5：如果 Fg 和 PLT 仍正常，则提示抗凝过度，应减少或停止用药。

（2）INR<4.5：同时伴有 Fg 和（或）PLT 减低时，则见于 DIC 或肝脏疾病等，应减少或停止口服抗凝剂。

（3）INR 为 $1.5 \sim 2.5$：预防深静脉血栓形成，口服抗凝剂达到有效剂量的结果。

（4）INR 为 $2.0 \sim 3.0$：治疗静脉血栓形成、肺栓塞、心脏瓣膜病，口服抗凝剂达到有效剂量的结果。

（5）INR 为 $3.0 \sim 4.5$：治疗动脉血栓栓塞、心脏机械瓣膜置换、复发性系统性栓塞症，口服抗凝剂达到有效剂量的结果。

APTT 是监测普通肝素治疗较灵敏的指标，通常以 APTT 维持在其基础值的 $1.5 \sim 2.5$ 倍为宜，不宜超过 2.5 倍。

2. 溶栓治疗监测

常用的监测指标为 Fg、TT。使用链激酶、尿激酶等溶栓治疗，一般认为 Fg 维持在 $1.2 \sim 1.5g/L$ 为宜，若低于 $1.0g/L$，则有出血的可能；TT 维持在其基础值的 $1.5 \sim 2.5$ 倍，则可达到较好的治疗效果。

第五节　血型鉴定和交叉配血

血型（blood groups）是血液各种成分抗原的遗传性状，是血液的主要特征之一。血型系统（blood group system）是指由单个基因座或多个紧密连锁的基因座上的等位基因所产生的一组抗原。根据血液各种抗原成分不同，血型系统可分为红细胞血型系统、白细胞抗原系统、血小板血型系统及血清型系统。①红细胞血型系统，红细胞表面抗原有 400 多种，分为 30 个血型系统（如 ABO、Rh、MNS、P 等）、4 个血型集合和高频及低频抗原组，其中 ABO 和 Rh 血型系统与临床输血密切相关。②白细胞抗原系统：包括红细胞血型抗原、白细胞本身所特有的血型抗原和人类白细胞抗原（human leukocyte antigen，HLA）。③血小板血型系统：包括血小板相关抗原（如红细胞血型抗原和 HLA）和血小板特异性抗原。

血型鉴定和交叉配血是保证输血安全的主要措施，对器官移植、骨髓移植、溶血性疾病诊断等也具有重要意义。

一、ABO 血型系统

红细胞 ABO 血型系统主要有 A 型、B 型、AB 型及 O 型四种基本血型，即红细胞表面携带 A 型抗原、B 型抗原、A 和 B 型抗原及不携带 A 或 B 抗原。

（一）ABO 血型系统抗原

1. 抗原存在部位

ABO 血型系统主要有 A、B 和 H 三种抗原（ABH 或 HAB 抗原），在人体中普遍存在，不仅存在于红细胞、淋巴细胞、血小板、上皮细胞等细胞膜上（完全抗原），而且还存在于除脑脊液以外的各种体液或分泌液中（半抗原）。以可溶性抗原的形式存在于某些分泌型基因个体的体液或分泌液中的 ABH 抗原，称为血型物质。血型物质以唾液中含量最丰富，其次是血清、尿液、精液、胃液、羊水、汗液、泪液、胆汁、乳汁和腹水等。凡体液或分泌液中含有血型物质者称为分泌型个体，不含血型物质者为非分泌型个体。汉族人分泌型占 80%，非分泌型占 20%。

血型物质也具有与相应抗体发生反应的性质，主要作用有：①辅助确定 ABO 血型，特别是对 ABO 抗原表达较弱者的血型鉴定或 ABO 亚型的鉴定。②检测羊水中的血型物质，预测胎儿血型。③血型物质可中和 ABO 血型系统中的天然抗体，不中和免疫性抗体，有助于鉴别抗体性质。

2. 抗原结构

ABO 血型系统抗原的基本物质是多聚糖类血型前体Ⅱ型链，几乎所有红细胞膜上都表达 H 抗原（亦称 H 物质），其结构为 RBC—血型前体Ⅱ型链—L—岩藻糖（H），故 H 抗原是形成 A、B 抗原的结构基础。在 H 抗原的基础上，A 型抗原的结构为 RBC—血型前体Ⅱ型链—L—岩藻糖—N—乙酰基半乳糖胺（A）；B 型抗原的结构为 RBC—血型前体Ⅱ型链—L—岩藻糖—D—半乳糖（B）。分泌型 ABH 抗原与红细胞膜上 ABH 抗原结构有一定的区别，分泌型 ABH 抗原结构的基本物质是血型前体Ⅰ型链，抗原的其他部分与红细胞膜上相应抗原的组成及结构相同。

3. 抗原基因

与 ABO 血型系统抗原合成有关的主要基因有 H（FUT1）、ABO 和分泌 Se（FUT2）基因。

（1）H 基因

位于第 19 号染色体上，H 基因频率是 99.99%。编码产生岩藻糖基转移酶，该酶将岩藻糖连接到血型前体Ⅱ型链末端的半乳糖上，形成 H 抗原。不同的 ABO 血型，其红细胞膜上 H 抗原表达强度也不同，红细胞膜上 H 抗原表达强度依次为：$O>A_2>A_2B>B>A_1>A_1B$。H 抗原性很弱，血清中一般无抗 H。

（2）ABO 基因

位于第 9 号染色体上，ABO 表型受 A、B、O 三个等位基因控制，A 和 B 基因为显性基因，O 基因为隐性基因。①A 基因：编码产生 N-乙酰基半乳糖胺糖基转移酶，该酶将 N-乙酰半乳糖胺（GalNAC）连接到 H 物质末端的半乳糖上，形成 A 抗原。②B 基因：编码产生半乳糖糖基转移酶，该酶将 D-半乳糖（D. galactOSe，Gal）连接到 H 物质末端的半乳糖上，形成 B 抗原。A 基因产生的糖基转移酶比 B 基因多，因此，A 型红细胞上 A 抗原位点多于 B 型红细胞上-B 抗原位点。③O 基因：编码的糖基转移酶无活性，不能修饰 H 抗原。

（3）分泌 Se 基因

Se 基因位于第 19 号染色体上，编码产生岩藻糖基转移酶，该酶将岩藻糖连接到体液或分泌液中血型前体 1 型链末端的半乳糖上，形成分泌型 H 物质，分泌型 H 物质又可转化为 A 或 B 血型物质。

ABO 血型系统有 4 种表现型（A、B、AB、O）和 6 种基因型（AB、AO、BB、BO、AB、OO）。由于 ABO 基因表达抗原的遗传特性，故以父母的血型可以推测子代的血型，有助于亲子鉴定。

4. 抗原表达

37d 的胎儿就可以产生 A、B 及 H 抗原，5~6 周胎儿的红细胞已可测出抗原的存在，出生时红细胞所带的抗原数量大约为成人的 25%~50%，以后随年龄的增长而不断增加，到 20 岁左右达高峰，进入老年期逐渐减低，大多数个体每个红细胞有 200 万个以上抗原，ABO 血型抗原的抗原性终身不变。

（二）ABO 血型系统抗体

1. 抗体产生

婴儿出生时，通常无血型抗体，出生 3~6 个月后才能查出抗体，5~10 岁时抗体达到高峰，以后逐渐下降，65 岁以上者抗体水平较低。由于环境中 A 型物质较多，故 B 型人中抗 A 的效价高于 A 型人中抗 B 的效价。

2. 抗体特性

ABO 血型系统抗体为免疫球蛋白，按其产生原因可分为天然抗体和免疫性抗体。①天然抗体：可能与环境中广泛存在的菌类、花粉、尘埃等有关，这些物质与某些血型抗原有共同成分，通过隐性刺激产生血型抗体，以 IgM 为主，为完全抗体。②免疫性抗体：主要因母婴血型不合的妊娠及血型不合的输血后产生，以 IgG 为主，为不完全抗体。

A 型或 B 型人的抗 B 或抗 A 以 IgM 为主，也有少量 IgG、IgA；O 型人血清中含有抗 A、抗 B 及抗 AB 抗体，其中抗 AB 抗体以 IgG 为主。所以，O 型血的母亲当母子血型不合时易发生新生儿溶血病。

（三）ABO 血型系统亚型

亚型是指虽属同一血型抗原，但抗原结构、性能或抗原表位数有一定差异的血型。A、B 血型均有亚型，常见的 A 亚型有 A_1、A_2、A_3、A_x 和 A_m 等，其中 A_1、A_2 亚型占全部 A 型血的 99.9%。由于 A 抗原有 A_1 和 A_2 亚型，故 AB 血型中也有 A_1B、A_2B 两个亚型。亚洲人中 A_2、A_2B 亚型非常少见，白种人中 A_2 亚型约占 A 型人中的 20%。B 亚型较少见，由于其抗原性弱，临床意义不大。

二、Rh 血型系统

Rh 血型系统是最复杂的红细胞血型系统之一，其重要性仅次于 ABO 血型系统。

（一）Rh 血型系统的命名

Rh 血型系统的命名方法有 Fisher-Race，Wiener（Rh-Hr）、Rosenfield 的数字命名法和现代命名法等四种，下面简单介绍 Fisher-Race 和数字命名法。

1. Fisher-Race 命名法

Fisher-Race 命名法也称为 CDE 命名法。该方法简明易懂，为临床常用。其要点是：①Rh 血型系统的遗传基因位于 1 号染色体短臂上的连锁基因，每条染色体有 3 个连锁的基因位点，依次排列为 CDE。②各基因位点由一对等位基因组成，即 D 与 d、C 与 c、E 与 e。③CDE 3 个连锁基因以一种复合体的形式遗传，如 CDe/CDE 主要以 cDe 或 CDE 遗传给子代。④3 个连锁基因理论上可以有 8 种基因组合，即 Cde、CDE、CDe、CDE、Cde、cdE、cde 和 CdE，每条染色体上的 8 种基因组合可形成 36 种遗传型和 18 种表现型。

2. 数字命名法

数字命名法是每个 Rh 抗原都按其发现顺序被分配一个数字。国际输血协会（International Society of Blood Transfusion，ISBT）红细胞抗原命名专业组，以 Rosenfield 的基因数字表达为基础，规范了 Rh 血型系统的字母/数字表达方式。系统代号为 004，Rh 抗原数字号分别为 D001，C002，E003，c004，e005。如 D 血型抗原表述为 Rh1 或 004001。

（二）Rh 基因

应用分子生物学技术之后，现已明确 Rh 基因位于 1 号染色体上，由两个紧密连锁的基因构成，RHD 及 RHCE 基因，分别编码 D 抗原及各种不同组合的 CE 抗原（ce、cE、Ce、CE）。

（三）Rh 血型系统抗原

Rh 抗原系统比较复杂，目前认定的抗原共有 50 个。与临床关系最为密切的有 C、D、E、c 和 e 共 5 种，按其抗原性强弱依次为 D、E、C、c、e，由于尚未发现 d 抗体，也未发现 d 抗原。D 最先发现，H 抗原性最强，临床上将表达 D 抗原的红细胞称为 Rh 阳性，不表达 D 抗原的红细胞称为 Rh 阴性。但从血清学角度看，Rh 阴性只有一种，即 ccdee。中国人约 99.6% 为 Rh 阳性，0.4% 为 Rh 阴性，少数民族 Rh 阴性稍多（可达 15.8%）。常用抗 C、抗 c、抗 D、抗 E 及抗 e 来判定 Rh 的表现型，从表现型可以推测基因型。

（四）Rh 血型系统抗体

Rh 血型系统天然抗体（IgM）极少，绝大多数是通过输血或妊娠而产生的免疫性抗体

（IgG）。常见的 Rh 血型系统抗体主要有 5 种，即抗 D、抗 E、抗 C、抗 c、抗 e。

三、血型鉴定和交叉配血

（一）ABO 血型鉴定

1. 检测原理

ABO 血型鉴定主要是利用抗原抗体之间的反应来完成，包括正定型（direct typing）与反定型（indirect typing）。前者是用已知的特异性抗体（标准血清）检查红细胞的未知抗原，后者是利用已知血型的标准红细胞检查血清中的未知抗体。ABO 血型鉴定常用办法有盐水介质法和微柱凝胶血型卡法等。

（1）盐水介质法

BO 血型抗体以 IgM 为主，属于完全抗体。IgM 抗体分子链较长，能克服红细胞表面的排斥力，同时其相对分子质量较大，能在生理盐水中与相应抗原特异性结合出现肉眼可见的凝集现象。盐水介质法有玻片法、试管法和微量板法。

（2）微柱凝胶血型卡法

红微柱凝胶介质中红细胞抗原与相应抗体结合，利用凝胶颗粒间隙的分子筛作用，经低速离心，凝集的红细胞悬浮在凝胶上层，而未和抗体结合的红细胞则沉于凝胶底部。根据不同需要可选用中性凝胶、特异中性凝胶或抗球蛋白凝胶作为反应介质。

①中性微柱凝胶卡

微柱凝胶中不含任何抗体，可用于检测 IgM 类抗体与红细胞抗原的反应，如红细胞 ABO 血型鉴定的正定型、反定型等。

②特异性微柱凝胶卡

微柱凝胶中含有特异性血型抗体（如抗 A、抗 B、抗 D），能结合红细胞相应抗原，可用于血型抗原检测。

③抗人球蛋白微柱凝胶卡

微柱凝胶中含有抗人球蛋白试剂（IgG+C3），可用于检测 IgG 类不完全抗体和相应红细胞抗原的反应，可应用于变叉配血、不规则抗体筛检和鉴定等。

2. 方法学评价

ABO 血型鉴定的方法学评价如下：

（1）玻片法

操作简单，不需要离心，可用于大规模普查和 POCT 检查；费时，灵敏度差，容易忽略较弱凝集而导致定型错误，不适用于常规检查，也不适用于反定型。

（2）试管法

①常规血型鉴定方法。②所需时间短，适用于急诊血型鉴定。③结果可靠，有利增强凝集。④可发现亚型或较弱抗原抗体反应。⑤与玻片法相比较，操作相对复杂。

（3）微量板法

可自动化、标准化，适于大量标本血型鉴定，目前中心血站应用较多；自动鉴定需要特殊设备。

（4）微柱凝胶

项目齐全，应用广泛，可用于血型正-反定型、稀有血型；成本较高，需要特殊离心机。

（5）血型卡法

①可用于血型鉴定、交叉配血等。②操作简单，可以自动化。③操作程序标准化，重复性好。④灵敏度高，能检测到弱的抗原抗体反应。⑤结果易于判定，鉴定完后置于4℃密封可保存1~2个月，扫描后也可长期保存。

3. 结果判断

ABO血型正定型、反定型血型鉴定结果判断如下：

（1）A型血

由于红细胞表面携带A抗原，所以正定型时待测红细胞与抗A血清产生凝集，与抗B血清不产生凝集；其血清由于含有抗B抗体，所以反定型时待测血清与A型标准红细胞不产生凝集，与B型标准红细胞产生凝集。

（2）B型血

由于红细胞表面携带B抗原，所以正定型时待测红细胞与抗A血清不产生凝集，与抗B血清产生凝集；其血清由于含有抗A抗体，所以反定型时待测血清与A型标准红细胞产生凝集，与B型标准红细胞不产生凝集。

（3）AB型血

由于红细胞表面携带A抗原和B抗原，所以正定型时待测红细胞与抗A血清、抗B血清都产生凝集；其血清由于不含有抗A抗体或抗B抗体，所以反定型时待测血清与A型标准红细胞、B型标准红细胞均不产生凝集。

（4）O型血

由于红细胞表面不携带A抗原或B抗原，所以正定型时待测红细胞与抗A血清、抗B血清均不产生凝集；其血清由于含有抗A抗体和抗B抗体，所以反定型时待测血清与A

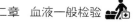

型标准红细胞、B 型标准红细胞均产生凝集。

4. 质量保证

（1）准备

①方法

玻片法不适用于反定型，特异性微柱凝胶血型卡法只能用于正定型。

②标准血清

标准血清应在有效期内使用，保证有高效价、强凝集力，且要正确存放，严防污染。目前用于 ABO 型鉴定的标准血清来源有两种途径，其质量必须符合下列要求：

a. 人血清 ABO 血型抗体：特异性高；效价高，抗 A 不低于 1：128，抗 B 不低于 1：64；亲和力强，反应开始 15s 内即出现凝集，3min 时凝块>1mm²；稳定性高；无菌；已灭活补体。

b. 人 ABO 血型单克隆抗体：特异性高；效价高，抗 A、抗 B 均≥1：128；亲和力强，抗 A 对 A₁、A₂、A₂B 开始出现凝集时间分别是 15 秒、30 秒和 45 秒；抗 B 对 B 型红细胞为 15 秒。稳定性：单克隆抗体没有人血清抗体稳定，故应认真筛选单抗和选择合适的稳定剂；无菌；已灭活补体。

c. 试剂红细胞：试剂红细胞以 3 个健康者同型新鲜红细胞混合，用生理盐水洗涤 3 次，以去除存在于血浆中的抗体及可溶性抗原。红细胞悬液的浓度为 3%~5%，浓度不能过高或过低，防污染。

d. 器材：试管、玻片和滴管必须清洁干燥，以防溶血。为了防止交叉污染，试管、滴管均应一次性使用。微柱凝胶血型卡产品质量必须符合要求，注意保存温度，在有效期内使用，使用微柱凝胶血型书专用水平离心机。

e. 标本：标本新鲜，符合要求，防止污染，不能有溶血。

（2）鉴定

按要求建立标准操作程序（SOP）文件，严格按操作程序操作。

①标记：标记准确、清楚。

②加标本和试剂：标本和试剂比例要适当，一般应先加血清，后加红细胞悬液，以便核实是否漏加血清，并设立对照。微柱凝胶血型卡法在操作时，向反应腔内先加血清或抗体，后加红细胞。血型试剂从冰箱取出后应待其平衡至室温后再使用，用后应尽快放回冰箱内保存。

③反应温度与时间：IgM 抗 A 和抗 B 与相应红细胞反应的最适宜温度为 4℃，但为了防止冷凝集的干扰，一般在室温（20℃~24℃）下进行检查，37℃可使反应减弱。玻片法

反应时间应按要求，同时注意防止悬液干枯。

④离心：严格按照离心时间、离心速度的要求进行离心。

⑤观察结果：认真仔细观察结果，观察时应注意红细胞呈现特异性凝集与缗钱状排列的区别，弱凝集要用显微镜检查证实。玻片法观察凝集结果时，应以白色为背景。试管法观察凝集时，从离心机中拿出试管开始到观察结果前不能摇动或振动试管，观察结果时要以白色为背景，先观察上层液有无溶血（溶血与凝集意义相同），再边观察边轻侧试管，仔细观察有无凝块。

（3）鉴定后

①结果分析：正定型和反定型鉴定结果不一致，或与原来鉴定结果不一致时，应积极查找原因，并重新鉴定。

②结果登记：准确无误登记鉴定结果，并仔细核对鉴定结果。

③结果报告：准确无误报告鉴定结果，并仔细核对报告结果。

④标本保存：标本置于4℃保存7d，以备复查。

5. 临床意义

（1）输血血型鉴定是临床输血的首要步骤，输血前必须准确鉴定供血者与受血者的血型，选择同型血源，经交叉配血相符后才能输血。

（2）器官移植 ABO 血型抗原是一种广泛分布于人体器官组织血管内皮细胞表面的移植抗原（transplantation antigen）。在器官移植时，应力求受体和供体的 ABO 血型一致，否则受体中的血型抗体可作用于移植物血管内皮表面的 ABO 血型抗原，发生超急性排斥反应，导致移植失败。

（3）新生儿溶血病：母子 ABO 血型不合可引起新生儿溶血病（HDN），主要通过血型血清学检查来诊断。

（4）其他 ABO 血型检查还可用于亲子鉴定、法医学鉴定以及某些疾病相关调查等。

（二）Rh 血型鉴定

Rh 血型系统中有多种抗原，但临床上常用抗 D 血清检查有无 D 抗原。当有特殊需要（如家系调查、亲子鉴定、配血不合等）时，可采用抗 C、抗 c、抗 E、抗 e 标准血清做全面的表现型鉴定。

1. 检测原理

（1）盐水介质法

单克隆抗 D 混合血清（IgM+IgG 类）与红细胞上 RhD 抗原结合，在盐水介质巾出现肉眼可见的凝集反应。

（2）酶介质法

IgG 型 Rh 不完全抗体与红细胞上相应抗原结合后，在盐水介质中不能使红细胞凝集。木瓜酶或菠萝酶可破坏红细胞表面的唾液酸，降低红细胞表面的负电荷，减少红细胞间的排斥力，缩短红细胞之间的距离，增强 IgG 抗体对 RBC 的凝集，出现肉眼可见的凝集。

（3）抗人球蛋白试验

又称 Coombs 试验，在盐水介质中 IgG 型 Rh 不完全抗体只能与含相应抗原的红细胞（致敏红细胞）结合，不产生凝集。加入抗球蛋白抗体（第 2 抗体）后，抗球蛋白分子的 Fab 片段与致敏红细胞表面的 Rh 抗体分子的 Fc 段结合，从而可通过抗球蛋白抗体的"搭桥"作用，使原来已经致敏的红细胞发生肉眼可见的凝集。

（4）微柱凝胶血型卡法

目前临床应用较多。

2. **方法学评价**

Rh 血型鉴定的方法学评价如下：

（1）盐水介质法：简单，快速，无须特殊仪器，适合 IgM 型抗体试剂，临床广泛应用。

（2）酶介质法：简单，经济，但较费时。

（3）抗人球蛋白试验：是检查不完全抗体最灵敏、可靠的方法，但操作复杂、费时，试剂昂贵，不适于急诊检查和大批量检查。多用于新生儿溶血病的诊断及因血型不合输血产生的血型抗体的检查。

（4）微柱凝胶血型卡法：操作简单，标准化和自动化；灵敏度高，重复性好，结果准确；但成本较高。临床应用较多。

3. **质量保证**

Rh 血型鉴定的质量保证要点如下：

（1）天然 Rh 抗体很少，不做反定型；鉴定方法很多，根据具体情况选择方法。

（2）试剂要求质量合格，有效期内使用，严防细菌污染，鉴定结束后应置于冰箱内保存；酶试剂中的酶很易失活，故须新鲜配制。

（3）器材要求清洁干燥，防止溶血，为防止交叉污染，试管、滴管均应一次性使用，微柱凝胶血型卡符合要求，注意保存温度，有效期内使用，使用专用水平离心机。

（4）标本新鲜，符合要求，防止污染，不能溶血。红细胞浓度按要求配制，血浆成分可能影响鉴定结果，要用盐水洗涤红细胞 3 次操作。

（5）按要求建立 SOP 文件，严格按操作程序操作，并做对照试验，弱凝集要用显微镜检查证实，鉴定结果为 Rh 阴性，应进一步检查，排除弱 D。

（6）准确核对、登记及报告鉴定结果，密切联系临床。

（7）检查后标本置于 4℃ 保存 7d，以备复查，按生物安全原则集中处理废弃标本。

4. 临床意义

（1）输血

虽然约 99.6% 的中国人为 Rh 阳性血，且健康者血清中一般不存在 Rh 抗体，但是，为了保证输血安全，输血前必须做 RhD 抗原鉴定，Rh 阴性受血者必须输 Rh 阴性血。

（2）发现新生儿溶血病

如果母体血液中含有针对胎儿红细胞的 IgG 类 Rh 抗体，IgG 类抗体可以通过胎盘，破坏胎儿的红细胞，引起新生儿溶血病。故鉴定新生儿及母亲 Rh 血型及检查 Rh 不完全抗体，有利于发现新生儿溶血病。

（三）交叉配血

交叉配血试验（cross matching test）是在血型鉴定的基础上，进一步检查受血者和供血者血液中是否含有不相配的抗原和抗体成分的试验。交叉配血试验分两管，由于交叉配血试验主要是检查受血者血清中有无破坏供血者红细胞的抗体，故把受血者血清与供血者红细胞的反应管称为"主侧"，把受血者红细胞和供血者血清的反应管称为"次侧"，两者合称交叉配血。

1. 检测原理

交叉配血试验方法主要有盐水介质交叉配血试验、酶介质交叉配血试验、低离子聚凝胺（polybrene）介质交叉配血试验、抗人球蛋白交叉配血试验和微柱凝胶介质交叉配血试验等。其中盐水介质交叉配血试验、酶介质交叉配血试验、抗人球蛋白交叉配血试验和微柱凝胶介质交叉配血试验原理与 ABO 和 Rh 血型鉴定原理相同。

低离子聚凝胺介质交叉配血试验检测原理：首先，利用低离子介质降低溶液的离子强度，降低红细胞 Zeta 电位，促进 IgM 或 IgG 抗体与相心红细胞抗原结合，增强血型抗体凝集红细胞的能力，形成免疫性凝集。其次，加入聚凝胺溶液，聚凝胺是带正电荷高价阳离子季铵盐多聚物，溶解后产生较多的 iF 电荷，可以中和红细胞表面唾液酸所带的负电荷，降低红细胞 Zeta 电位，减弱红细胞之间的排斥力，使红细胞彼此间的距离缩短。在离心力的作用下，正常红细胞可以形成可逆的非特异性凝集，同时 IgG 类抗体也能直接凝集红细胞。最后，加入带负电荷的枸橼酸盐解聚液，中和聚凝胺的正电荷，使由聚凝胺所引起的红细胞非特异性凝集敞开，而由 IgM 或 IgG 类血型抗体与红细胞产生的特异性凝集则不会散开。

2. 方法学评价

交叉配血试验不同介质的方法学评价如下：

（1）盐水介质：简单，快速，不需要特殊条件。是 ABO 血型交叉配血最常用方法，适用于无输血史和无妊娠史的患者；但仅用于检查 IgM 血型抗体是否相配，不能检出不相配的 IgG 血型抗体。

（2）酶介质：简便，经济，灵敏。可做配血筛检试验，主要检测 Rh 系统不相合的免疫性抗体，适用于有输血史或妊娠史的患者；操作较费时，准确性、稳定性相对较差。

（3）抗人球蛋白：灵敏，特异，准确可靠，是检查不完全抗体最可靠的方法；操作复杂费时，试剂较贵。

（4）低离子聚凝胺介质：应用广泛。快速，灵敏，结果可靠，能检测 IgM、IgG 等引起溶血性输血反应几乎所有的规则和不规则抗体，适合各类患者交叉配血，也可应用于血型检查、抗体测定、抗体鉴定；但需要特殊试剂，操作复杂且要求较高，不能检出 Kell 血型系统的抗体。

（5）微柱凝胶介质：应用广泛。操作简单，结果准确，灵敏度高，特异性强，重复性好，结果可较长时期保存。适合手工操作、半自动和全自动，灵活方便。可用于检查血型、抗体筛检、鉴定、交叉配血、抗人球蛋白试验等；成本较高，需要特殊试剂和器材。

3. 质量保证

交叉配血试验的质量保证要求如下：

（1）根据具体情况选择办法。盐水介质交叉配血试验结果为阴性，但有反复输血史和妊娠史的患者应同时使用酶介质交叉配血试验、抗人球蛋白试验等。

（2）试剂质量合格，有效期内使用，严防细菌污染，配血结束后应置于冰箱内保存。

（3）器材清洁、干燥，防止溶血。为防止交叉污染，试管、滴管均应一次性使用。

（4）标本新鲜，符合要求，防止污染，不能有溶血。红细胞浓度按要求配制，血浆成分可能影响鉴定结果，要用盐水洗涤红细胞 3 次。

（5）建立 SOP 文件，严格按操作程序操作，弱凝集要用显微镜检查证实，溶血时为不相容。

（6）准确核对、登记及报告鉴定结果，密切联系临床。

（7）检查后标本置于 4℃保存 1 周以上，以备复查，按生物安全原则集中处理废弃标本。

4. 临床意义

（1）配到合适血源，验证血型

配到合适血源，并进一步验证受血者与供血者血型鉴定是否正确，以避免血型鉴定错误而导致的输血后严重溶血反应。

（2）发现亚型

如 A_2 亚型一部分人含有抗 A_1 的血清，与 A_1 型红细胞配血时，可出现凝集。

（3）发现不规则抗体

虽然 ABO 血型相同，但当 Rh 或其他血型不同时也可发生严重的溶血性输血反应，即使没有进行 Rh 或其他血型鉴定，通过交叉配血也能发现受血者与供血者血型不合或存在免疫性抗体。

第三章 血液分析仪检验

自动血液分析仪（AHA），早年称血细胞计数仪（blood cell counter），是临床检验最常用的筛检仪器之一。传统的显微镜血细胞计数或分类方法速度慢、误差大、影响因素多，且难以满足临床大量标本检测需求。20 世纪 50 年代初，美国 Coulter 申请了"粒子计数法"的技术专利，研发了世界上第一台电子血细胞计数仪。随着计算机技术的发展，其检测原理逐渐完善，检测技术不断创新，检测参数显著增多。目前，AHA 可进行：①全血细胞计数及其相关参数的计算。②白细胞分类（三分群或五分类）。③血细胞计数和分类的扩展功能，包括：有核红细胞计数、网织红细胞计数及其相关参数检测；幼稚粒细胞、未成熟粒细胞、造血干细胞计数；未成熟血小板比率；淋巴细胞亚型计数；细胞免疫表型检测等。现代血液分析仪还可组合血涂片制备与染色，用于仪器检测后的形态学复查。其功能也已扩展到体液红细胞、白细胞计数和分类，对疾病诊断与治疗有着重要的临床意义。

第一节　血液分析仪的检测原理

现代血液分析仪综合应用了电学和光（化）学两大原理，用以测定血液有形成分（细胞）和细胞内容物（血红蛋白）。电学检测原理包括电阻抗法和射频电导法；光（化）学检测原理包括激光散射法和分光光度法。激光散射法检测的对象有两类：染色的和非染色的细胞核、胞质颗粒等成分。

一、电学检测原理

（一）电阻抗法

悬浮在电解质溶液中的血细胞相对于电解质溶液为非导电颗粒，当体积不同的血细胞（或类似颗粒）通过计数小孔时，可引起小孔内、外电流或电压的变化，形成与血细胞数量相当、体积大小相应的脉冲电压，从而间接区分出血细胞群，并分别进行计数，这就是电阻抗原理，即库尔特原理。

电阻抗法是三分群血液分析仪的核心技术，可准确测出细胞（或类似颗粒）的大小和数量。电阻抗法还与其他检测原理组合应用于五分类血液分析仪中。

例如，电阻抗法红细胞计数和血小板计数是在相应通道内进行计数，并根据二者体积不同，采用浮动界标法进行区分。为提高计数的准确性，部分仪器还采用 3 次计数、扫流和拟合曲线等技术进行血小板计数。电阻抗法还可用于白细胞计数及白细胞三分群分析。

（二）射频电导法射频（RF）

指射频电流，是每秒变化>10 000 次的高频交流电磁波。电导性，即电的传导性能，高频电流能通过细胞膜，用高频电磁探针渗入细胞膜脂质层，能测定细胞的导电性，提供细胞内部化学成分、胞核和胞质（如比例）、颗粒成分（如大小和密度）等特征性信息。电导性特别有助于鉴别体积相同但内部结构不同的细胞（或相似体积的颗粒），如淋巴细胞和嗜碱性粒细胞的直径虽均为 $9 \sim 12 \mu m$，但在高频电流检测时，因两类细胞核质比例不同而出现不同的检测信号。射频电导法结合其他检测方法可应用于血液分析仪中。

二、光（化）学检测原理

（一）激光散射法

将稀释、染色（化学染色或核酸荧光染色）、球形化的细胞（或颗粒）悬液注入鞘液流中央，单个细胞沿着悬液和鞘液流两股液流整齐排列，以恒定流速定向通过石英毛细管，即流体动力学聚焦（hydrodynamic focusing）技术。当细胞（或颗粒）通过激光束被照射时，因其本身的特性（如体积、染色程度、细胞内容物大小及含量、细胞核密度等），可阻挡或改变激光束的方向，产生与其特征相应的各种角度的散射光。其中：①低角度散射光（前向散射光）——反映细胞（或颗粒）的数量和表面体积。②高角度散射光（侧向散射光）——反映细胞内部颗粒、细胞核等复杂性。③散射荧光—激光照射采用荧光染料染色后的细胞（或颗粒）时，可产生不同波长的散射荧光而被特定检测器接收。

放置在石英毛细管周围不同角度的信号检测器（光电倍增管）可接收特征各异的散射光。

用于血液分析仪检测的光散射分析理论是采用 Mie 同质性球体光散射理论，即当光散射符合"$2\lambda/\pi < D < 10\lambda/\pi$"（$\lambda$：入射光波长；$D$：球形物体直径）时，测定光照射在颗粒上所形成的光散射强度，由此可获得细胞结构和组成的相关信息。

$$S = F(\lambda, \alpha, \tau, \varphi, \beta)$$

其中，S 为散射光强度；F 为常数；λ 为使用波长；α 为折射率；τ 为容积；φ 为检测角度；β 为形状因子。

例如，红细胞/血小板经十二烷基硫酸钠和戊二醛固定呈球形后，采用流式细胞术激光散射法进行红细胞数量和相关参数的分析。

用于血液分析仪检测的染料分为荧光染料和非荧光染料。荧光染料有碱性槐黄（auramine）、噻唑橙（thiazole orange，TO）、χ嗪（oxazine）、聚亚甲基蓝（polymethylene blue）和碘化丙啶等，主要用于核酸染色，被激光照射后产生荧光和散射光，如采用荧光染料和激光散射法原理进行的网织红细胞计数。非荧光染料有亚甲基蓝（用于核酸染色）、氯唑黑 E（用于单核细胞、嗜酸性粒细胞、中性粒细胞颗粒和白细胞的膜结构染色）和过氧化物酶试剂等，经过染色的细胞随鞘液流经激光检测区时，被染色部分可发生光吸收现象，使光检测器接收到的散射光强度发生改变，从而区分细胞的种类。

将各种光（化）学信息进行综合分析，可准确区分正常类型的细胞（或颗粒）。在区别体积相同但类型不同的细胞特征时，激光散射法比电阻抗法更准确。

（二）分光光度法

主要用于血红蛋白测定。在血液分析仪的血红蛋白检测通道中，稀释液含有溶血剂，使红细胞溶解并释放出血红蛋白，血红蛋白与溶血剂中某些成分结合，形成一种稳定的血红蛋白衍生物，在特定光波范围（530~550nm）内比色，根据吸光度得到血红蛋白浓度。

用于血红蛋白测定的溶血剂有两大类：①改良氰化高铁血红蛋白溶血剂：测定波长为 540nm，稀释液含氰化物成分。②非氰化高铁血红蛋白溶血剂：即稀释液不含氰化物成分。如 SLS-Hb 法，测定波长为 555nm。经 HiCN 法校准后，既可达到与 HiCN 法相当的精密度和准确性，又可避免 HiCN 法的试剂对检验人员的潜在危害和对环境的污染。

另外，有些血液分析仪可兼用非氰化物试剂和氰化物试剂。

三、血液分析仪检测原理的综合应用

现代血液分析仪大多数综合运用了电学法和光（化）学法作为检测原理，以白细胞计数和分类为例介绍如下：

（一）体积、电导和光散射（VCS）方法

在白细胞检测通道，红细胞被溶解，白细胞接近自然状态。可应用 VCS 技术检测白细胞的大小、结构特点等，并形成三维散点图。按散点定位分析细胞类型、按每一类型细胞数量计算百分率、按散点密度检测出细胞亚类。当标本中存在幼稚细胞、原始细胞时，

VCS 技术从正常细胞的数量、形态和密度可衍生出一整套报警形式，提示需要显微镜复查。

目前，该技术也可用于网织红细胞计数和有核红细胞的计数。如网织红细胞计数时，采用透明剂使红细胞内血红蛋白溢出，形成"影细胞"，再用新亚甲蓝对网织红细胞 RNA 进行染色。可采用 VCS 技术测定和分析网织红细胞。

（二）电阻抗、射频、流式细胞术和核酸荧光染色方法

1. 4DIFF 通道

利用半导体激光流式细胞术、核酸荧光染色技术，采用溶血剂完全溶解红细胞和血小板，白细胞膜仅部分溶解。新亚甲基蓝核酸荧光染料进入白细胞内，会使 DNA、RNA 和细胞器着色。因为荧光强度与细胞内核酸含量成比例，所以未成熟粒细胞异常细胞荧光染色深，成熟白细胞荧光染色浅，从而得到 4DIFF 白细胞散点图。

2. 白细胞/嗜碱性粒细胞（WBC/BASO）通道

在碱性溶血剂的作用下，除嗜碱性粒细胞外的其他所有细胞均被溶解或萎缩，经流式细胞术计数，可得到白细胞/嗜碱性粒细胞百分率和绝对值及 WBC/BASO 散点图。

3. 未成熟髓细胞信息（IMI）通道

采用射频、电阻抗和特殊试剂结合法。在细胞悬液中加硫化氨基酸，幼稚细胞膜脂质含量高，结合硫化氨基酸的量多于较成熟的细胞，对溶血剂有抵抗作用。加入溶血剂后，成熟细胞被溶解，只留下幼稚细胞（包括造血祖细胞、原始细胞、未成熟粒细胞、有核红细胞）和异型/异常淋巴细胞，报告百分率和绝对值，并提示核左移。

4. 钨光源散射与细胞化学方法

（1）过氧化物酶（peroXidaSe，POX）染色通道

在白细胞通道加入溶血剂和 POX 染色剂，白细胞 POX 活性由大到小依次为嗜酸性粒细胞>中性粒细胞>单核细胞；淋巴细胞和嗜碱性粒细胞无 POX 活性，可计算过氧化物酶平均指数（MPXI），得到嗜酸性粒细胞、中性粒细胞或单核细胞的相对 POX 活性。形成以 POX 分布强度为 X 轴、以细胞体积为 Y 轴的散点图，进行白细胞计数与分类。

（2）嗜碱性粒细胞/核分叶性（BASO/LOBULARITY）通道

苯二酸（phthalic acid）完全破坏红细胞和血小板；除嗜碱性粒细胞外，其他白细胞膜溶解，胞质溢出，仅剩裸核。完整的嗜碱性粒细胞呈高角度散射，位于散点图上部；裸核则位于下部，可进行白细胞计数和嗜碱性粒细胞计数。根据不同细胞的裸核结构进行白细胞分类计数；根据多分叶核（polymorphonuclear，PMN）和单个核（mononuclear，MN）

的比例，可计算出核左移指数（leftindex，LI）。LI越高，说明核左移程度越大。目前该技术也可用于有核红细胞的计数。

（3）未染色大细胞计数（largeunstaimedcell count，LUC）检测

在POX通道，可检测到无POX活性、体积大于正常淋巴细胞体积平均值2个标准差的细胞，如异型淋巴细胞、浆细胞、毛细胞、幼稚淋巴细胞和原始细胞。

5. 多角度偏振光散射方法

多角度偏振光散射法（multi angle polarized scatter separa-tion，MAPSS）应用（氦氖）激光流式细胞术，分4个角度检测：①0°：反映细胞大小，检测细胞数量。②7°：反映细胞内部结构及核染色质的复杂性。③90°偏振光：反映细胞内部颗粒及细胞核分叶状况。④90°去偏振光："去偏振光"是指垂直方向的激光光波运动随光散射结果而改变。嗜酸性粒细胞颗粒丰富，可消除偏振光，以与中性粒细胞相鉴别。

鞘液中的DNA染料碘化丙啶可破坏有核红细胞膜，只留下裸核而将其染色。染料对有活性的白细胞只有极小渗透性或无渗透性，故其细胞核不染色。通过多散点图分析（MSA），可鉴别有核红细胞、无活性白细胞和脆性白细胞，计算活性白细胞比率和计数有核红细胞。

MAPSS法还可鉴别白细胞亚群和异常细胞类型，如应用CD3/4和CD3/8单克隆抗体荧光染色标记技术、光散射法，检测CD3/4/8免疫T淋巴细胞。

6. 双流体（双鞘流）技术和细胞化学染色方法

（1）嗜碱性粒细胞通道

专用染液染色。嗜碱性粒细胞有抗酸性，染色后保持原有形态与结构，而其他细胞的胞质溢出，成为裸核。采用电阻抗法检测，所得结果与白细胞/血红蛋白通道的白细胞（鞘流阻抗法）结果进行比较。

（2）其他白细胞分类通道

检测除嗜碱性粒细胞以外的各类白细胞。结合了钨光源流式细胞光吸收、化学染色和电阻抗法。双流体（双鞘流）动力连续系统（double hydro-dynamic sequential system，DH-SS）采用2个鞘流装置，细胞经第1束鞘流后通过阻抗微孔测定细胞的真实体积，然后经第2束鞘流后到达光窗，测定细胞的光吸收，分析细胞内部结构。用氯唑黑E（chlorazol black E）活体染料使单核细胞初级颗粒、嗜酸性粒细胞和中性粒细胞特异颗粒染色，细胞膜、核膜、颗粒膜也被染色，得到中性粒细胞、单核细胞、嗜酸性粒细胞、淋巴细胞、异型淋巴细胞和巨大未成熟细胞（large immature cell，LIC）散点图。双矩阵LIC散点图可将幼稚细胞分为三个亚群。

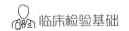

第二节　血液分析仪的检测参数和结果显示

一、血液分析仪的检测参数

血液分析仪的检测参数包括临床报告参数、异常报警或研究参数、仪器内部监测参数三类。血液分析仪检测的总体目标有两个：一是筛检和直接报告正常检验结果；二是在出现异常结果时，直接向检验人员报警。不同实验室、不同仪器、不同疾病、不同发患者群有不同的复查标准，因而报警的具体内容和形式也不同。报警与疾病特点、细胞异常、标本干扰等因素有关，故报警项目也可用于研究。随着检测技术的发展和临床循证检验医学证据的建立，目前用于报警和研究的参数，有可能转为能应用于临床检测的新参数。

二、血液分析仪的结果显示

血液分析仪检测标本后，通常有三种结果显示形式：数据、图形和报警。

（一）数据

凡可向临床报告的检测参数，一般均以检验报告单的形式显示。可按原样和特殊格式打印，并向临床发出或传送结果。检测项目主要包括全血细胞计数、白细胞分类计数以及特定检测参数。检测结果后面多附有相应参数的参考区间。当检测结果超出参考区间时，仪器会给予符号标记（t 表示增高，+表示降低），或用特定颜色（如红色表示增高，蓝色表示降低）加以提示。对于无法直接报告的结果，也有相应的符号提示。有报警或结果异常的参数，经检验人员复查、确定后，方可发出报告。

（二）图形

血液分析仪常用的图形有两种：直方图（histogram）和散点图（scattergram, scatterplot）。

1. **直方图**

（1）白细胞直方图

电阻抗型血液分析仪。在 35~450fL 范围内将白细胞分为三群。正常白细胞直方图的左侧高陡，通道在 35~95fL 为小细胞群峰（主要是淋巴细胞）；最右侧峰低宽，通道在 160~450fL 为大细胞群峰（主要是中性粒细胞，包含中性杆状核细胞和中性晚幼粒细胞）；

左右两峰之间较平坦区，有一个小峰，为中间细胞群（主要是单个核细胞。以单核细胞为主，也含有嗜酸性粒细胞、嗜碱性粒细胞等）。出现异常直方图时，常伴随相应部位的报警信号，并有相应的图形改变。

①淋巴细胞峰左侧区域异常：可能有血小板聚集、巨大血小板、有核红细胞、未溶解红细胞、白细胞碎片、蛋白质或脂类颗粒。

②淋巴细胞峰与单个核细胞峰之间区域异常：可能有异型淋巴细胞、浆细胞、原始细胞、嗜酸性粒细胞、嗜碱性粒细胞增多。

③单个核细胞区与中性粒细胞峰之间区域异常：可能有未成熟中性粒细胞、异常细胞亚群、嗜酸性粒细胞、嗜碱性粒细胞增多，核左移。

④中性粒细胞峰右侧区域异常：可能中性粒细胞绝对增多。

⑤多部位警报（RM）：表示同时存在两种或两种以上的异常。

（2）红细胞直方图

正常红细胞直方图是一条近似正态分布的单峰曲线，通常位于 36～360fL 范围内，横坐标表示红细胞体积，纵坐标表示不同体积红细胞出现的频率。正常红细胞主要分布在 50～200fL 范围内，可见两个细胞群体。在 50～125fL 区域有一个几乎两侧对称、较狭窄的正态分布曲线，主峰右侧分布在 125～200fL 区域的细胞，可能为大红细胞和网织红细胞。出现异常直方图时，常伴随曲线峰的增高与降低、左移与右移、单峰与双峰，曲线的宽窄，曲线起始的高低、尾部抬高与延伸等变化。某些血液分析仪，除了提供红细胞散点图，也提供多种形式的红细胞直方图，涉及红细胞体积、红细胞平均血红蛋白浓度、红细胞平均血红蛋白量、网织红细胞体积等。

（3）血小板直方图

正常血小板直方图是一个偏态分布的单峰光滑曲线，通常在 2～30fL 范围内，主要集中在 2～15fL。当血标本中存在大血小板、血小板聚集、小红细胞、红细胞碎片时，可出现异常血小板直方图。

2. 散点图

不同型号的血液分析仪由于应用光散射原理不同，即使是正常红细胞、白细胞或血小板的散点图表达形式也有明显区别。通常，平面散点图只显示二维（X、Y 轴）图像，而三维（X、Y、Z 轴）图像则显示立体图像。在二维坐标系中，横坐标（X 轴）和纵坐标（Y 轴）分别表示一种检测原理或检测角度的细胞信息，位于坐标象限中的任何一个散点反映的就是 X 轴和 Y 轴的综合信息。

观察和分析散点图需要注意：不同的检测原理，坐标上的散点所在象限平面图上的位置，如上下（高低）、左右、前后（可重叠）或散点群的疏密，均与相应类别的细胞外形、体积、内部结构、胞核、胞质及胞质颗粒数量等理化特性密切相关。异常散点图形成的原因包括病理性和非病理性干扰物质的影响，需要结合临床资料和检测前、检测中及检测后的状态，对散点图做出合理的解释。

（三）报警

1. 报警的概念

血液分析仪的功能主要有三项：①筛检和报告正常检测结果，此时，一般不出现任何报警。②技术条件已成熟，被国家市场监督管理总局批准，并在仪器或实验室设定的检测项目规则内做出报告时，也可无报警。但在多数情况下仍出现报警，以提醒检验人员密切注意已经出现的异常。③标本不能满足实验室预先设定的各项规则时，仪器必然出现报警，必须复查。检测结果出现报警，意味着仪器直接向临床报告检验结果的可靠已经明显降低，在没有复查确认或有效解释之前，不能直接向临床签发检测结果报告。

2. 报警来源

主要包括检测结果超出实验室设定的检测项目参考区间、处于要求复查的状态、临床病理标本、标本异常干扰和人群变异。应高度重视标本异常干扰引起的报警，引起报警的异常标本因素如下。

①WBC#，DLC：血小板凝聚、大血小板、有核红细胞、红细胞不溶解、白细胞碎片或其他碎片、白细胞凝聚、冷凝集、冷球蛋白、冷纤维蛋白原、严重的高胆红素血症。

②RBC#，小红细胞增多、冷凝集、自凝集、红细胞碎片或其他碎片、大量巨血小板、WBC>$100×10^9$/L、纤维蛋白。

③HGB：高脂血症（>7g/L）、异常血浆蛋白、WBC>$100×10^9$/L、胆红素>330mg/L、红细胞不溶解。

④HCT：WBC>$100×10^9$/L、冷凝集、球形红细胞增多。

⑤MCV：大红细胞、巨大血小板、血小板卫星现象、小红细胞、镰形红细胞、白细胞碎片、高血糖，冷凝集、自凝集、冷球蛋白、异常血浆蛋白。

⑥PLT：EDTA 依赖性假性血小板减少症、血小板聚集、巨血小板，血小板卫星现象、血小板碎片、小红细胞、白细胞碎片、冷球蛋白、自凝集。

⑦NRBC#：小淋巴细胞、红细胞内包涵体（豪焦小体）。

⑧RET#，RET：冷凝集、荧光药物、疟疾、豪焦小体。

3. 报警形式

有图形、符号和文字三种。仪器根据预先设定的检测数据、大小分布和图形等做出全面分析和判断，对可疑结果用文字或图示形式给出解释性、易于理解的报警信息。如用红色表示阳性，绿色表示阴性。出现"阳性"或"错误"提示，可能的确是由于标本异常所致，需要进一步复查。特别要注意 WBC、DLC、RBC、PLT、NRBC、RET 及其相关参数的数量和形态异常的报警。

4. 报警内容

报警内容是厂商和用户做出的定义，涉及检测对象的年龄、性别、参考区间、危急值、红细胞计数值、血小板计数值、白细胞计数和分类值、细胞形态或可疑的各种异常信息。血液分析仪解释性程序（interpretive prOgram，IP）是仪器在全面分析检测数据和显示图形后，提供的易于理解的报警信息。用于对结果显示和信息的补充，提示检验人员浏览屏幕上的报警信息。

对同样的内容，各仪器报警形式并不统一。因此，要根据仪器的操作手册，仔细理解定义。各类血液分析仪常见报警内容如下：

（1）红细胞系列：大红细胞、小红细胞、红细胞大小不均、高色素性细胞、低色素性细胞、影红细胞、有核红细胞、红细胞碎片、红细胞凝集、红细胞异常分布、红细胞不溶解、网织红细胞散点图异常、血红蛋白分布宽度异常、血红蛋白缺乏、血红蛋白干扰等。

（2）白细胞系列：原始细胞、未成熟粒细胞、大型非典型未染色有核细胞、过氧化物酶染色异常、异常散点图、核左移、异型淋巴细胞等。

（3）血小板系列：血小板凝聚、大血小板、血小板异常分布、小红细胞增多、红细胞碎片等。

（4）骨髓造血：原始细胞、大型非典型未染色有核细胞、幼稚细胞等。

（5）检测操作：吸样凝块、标本量不足、标本混浊等。

第三节　血液分析仪检验的质量保证、仪器校准和性能评价

一、血液分析仪检验的质量保证

血液分析仪检验结果的质量保证，要贯穿于临床医生的申请，护士或检验人员采集标

本，运输人员转运标本，检验人员接收标本、检测、复查确认、打印结果、发出报告，以及临床满意的全过程。

（一）检测前质量保证

1. 合格的检验人员

①上岗前接受规范的培训，认真阅读仪器手册，熟悉检测原理、操作程序，了解检测结果的数据、图形、报警等含义，能排除检测的干扰因素，会仪器的基本调试、保养和维护。②掌握采用参考方法校正仪器检测参数的原则。③参加能力测试。

2. 合适的检测环境

血液分析仪的安装应按照仪器手册的具体要求，满足仪器对空间、温度、湿度、电源、抗电磁、抗热源、光线、通风等特定条件的要求。

3. 合格的血液分析仪

新安装或每次维修血液分析仪后，必须按照 CLSI 的评价方案，对其技术性能进行测试、评价或校准，并做好相应记录和管理工作。

4. 配套试剂

使用与仪器配套、在有效期内和批号一致的稀释液、溶血剂、染液、质控品、校准品，避免使用未经科学鉴定和认可批准的替代试剂。否则，检测结果将失去准确性和可靠性。

5. 合格的检测标本

合格的检测标本的要求见表 3-1。

表 3-1　合格的检测标本的要求

项目	要求
标本	尽可能采用静脉血，并保证血液质量和充足用量（包括复查用量），无明显的溶血、凝集及标本老化
采血容器	尽可能采用真空采血系统，减少干扰因素，保证生物安全，提高采血质量
抗凝剂	使用 ICSH 推荐的 EDTA-K_2（1.5~2mg/mL 血）

项目		要求
血液储存	18~22℃	WBC、RBC，PLT 可稳定 24h，DLC 可稳定 6~8h，HGB 可稳定数天，但 12h 后粒细胞形态即有变化。故需要显微镜检查分类者，应及早制备血涂片
	4℃	可延长血液储存期。WBC、RBC 稳定 48h，DLC 可稳定 8~10h。当血标本不能及时转运和检验时，应在较低温度下保存，但不利于血小板的保存

（二）检测中质量保证

1. 仪器启动

按照血液分析仪的标准操作程序（SOP）的规定，在各种设备连接完好的基础上，才能开启仪器。

2. 室内质控

在检测临床标本前，必须先做室内质控，确定各项检测参数在允许范围内，才可检测临床标本。如质控超出允许范围时，应查找失控的原因并纠正后，才能继续检测，并填写失控报告。质控品使用前要充分颠倒混匀，以保证有形成分分布均匀。

3. 标本检测

仪器吸样前，必须采用混匀器法或人工法多次充分混匀标本。

4. 仪器清洁

检测中，应随时清洁被血液标本污染的部位。检测结束后，除了仪器自动洗涤外，必须按仪器操作后的清洗要求进行保洁，特别注意在关闭仪器后，应清洁检测部件（如吸样针孔）和仪器外部，确保其通畅、洁净，并处理检测废液。

（三）检测后质量保证

1. 实验室内结果分析

按 ISLh 的复查标准，并根据本实验室设定的规则，复查检测结果。一般对仪器设定以外的异常检测结果，无论是数据、图形异常还是报警，都不能直接发出报告，必须做仪器复查和（或）人工复查。

（1）分析有密切关联的参数之间的关系

如在红细胞、血细胞比容与血红蛋白之间掌握"3 规则"，即：$3 \times RBC = HGB$；$3 \times HGB = HCT$。临床允许误差为±3%。还要分析白细胞与白细胞分类计数之间的关系、RDW

与红细胞形态一致性的关系等，以判断仪器运转是否正常。

（2）确定是否需要显微镜复查

血涂片复查的重点，一是检查血细胞形态，并注意可能存在的异常细胞和血液寄生虫；二是做白细胞分类计数，并估算油镜下细胞分布良好区域内的白细胞和血小板的数量，以验证血细胞计数的准确性。

2. 结合临床情况做相关分析

检测结果出现异常时，如已排除检测中因素的可能性，则可结合患者临床资料予以合理解释。记录和比较治疗前后的检测结果（特别是血液病或化疗患者），有助于发现检测结果异常的原因。

3. 定期征求临床对检验结果的评价

遵循循证医学原则，定期征求临床医生的意见，不断地用临床最终的诊断结果来验证检验结果，及时纠正血液分析仪检测中的系统性偏倚，以确保检验质量。

4. 记录和报告难以解释的检测结果

对于难以解释的检测结果，必须记录并报告临床，这样才有助于积累实践经验，发现新的临床意义。

二、血液分析仪的校准

（一）建立仪器检测参数基准值

基准值是评判血液分析仪检测性能的参考水平。当安装新购仪器或仪器调整、维修后，可因基准位的变化影响血液分析仪的精密度和准确度，需要建立或确认参数的基准值。

1. 不精密度检测的标本

可采用高、中、低三种浓度水平的新鲜血液或稳定化全血质控品。

（1）新鲜血液

低值或高值标本最好采用患者标本。也可将正常或高值患者标本用自身血浆稀释后来制备低值标本；或采用将患者标本倾斜放置 2h 并去除 1/2 血浆的方法制备高值标本。但不适用于 MCV、MCH、MCHC、RDW、MPV 和 PDW 参数的检测。

（2）稳定化全血质控品

通常使用商品化质控品，最好选用与仪器配套的质控品。若自制稳定化全血质控品，可参照 WHO/LAB/97.2 的方法进行。

2. 校准品的来源和性能要求

校准品是用于校准血液分析仪的物质，应具有稳定且可溯源的特点，以保证检测结果的正确性。通常使用与仪器配套的商品化校准品。对于校准品定值的来源，应由新鲜全血经参考测量系统传递赋值，不应由前批号的校准品或其他厂商的校准品传递。对于校准品稳定性的要求，是在有效期间不应发生变化，如校准品开瓶之后可能改变，则应在校准品标签上说明，标签应明确所适用血液分析仪的类型和型号。

血液分析仪用校准物（品）的主要指标有：①外观接近真实标本，均匀无凝块。②包装完整，标识清楚。③分装均匀，分装精密度要一致。④溯源性：参考方法测量结果的相对不稳定度及允许偏差（赋值准确性）。⑤生物安全：HBsAg、HIVI/HIV2 抗体及 HCV 抗体检测阴性。⑥有效期至少 30d，开瓶后允许偏倚在允许范围内。

3. 不精密度检测

连续测定同一份充分混匀的新鲜血液或稳定化全血质控品，n 次（重复测定的次数最好是 31 次）。计算标准差（SD）和变异系数（CV）。如重复次数较少（如 n＝10），应将 SD 按 95%可信限（CL）要求进行转换。

4. 校准操作要求

按照血液分析仪说明书的要求进行校准品测定，将测定值与真值比较，校准品的每项分析参数结果的均值（C）除以校准品的定值（R）可得到校准因子。如果 C/R>1.0，则当前校准因子必须成比例向下调节；如果 C/R<1.0，则当前校准因子必须成比例向上调节。将校准品定值的可信限与分析仪测得每项参数的可信限结合，得到校准值的 95%可信限。

校准频率按照厂商说明书的要求，每年至少要做一次校准。校准频率取决于实验室的规定，通常在室间质评和室内质控证明仪器示值已发生明显漂移后、仪器更换主要零件后都应考虑进行校准。

5. 验证特殊检测项目

如白细胞分类计数和网织红细胞计数。

（二）室内质量控制目的和方法

质控目标就是要监测仪器检测的准确性或精密度（或两者）是否失控。质控方法必须有足够的灵敏度，能揭示仪器失控可能影响检测结果；但也不能过于灵敏，以至于仪器在无任何失控时就发出错误信号。每天仅做一次质控，可能无法提供确保仪器检测结果准确性和一致性的信息。当完全停机后再重新启动时，应确认精密度，以确保仪器具有满意的

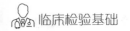

分析能力。

1. 用稳定化全血质控品进行质控

稳定化全血质控品除赋值方法不同于校准品外，其余性质两者相似。质控品浓度应至少具有"正常"和"高值"两个水平，应反映正常检测物水平和可报告范围。

（1）质控品测定频率

应根据工作量和检验结果漂移特征而定。质控测定的最少次数应为开机时进行一次正常和异常水平的质控，关机时进行一次正常水平的质控，以确保满意的检测结果。增加检测次数，可进一步保证检测结果的可靠性。在更换质控品批号前应将新批号质控品与当前批号质控品平行检测 3d，以确定新质控品的性能，并提供新旧批号质控品定值之间的比值关系。

（2）结果解释

若采用±2s 作为质控限，在 20 次测定中可有 1 次质控值超过界值属随机事件。重新测定相同质控品正常和高值两种浓度，若结果仍超过±2s 界限则属非随机事件，说明仪器精密度可能不佳；当精密度变差时，应检查失控前临床标本的检测结果，以决定报告与否。若相同正常和高值质控品重复测定结果在±1s~±2s 范围内，说明仪器准确性可能不佳。当准确性不佳时，应对仪器重新进行校准。

2. 用患者全血标本进行质控

除了采用稳定化全血质控品进行质控外，日常患者全血标本也可用作质控品。常用方法有下列几种：

（1）配对比较法

是监测精密度的一种方法，可分析稳定化全血制品结果的变化原因，是仪器精密度不良还是存在偏倚。

（2）加权浮动均值法

在引起 MCV、MCH 和 MCHC 测定结果变化的原因中，检测因素较生物性因素变异的可能性更大。因此，使用加权浮动均值法，可最大限度地减少新输入的检测结果对一批患者（常 20 个）红细胞平均指数检测均值的影响。现代血液分析仪可自动截取患者数据，进行加权浮动均值的计算。此方法很实用，红细胞平均指数变化的合理范围是测定值与靶值之间的偏离<3%。

（3）监测参考区间法

通过定期监测参考范围，可以发现仪器示值是否发生漂移，以便及时对仪器进行校准。

（4）监测白细胞分类计数法

手工法白细胞分类计数可作为血液分析仪白细胞分类计数结果质量的质控方法。

3. 室间质量评估

是评价实验室检测准确性的独立方法。

三、血液分析仪的性能评价

（一）总体评价

新安装或每次维修仪器后，必须对仪器的性能进行测试、评价。评价内容包括，仪器基本情况、仪器手册、方法学、评价步骤。技术评价计划包括：校准、校准品和质控品、试剂、标本及处理、常用细胞计数参数评估标本的浓度分布范围、记录原始结果、预评价和性能评价。

（二）性能评价

性能评价是评价血液分析仪的主体内容，包括厂商确认和用户验证。

1. 空白检测限

空白检测限（limit of blank，LoB）又称为本底，是指空白试剂和电子噪音的作用，是导致仪器检测结果假性增高的原因。LoB 与准确的定量检测低限是不同的。

2. 携带污染

携带污染（carryover）是指所检测的前一个标本对下一个标本检测结果的影响。通常用携带污染率（%）表示。在检测大量标本前，必须对高值和低值标本的携带污染进行评价，以保证交叉检测时仪器的稳定。低值标本中应该含有 RBC、WBC、Hb 和 PLT。不能用低值商品质控品、空白稀释液或吸入空气的方法代替低值标本，可使用以同质血浆稀释后的健康者标本，以提供合适的基质效应。

3. 精密度（重复性）

精密度（precision）评价包括批内、批间精密度和总精密度评价。理论上，批内或批间精密度研究范围应覆盖整个生理和病理范围。不同批次的标本包括高、中、低值。在同一批内，所有标本应有相似结果。

关于重复性研究时间限定由研究标本老化（sample ageing）所需时间决定。标本老化是指静脉标本采集后，观察随时间增加测定结果的变化量。采集 10 份标本，其中 5 份来自正常个体，5 份来自影响各种检测参数的异常个体。标本分别储存在室温 4℃，并在 0、

30min、1h、2h、3h、4h、5h、6h、12h、24h、48h 和 72h 内检测。以百分率或绝对值—时间作图，观察参数的变化。

4. 检测下限与定量检测下限

（1）检测下限（lower limit of detection，LLoD）

是指一定概率下标本可被检出的最低浓度。在血液分析仪上，是指可与本底区分开的最低血细胞浓度值。CLSI EP17 文件规定：LLoD＝LoB 的均值＋LoB 标准差（s）的 1 个常数倍数，正态资料常数＝1.645。

非正态资料常数＝1.645/｛（1-1/［4（n-k）］｝

式中，n 为总的重复检测次数，k 为标本个数。

不同浓度的标本至少测定 60 次，也可选用 6 个不同浓度的标本，每个标本测定 10 次，以发现标本之间的变异。

（2）定量检测下限（lower limit of quantitation，LLoQ）

是指标本中能被准确定量的最低浓度值，且定量结果在可接受的精密度和准确度范围内。

准确检测低浓度的白细胞和血小板非常重要。如白细胞可帮助临床决定是否化疗、获取骨髓抑制/恢复的信息。血小板可预测出血、决定干预性血小板输注。测定并计算每个低值白细胞和低值血小板标本的 CV 和 SD，当 CV 小于每个测量值所规定不精密度时，白细胞和血小板测定值即为 LLoQ。通常，红细胞、血红蛋白和血细胞比容不需要验证检测限。

5. 分析测量区间

分析测量区间（AMI）也可用分析测量范围（AMR）表示。采用同源乏血小板血浆稀释压积细胞，得到覆盖生理和病理范围的稀释度。将每个稀释度当作一个标本，检测红细胞、白细胞、血红蛋白和血小板。经统计学运算，观察仪器在覆盖浓度范围内检测结果的一致性，以得到仪器的最佳测试范围，该范围越宽越好。AMI 是厂商，遵照 FDA 要求测试并载入仪器手册的一项技术指标，用户无须调整。但用户可根据 AMI 得到临床可报告区间（CRI）。

6. 可比性

可比性是反映仪器检测结果与使用常规程序检测结果达到一致性的能力。所用仪器分为待测（新系统）血液分析仪（TAA）和比对（原系统）血液分析仪（CAA）。先用可溯源的校准品校准 CAA，再用 CAA 和正常新鲜全血校准 TAA，将取自患者（RBC、Hb、WBC 及 PLT 异常）和健康者的新鲜全血，在两类仪器上检测，对结果进行比较，确保新鲜血液标本交互核查（cross check）结果的可比性。也可用于评价仪器的准确度。

7. 不同检测模式的比较

对血液分析仪的两种模式（全血模式和稀释血模式）进行评估。原则上，应使用静脉血检测，采血量>1mL／管，8h 内完成检测。如临时采用了其他模式，应将检验结果与静脉全血模式进行比对，以评估其可靠性。主要指标有 LoB、携带污染（特别是 WBC、PLT）、精密度（特别是贫血、白血病、血小板减少症的医学决定水平）、LLoD 和 LLoQ、AMI 和可比性。

8. 对异常标本和干扰物的评价

尽可能多检测能代表所有临床检验的预期范围的标本，可用仪器对异常标本或已知干扰物质的标本进行专门研究。

9. 临床可报告区间

临床可报告区间（CRI）是为直接获取某种方法的分析测量区间，通过采用稀释、浓缩等方法处理标本后，检测到的可作为结果向临床报告的量值范围。如检测结果>AMI 上限，则需要稀释标本，直到测得 AMI 范用内的结果，经过计算后向临床报告；如检测结果小于 AMI 下限，则报告 AMI 下限值；但 AMI 下限值不能小于 LoB。如果 LoB#0，则血小板和白细胞的 AMI 下限≠0。

10. 参考区间

血液分析仪检验指标参考区间（reference interval，RI）的制定，不同于化学/免疫学等具有方法依赖性的指标，制造商可提供相应信息，但用户必须对其在受检者人群中的适用性进行评价，包括年龄（特别是新生儿）、性别、种族等因素对血液分析仪检测结果的影响，并考虑个体内及个体间的差异。

（三）白细胞分类计数性能评价

CLSI 发布 CLSI-H20A2 "白细胞分类计数（百分率）参考方法和仪器评价方法"文件，建议用已知不精密度和偏倚的白细胞分类计数参考方法，评价血液分析仪的白细胞分类计数性能（灵敏度和特异性）。白细胞分类计数的评价内容见表 3-2。CLSI-H20 文件也是我国白细胞分类计数参考方法的主要依据。

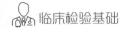

表 3-2　白细胞分类计数评价内容

项目	内容
细胞种类	外周血液有核细胞、中性粒细胞（分叶核、杆状核）、淋巴细胞（正常、异型形态）、单核细胞、嗜酸性粒细胞、嗜碱性粒细胞、少见的其他有核细胞（破碎细胞、篮细胞和不能明确定义形态的细胞）
计数方法	每张血涂片应计数 200 个白细胞，如白细胞减少，应同时增加血涂片数量
血涂片检查限定量	检验人员每天按每张血涂片分类计数 200 个细胞计，不超过 15~25 张
考核用血涂片标本	标本 1：含分叶核中性粒细胞、杆状核中性粒细胞、正常淋巴细胞、异型淋巴细胞、单核细胞、嗜酸性粒细胞、嗜碱性粒细胞；标本 2：含少量有核红细胞；标本 3：含少量未成熟白细胞
评价方案	标本制备、比较分类计数不准确度和不精密度、临床灵敏度、统计学方法

第四节　血液分析仪检验的临床应用

目前，被批准用于临床的血液分析仪检测参数，如红细胞计数、血小板计数、白细胞计数和分类计数（百分率和绝对值）、网织红细胞计数（百分率和绝对值）等，临床意义已经明确。随着血液分析仪检测原理和技术的发展，新近开发的多种检测参数，也已经或正在经受临床实践的验证。以下简介新参数的独特临床应用价值。

一、红细胞系列参数

（一）红细胞体积分布宽度

红细胞体积分布宽度（red cell volume distribution width，RDW）是红细胞体积异质性的参数，即反映红细胞大小不均的客观指标。RDW 多采用 RDW-CV 和 RDW-SD 表示。

1. RDW-CV

RDW-CV 是红细胞在体积分布曲线上 1SD 的分布宽度与 MCV 的比值（$CV\bar{x}\ \pm s$，正常 RDW-CV=11.5%~14.5%）。RDW-CV 易受 MCV 大小的影响，小红细胞增多时因为 MCV 减小，极易放大 RDW-CV 的改变。相反，大红细胞增多时会平衡曲线宽度的变化，从而减小 RDW-CV。

2. RDW-SD

RDW-SD 是独立于 MCV 的 RDW 表示方法。RDW-SD 是以红细胞分布的峰值相当于 100%时的 20%界限的分布宽度，以 fL 表示［正常 RDW-SD=（42±5）fL］。

RDW-CV 和 RDW-SD 都是红细胞大小不均的指标。RDW 增大提示存在红细胞大小不均的混合细胞群。若存在两种细胞群，无论是小细胞群混合正常细胞，还是大细胞群混合正常细胞，都会使分布曲线增宽而 RDW 增大。因为 RDW-SD 测量的是红细胞体积分布曲线的较低部分，对少量大细胞或小细胞的存在较灵敏。同时，对于网织红细胞数量的增加也灵敏，因为网织红细胞的 MCV 较大，会使分布曲线的基底增宽；RDW-CV 对于小细胞、大细胞和网织红细胞等少量细胞群的存在不灵敏，但是它可以更好地反映细胞大小分布的总体变化，从而可较好地用于大细胞或小细胞性贫血的诊断。

（二）红细胞平均值

1. 红细胞平均血红蛋白浓度（CHCM）

CHCM 是 RBC/HC 直方图的平均值，参考区间在 280~410g/L。低于 280g/L 提示低色素红细胞，高于 410g/L 为高色素红细胞。

2. 小细胞/低色素细胞比值（M/H）

在流式细胞术激光散射法线性散点图中，M/H 表示小红细胞低色素的程度，有助于区别 β-珠蛋白生成障碍性贫血和缺铁性贫血；小红细胞高色素可筛检球形红细胞性贫血。欧洲已将其列入贫血和血透患者的诊治指南。

（三）网织红细胞参数

1. 未成熟网织红细胞

未成熟网织红细胞（IRF）是光散射法血液分析仪根据网织红细胞内 RNA 含量不同，引起荧光染色强度的差异，而得出的参数。

$$IRF = \frac{MFR + HFR}{MFR + HFR + LFR}$$

在分析骨髓造血状态的血液学参数中，RET 优于白细胞计数和血小板计数，而 IRF 的变化较 RET 的变化更具有重要意义。

（1）评价骨髓功能

在骨髓功能抑制时，HFR 和 MFR 减低早于中性粒细胞和血小板计数。在骨髓功能恢复时，多数患者 HFR 或 MFR 迅速增高，HFR、MFR 与白细胞、血小板同时增高者较少见。

（2）监测治疗过程

在放疗或化疗时，网织红细胞参数可反映骨髓增生（特别是红系增生）及放疗、化疗的细胞毒性作用。如长期化疗，网织红细胞亚群发生变化，HFR 和 MFR 减低早于 LFR；而 HFR 和 MFR 的迅速增高是骨髓恢复的征象。

（3）评价疗效与调整用药

外周血液造血干细胞移植患者的 IRF 增高，提示骨髓的造血功能已开始恢复；移植后 IRF 在一定时间内出现并增高，则患者的死亡率极低。在评价贫血药物疗效时，IRF 可反映药物（如促红细胞生成素）的灵敏度，有助于调整药物剂量。

2. 网织红细胞成熟指数

网织红细胞成熟指数（RMI）是光散射法血液分析仪根据网织红细胞内 RNA 荧光染色强度而得出的参数，其临床意义与 IRF 相同。

$$RMI = \frac{MHR + HFR}{LFR} \times 100\%$$

3. 网织红细胞平均血红蛋白量

网织红细胞平均血红蛋白量（CHr）可实时评价骨髓红系造血的功能状态，是反映缺铁性贫血的灵敏指标。在贫血诊断指标中，骨髓铁染色为侵入性检查，血清铁检测结果的日间波动大；转铁蛋白为急性时相反应蛋白，炎症和肝脏疾病也可增高；网织红细胞在外周血 1d 后就演变为红细胞。而 CHr 则反映体内铁蛋白代谢的最新状态。

4. 网织红细胞血红蛋白

含量 RET、RET#和 IRF 仅反映了网织红细胞数量变化，而网织红细胞血红蛋白含量（RET-He）则反映网织红细胞的质量变化，RET-He 低于 30.5pg 为补充铁的最佳临界值，其灵敏度和特异性高，与 CHr 有很好的相关性。RET-He 在缺铁性贫血治疗过程中具有更重要意义。

5. MSCV 和 MRV

健康者的 MSCV 比 MCV 大，但患者则相反。如 MSCV<MCV 时，诊断遗传性球形红细胞增多症的灵敏度为 100%，特异性为 93.3%，表明 MSCV 和 MCV 是高度有效的诊断指标。MRV 也是观察促红细胞生成素疗效的稳定且较灵敏的指标。

（四）血红蛋白分布宽度

血红蛋白分布宽度（HDW）是反映红细胞内血红蛋白含量异质性的参数。用 RBC/HC 直方图的平均值（CHCM）的标准差表示。HDW 和 RDW 明显增高见于遗传性球形红细胞增多症，属于小细胞不均一性高色素性贫血。HDW 对镰形细胞贫血、β-轻型珠蛋白生成障碍性贫也有一定诊断意义。

（五）研究参数

血液分析仪的研究参数有：①小红细胞贫血因子（microcytic anemia factor，MAF）：计算细胞大小和血红蛋白含量，对小红细胞贫血分类有帮助，血液透析患者 MAF 与 EPO 治疗反应呈现良好的关系。②网织红细胞分布宽度标准差（RDWr-SD）或网织红细胞分布宽度变异系数（RDWr-CV）：其增高可提示缺铁性贫血，正常或减低可提示杂合子珠蛋白生成障碍性贫血。

二、白细胞系列参数

（一）中间细胞群

中间细胞群（MID）是三分群血液分析仪的指标，正常时包括单核细胞、嗜酸性粒细胞、嗜碱性粒细胞；病理情况下包括各种原始幼稚细胞、异型淋巴细胞、浆细胞等。但由于各种仪器使用的稀释液和溶血剂对白细胞膜作用不同，中间细胞群的确切细胞组成并不明确，因此出现 MID 异常或报警，需要特别注意血涂片显微镜复查。

（二）未成熟粒细胞

未成熟粒细胞（IG）主要包括杆状核粒细胞、早幼粒细胞、中幼粒细胞、晚幼粒细胞，但不包括原始粒细胞。IG 有助于筛检、监测类白血病反应、炎症、肿瘤、骨髓异常增生性疾病、组织坏死等。IG 超过 3%，对提示败血症非常特异，有助于微生物检测评价。

（三）造血祖细胞

造血祖细胞（HPC）是反映以 CD34 阳性为主的造血祖细胞参数，由造血干细胞分化而来。定量检测外周血液 HPC 的变化，特别适合于监测造血干细胞移植过程中，供体在接受药物动员后，外周血液造血干细胞的变化，以便于选择采集时机。与流式细胞仪检测结果具有较好的相关性。

（四）平均过氧化物酶活性指数

平均过氧化物酶活性指数（MPXI）用于诊断髓过氧化物酶部分和全部缺乏症、中性粒细胞激活等。

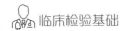

三、血小板系列参数

（一）血小板平均体积

血小板体积（MPV）与血小板数量呈非线性负相关，与血小板功能呈正相关。与血小板计数（PLT）、大血小板比率（P-LCR）和血小板分布宽度（PDW）等指标联合应用意义更大。

1. 鉴别血小板减少的病因

骨髓增生功能良好而外周血液血小板破坏过多，如特发性血小板减少性紫癜、脾功能亢进、系统性红斑狼疮等，MPV 正常或增高；再生障碍性贫血时 MPV 正常或减小；骨髓病变如急性白血病、骨髓增生异常综合征等则 MPV 减小。

2. 评估骨髓造血功能

（1）当白血病化疗和骨髓移植患者的骨髓受抑制时，MPV 减小早于 PLT 减少；白血病缓解、骨髓功能恢复时，MPV 增高又早于 PLT，增多 1~2d。

（2）特发性血小板减少性紫癜时，MPV 增大表示预后良好；当特发性血小板减少性紫癜缓解、PLT 恢复正常时，MPV 逐渐恢复正常。

（3）MPV 持续减小和 PLT 持续减少，为骨髓造血衰竭的征兆。

3. 判断病情变化

用于脓毒症（减低）、新生儿菌血症（增高）、心绞痛（MPV 增大，血管狭窄危险性增高）、急性心肌炎（是复发的独立危险因素）等疾病过程变化的判断指标。

4. MPV，P-LCR 和 PDW

有利于原发性血小板增多症（MPV 增大，PDW 正常或减低）与反应性血小板增多症（MPV 减小，PDW 正常或增大）的鉴别。

（二）未成熟血小板比率

未成熟血小板又称网织血小板，是骨髓新近释放入外周血液、胞质中残留 RNA 的血小板。未成熟血小板比率（IPF）可反映骨髓增生状态、血小板更新速度和细胞动力学变化。骨髓造血功能良好时，外周血液血小板破坏增多，IPF 增高；骨髓造血功能抑制、血小板增生不良时，IPF 减低。因此，IPF 对血小板减少症的鉴别诊断具有重要意义。IPF 也有助于监测血小板疾病的治疗，特别是自身免疫性血小板减少性紫癜和血栓性血小板减少性紫癜时 IPF 增高，治疗有效时则 IPF 减低。

（三）血小板分布宽度

在血管阻塞危象的镰形红细胞性贫血、新生儿菌血症时 PDW 增高。特发性血小板减少性紫癜时的 MPV、P-LCR、PDW 高于再生障碍性贫血，灵敏度和特异性高。P-LCR 和 PDW 对于诊断免疫性血小板减少非常可靠。

（四）血小板成分平均浓度

血小板成分平均浓度（mean platelet component，MPC）反映血小板内的密度，MPC 减低表示血小板激活，与反映血小板活化的表面标志 CD62P（金标准）定量有很好的相关性，可反映血小板激活、监测抗血小板药物治疗、筛检异常血小板功能。

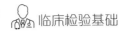

第四章 临床输血检验

第一节 输血检验概述

输血是将供血者的血液输入受血者的循环系统。当手术中失血或外伤致大量失血时，输血可挽救生命。临床上经常通过输血治疗多种疾病，各类血液病患者常涉及输血，而现在输血的概念已经从原来单纯的各种血细胞或血浆的补充，扩大到通过血液中各种成分的分离制备，并在必要时进行进一步的诱导、培养和扩增，以获得对不同疾病有明显疗效的细胞治疗。

血型是血液成分中遗传多态性的总称。临床上通常将红细胞膜上的抗原多态性特指为血型。但在其他血细胞上也存在特异性血型，甚至血浆蛋白中也有血型。红细胞表面已经发现了 319 个可以遗传的血型抗原，而在世界上任何地方都存在多态性的抗原不到 50 个。也就是说，种群中交替等位基因的存在要比通过频发突变而保持的等位基因水平高。ABO 血型和 Rh 血型是免疫原性最强的，也是临床上最重要的血型。同样，在血小板、粒细胞膜上，由于它们各自血型糖蛋白的多态性所导致的同种免疫性抗体的产生，是血小板输注无效、新生儿血小板性紫癜的原因。供受者 HLA 抗原的匹配是骨髓干细胞移植的关键。

如果按血液的来源进行分类，输血可分为两个主要类型：同源异基因输血（即输注血库中的库存血）和自体输血［即输注自己的血细胞和（或）血浆］或使用他人的库存血。输血前对供血者和受血者的血液进行 ABO/RhD 血型鉴定、抗体筛查和交叉配血试验是血液相容性试验的主要内容。针对输血反应的调查，则更注重发现并证实引起各种溶血和非溶血性输血反应的同种免疫性抗体的类型和特异性。

目前，临床上经常使用的血液制品主要分三大类，即红细胞制品、血小板制品和血浆制品。虽然全血的使用比例比以前已有大幅减少，但针对部分患者，全血输注仍然具有其作用。虽然不同的专业协会和组织对各种血液制品的输注都有相应的指南，但是年龄、疾病类型与发展过程等将影响输血指征。

输血的风险主要来自两个方面，一方面，是同种免疫反应对受血者的伤害；另一方面，是可经血液传播的微生物病原体对受血者的感染。血型的不配合和输血相关的急性肺损伤是目前造成免疫型输血反应的主要原因，而获得性免疫缺陷病毒、肝炎病毒则是经血液传播的主要病原微生物。

一、输血的目的

在多数情况下，输血主要针对个体循环系统中血液的不足。对于健康人群来说，在4min内丢失400mL血液不会引起脉率和血压的变化，而当失去1500~2000mL血液时，将会导致动脉压下降，心脏每搏输出量减少，人会觉得发冷，有轻微的青紫，并感觉呼吸困难。对失血患者恢复血液的流动性是为了向组织提供充足的氧。体重为70kg的健康男性的氧输送能力约为1000mL/min。其在静息状态时的基础氧耗大约为250mL/min。

心排血量与动脉血氧饱和度维持在一个正常范围内，贫血时可能有耐受。当然，在急性低血容量性贫血时，氧输送可增强。血液黏性下降以及心脏每搏输出量加倍，可导致氧的输送能力明显提高。当血红蛋白处于低水平时，如果氧含量下降，则须增加对氧的摄取以适应对氧的需求，因此混合静脉血氧含量将下降。在慢性失血性贫血中较低的动脉氧含量则通过氧离曲线右移来获得补偿。

有些器官比其他器官要从血液中获取更多的氧以供其运行。因此虽然全身在静息时动脉氧含量差约为50mL/L，相对应的摄取率约为25%，但此时心脏通常从供其的血液中摄取55%的氧，脑摄取35%~40%的氧。因此当出现失血性贫血时，对脑与冠状动脉的供血量增大以维持氧的递送。对于人类，当血细胞比容（hematocrit，HCT）下降至0.28时，脑血流上升。

在医学治疗中，对于大出血和危及生命的贫血，输血仍是目前唯一有效的治疗方法。红细胞输注在预防贫血并发症和改善贫血导致的缺氧症状上都有应用。对多数患者而言，通常须将血红蛋白维持在70g/L以上，而对有冠状动脉疾病症状的患者，则一般将血红蛋白维持在80g/L以上。对于严重遗传性血红蛋白病患者，输血不仅能治疗贫血，还可减少异常红细胞的生成，在某些情况下，能减少病理效应。

二、输血的要求

为了减少输血不良反应的发生，血库工作人员通常在输血前采取一系列预防措施。在输血前几小时，有时甚至是几天，工作人员须将供者的血液与患者的血液混合，检测血液的相容性，这个过程也被称为交叉配血试验。在重复核对血袋标签和患者的相关信息之后，血液开始输给患者。通常输血的速度较为缓慢，每袋血大约需要输注1~3h。因为多数不良反应发生在输血开始后的15min内，故在输血开始后的前15min护士须严密观察，

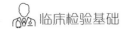

一旦发现患者出现不良反应，应该立即停止输血。

大多数贫血患者在不同程度上都可产生对贫血的耐受。通过输注晶体液以调节出血症状也常常十分有效。当出血十分严重，到了非输注红细胞不可的时候，输注红细胞加晶体式人造胶体可能比输全血更合适。

目前，从血浆中获得的最常用的制品是清蛋白与球蛋白。清蛋白在临床上的应用范围与用量都较球蛋白大。清蛋白是一种良好的血浆扩容剂。输注的清蛋白约90%~95%可留在血管内。正常的胶体渗透压是28mmHg，清蛋白渗透压是21.8mmHg，每克清蛋白可结合18g水。理论上，输500mL 4%的清蛋白可扩容400mL。当然，实际上扩容量还受到水合状态、内源性清蛋白储存量以及由疾病本身导致的清蛋白从血管中漏出的影响。

在出血时，输血的即刻作用是增加血容量。用等渗的胶体溶液也可起到血浆蛋白替代血液的作用。血浆中含有多种脂质、蛋白、激素和电解质，并具有这些物质的功能。人们虽然在不断发明各种血浆代替品，但是没有一种可完全替代血浆的功能，即便是在理论上。血浆替代品的主要性能要求是：①输注后能在循环体系中相对长期地保留；②同种免疫反应尽可能小；③不应有不良反应，包括凝集或带有传染性因子；④在循环中可完全清除；⑤可长期保存；⑥不能太贵。人造的所有胶体的问题在于，其皆为多分散性（polydisperse）。混合物的尺寸与分子量皆大小不均。一般认为所制备的混合物如果分子量小于70kD，则会被肾脏快速排出。分子量可能须大于250kD。

去白细胞的红细胞输注可减少对人白细胞抗原的同种免疫、巨细胞病毒的传播、血小板输注无效、发热性输血反应以及心脏手术后的多器官衰竭。在大多数发达国家，去白细胞已经成为标准操作。但红细胞制品中的白细胞、血小板要去除到什么程度是一个有争议的不确定的问题。

三、输血的风险

在临床输血中最为常见的严重不良反应是由红细胞血型抗原所引起的同种免疫应答。当供血者与受血者的血型不配合时，这种免疫应答可造成立即或迟缓的溶血性输血反应。

（一）输血导致的感染

在世界各地输血导致的死亡事故中，由感染所引起的死亡占大多数。这些感染性因素有病毒、细菌和原生动物。所谓的输血传染因子一般须具备以下特性：①可持续地存在于供血者的血液中，使供血者处于携带或潜伏状态；②存在易感人群；③具有传染无症状的能力；④可在库存血中或在血浆中存活。因此在输血前，所有的血液制品都应测定所有的病原性以防止其输入受血者人群；或对血液制品进行有效的病毒灭活以杜绝传染的发生。

但事实上，两者都是不可能完全做到的。另外，有些病原体针对某些特殊人群特别易感，如胎儿、器官移植者。积极地开展针对各种病原体的检测是阻止其血传播的有效方法，但不能杜绝其经血传播的途径，这是因为所有方法和检测试验都存在局限性，如方法的灵敏度、试验的特异性以及病原体本身在被感染者体内的窗口期。

目前基本上已经应用高通量的筛选方法对所有的献血者进行传染性因子的检测，但是即便是用最敏感的技术，也不可能检出所有的带传染性因子的供者，由于在不同群体中携带某些特殊传染性因子的人群有明显差异，通过选择献血者可降低传染性因子传播的风险，如在非疟疾传染地区选择献血者时，排除来自疟疾传染地区的献血者，而通过排除高危行为的献血者也可大大降低人类免疫缺陷病毒（HIV）的经血传播。血细胞中的一些传染性因子，可在除无细胞的血浆中传播，如乙型肝炎病毒（HBV）。

当前，主要威胁输血安全的病原微生物包括 HIV、丙型肝炎病毒（HCV）和 HBV。输血后感染艾滋病的概率目前是五十万分之一，输血后感染 HCV 的概率约为十万分之一，输血后感染 HBV 的概率约为六万分之一。在不同地区 HCV 的亚型不同。由于献血者从病毒感染到出现病毒血症有一段时间间隔（又称为"窗口期"），基于 ELISA 方法检测的"窗口期"分别为 HIV 22 d，HCV 72 d，HBV 50 d。除以上介绍的病毒之外，可经血传播的病原微生物还包括人类 T 细胞淋巴瘤/白血病病毒（HTLV-I）、梅毒螺旋体、庚型肝炎病毒（HGV）、巨细胞病毒（cytomegalovirus，CMV）、拒原虫、克雅阮病毒（CJV）、细小毒病 B19、巴贝西虫、弓形虫、利什曼原虫等。受各地区病原微生物流行率的不同以及血液检测成本控制等因素的影响，不同国家对血液制品中病原微生物的检测项目和方法都存在差异，目前包括我国在内的许多国家已对所有献血者血液进行 HIV、HCV 和 HBV 核酸检测，有的国家还根据地区特点增加对献血者的 HTLV-I、CJV 和疟原虫的检测。另外，许多国家要求对新生儿和免疫受抑制的患者提供 CMV 阴性或经过辐照的血液制品。

（二）溶血性输血反应

溶血性输血反应（HTR）是由于供受血者之间血液的免疫不相容所导致的输注的红细胞在受血者体内溶血或清除。通常按其输血后发生的时间分为急性 HTR 和迟缓性 HTR（以 24h 为限）。急性 HTR 的发生率为 1∶25 000，迟缓性 HTR 的发生率为 1∶1000。但对于每个患者，由于输血通常有多次或多个单位，因此每个患者输血后 HTR 的发生率约为 1∶1000。在 HTR 中，ABO 血型不合是最常见的原因（约占急性 HTR 的 30%），也是临床危险性最大的一种 HTR。

（三）发热非溶血性输血反应

发热非溶血性输血反应（FNHTR）在去除白细胞的红细胞悬液输注中的频率约为

1.1%，而在去除白细胞的血小板输注中频率为 0.06%～2.2%，但血液病和肿瘤患者组中的血小板输注后 FNHTR 的频率可高达 30% 以上。主要有两个机制产生 FNHTR：①抗体介导：由白细胞、血小板、红细胞等抗体结合到相应细胞上诱导。②由血液制品在储存期产生的生物活性物质诱导，其中主要是 IL-1β、IL-6、TNF-α 和 PF4。

血液制品输注后，患者出现发热（通常以比输血前升高 1℃ 为界限）、寒战、疼痛等症状，这些症状通常是在输血过程中出现，但也有 10% 的反应是在输血后 1～2 h 出现，说明这种反应具有剂量效应。

（四）输血相关急性肺损伤

输血相关急性肺损伤（TRALI）是一种输血后急性呼吸窘迫综合征。一般发生在输血后 6 h 之内，患者立即发生呼吸困难和呼吸急促。有肺裂纹，但无充血性心力衰竭和循环过负载迹象，胸片示双侧肺水肿，但无心力衰竭（非心源性肺水肿）。据报道，TRALI 发生率为 1/50 000～1/1000，其中以输入带有 HLA 和 HNA 抗体的血浆成分和长期储存的血液制品 TRALI 的发生率较高。在临床上，TRALI 多数发生在手术患者、恶性血液病患者和心脏、肾脏疾病患者中。通过筛选 HLA、HNA 抗体和在输血前检测血液制品中的生物活性物质、CD40L 是目前采取的预防 TRALI 的策略，尚无较好的预判方法。

（五）细菌感染

血液采集过程中带入或献血者本身带有细菌而造成血液制品细菌污染的情况在红细胞制品中较少，其频率约为 0.3/10 000，但在血小板制品中频率可高达 1/5 000。这是因为血小板制品通常是保存在 22℃ 的条件下，较易于细菌的生长。为防止细菌污染，最佳的方法是输血前对血液制品进行细菌检测。

（六）输血相关移植物抗宿主病

虽然发生输血相关移植物抗宿主病（TA-GVHD）的概率很小，但在所有已报道的 TA-GVHD 病例中，患者的死亡率超过 90%，导致 TA-GVHD 的主要因素是供血者的 T 细胞输入受血者后产生供血者 T 细胞植入替换并对受血者的正常组织产生攻击，TA-GVHD 的临床症状主要是全身红皮疹、腹泻以及肝功能异常。胎儿与新生儿癌症和免疫缺陷较易发生 TA-GVHD。临床上 TA-GVHD 比干细胞和器官移植后的急性 GVHD 来得更迅猛，这是因为移植患者通常在治疗过程中有预防 GVHD 的措施，而输血者则没有。目前较为有效防止 TA-GVHD 的方法包括 γ-射线照射淋巴细胞去除和光化学处理。

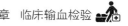

第二节 血液制品的种类和用途

一、红细胞制品

（一）全血

全血是将一定量人的血液采集到含一定量保养液的采血袋内所制成的血液制剂。目前输血中全血输注已经很少，而全血输注的主要目的是补充红细胞。因此，此处将全血归入红细胞制品，适用于急性大量出血、体外循环、需要换血的患者。新鲜全血适用于新生儿溶血病的换血。

（二）悬浮红细胞

悬浮红细胞是将采集到的多联袋内的全血中的大部分血浆在全封闭的条件下分离后向剩余物加入红细胞添加液制成的红细胞成分血。血细胞比容为 0.50~0.65，适用于贫血需要补充红细胞的患者，特别是伴有充血性心力衰竭时。与晶体液或胶体液一起应用于急性失血的患者，减少了输注全血后循环负荷过重的危险，又减少了血浆中的抗体或血浆蛋白成分引起的发热和过敏等输血不良反应，分离出的大部分血浆可供临床输用或进一步制备血浆蛋白制品。

（三）悬浮少白细胞红细胞

悬浮少白细胞红细胞是将采集到的多联袋内的全血中的大部分白细胞、血小板及血浆在全封闭的条件下去除后向剩余物加入红细胞添加液制成的红细胞成分血。血细胞比容为 0.45~0.60，适用于由白细胞抗体引起的输血发热反应、长期输血以及器官移植的患者。在特定情况下用于须减少传播巨细胞病毒风险的患者。

（四）洗涤红细胞

洗涤红细胞是采用物理方式在无菌条件下将保存期内全血、浓缩红细胞、悬浮红细胞血液制剂用大量静脉注射用 0.9% 生理盐水洗涤，去除绝大部分非红细胞部分，并将红细胞悬浮在 0.9% 生理盐水中所制成的红细胞成分血。红细胞回收率>70%，白细胞清除率>80%，血浆蛋白清除率>98%。洗涤红细胞适用于对血浆蛋白有变态反应或有输血发热反应的贫血患者。洗涤红细胞缺乏抗 A、抗 B，因此 O 型洗涤红细胞可以输给除（类）孟买亚型以外的 ABO 亚型的患者。洗涤红细胞还适用于自身免疫性溶血性贫血患者，缺 IgA 抗原而已产生相应抗体的患者。

（五）冷冻解冻去甘油红细胞

冷冻解冻去甘油红细胞是采用物理方式在无菌条件下将保存时间在 6d 内的全血、浓缩红细胞、悬浮红细胞血液制剂中的红细胞分离并加入红细胞保护剂甘油于低温（-65℃以下）冷冻保存，此红细胞经过解冻去甘油后加入一定量的静脉注射用 0.9% 生理盐水或同时冻存的分离血浆所制成的红细胞成分血。红细胞回收率>80%，适用于稀有血型、自体输血以及有发热或变态反应的患者。

（六）照射红细胞

为防止淋巴细胞增殖，用 γ 射线辐射过的红细胞制剂为照射红细胞。照射红细胞可有效预防输血相关性移植物抗宿主病，适用于严重免疫功能缺陷或免疫抑制和造血干细胞移植后输血患者。

二、血小板制品

（一）单采血小板

单采血小板是采用血液单采机在全封闭的条件下自动将全血中的血小板分离出并悬浮于一定量血浆内制成的单采成分血，适用于血小板生成障碍引起的血小板计数减少、血小板功能障碍性疾病以及预防性输注。

（二）浓缩血小板

浓缩血小板是将室温保存的多联袋内的全血与采血后 6h 内在 20℃~24℃ 的全封闭条件下将血小板分离并悬浮在血浆中所制成的成分血。用途与单采血小板相同，但由于浓缩血小板为多人份混合血小板制品，刺激受者产生血小板抗体的概率高于单采血小板。

（三）单采少白细胞血小板

单采少白细胞血小板是采用血液单采机在全封闭的条件下自动将全血中的血小板分离并过滤去除白细胞后悬浮于一定量血浆内制成的单采成分血，适用于血小板数量减少或功能障碍引起的出血且有输血发热反应以及需要长期或大量输注血小板的患者。

三、血浆制品

（一）新鲜冰冻血浆

新鲜冰冻血浆（FFP）是在全血采集后 6h（全血保养液为 ACD）或 8h（全血保养液为 CPD、CP-DA-1）内，在全封闭的条件下将血浆分离并冻结制成的成分血。FFP 含有各种凝血因子及清蛋白、免疫球蛋白等，适用于单纯凝血因子缺乏的补充，口服抗凝剂过量引起的出血，肝病患者获得性凝血障碍，大量输血伴发的凝血障碍，抗凝血酶Ⅲ缺乏，血栓性血小板减少性紫癜等。

（二）冷沉淀凝血因子

冷沉淀凝血因子是保存期内的新鲜冰冻血浆，在 1℃~6℃：封闭状态融化后，在 1℃~6℃无菌条件下分离出沉淀在血浆中的冷不溶解物质并在 1h 内冻结而制成的成分血。冷沉淀凝血因子主要含有因子Ⅷ、vonWillebrand 因子（vWF）、纤维蛋白原（fibrinogen，Fg）、因子ⅩⅢ和纤维结合蛋白。适用于儿童和成人轻型血友病、血管性血友病、先天性或获得性 Fg 缺乏症、凝血因子ⅩⅢ缺乏症患者。有时冷沉淀凝血因子还用于手术后出血、DIC、重度创伤等患者的替代治疗。

（三）凝血因子制剂

主要包括因子Ⅷ浓缩剂（低、中、高纯度的 FⅧ浓缩剂，重组人凝血因子Ⅷ）、凝血酶原复合物浓缩剂（PCC）、凝血因子Ⅸ浓缩剂、Fg 制剂，以及 vWF 制剂、猪抗血友病球蛋白制剂、抗凝血酶、蛋白 C 制剂、重组人凝血因子Ⅶa 等其他凝血因子制品。

因子Ⅷ和因子Ⅸ浓缩剂分别用于血友病 A 和血友病 B 的治疗。PCC 含有维生素 K 依赖性凝血因子Ⅱ、Ⅶ、Ⅸ和 X，因此适用于上述因子缺乏症患者，尤其是血友病 B 患者。Fg 制剂适用于先天性无 Fg 症、先天性 Fg 减少症、先天性 Fg 异常或功能不全、DIC、突发性胎盘早期剥离大出血、死胎、羊水栓塞等。vWF 制剂用于血管性血友病。猪抗血友病球蛋白制剂专用于治疗有抑制物的血友病 A 患者。抗凝血酶适用于先天性和获得性抗凝血酶缺乏患者血栓性疾病的预防与治疗。蛋白 C 制剂对凝血和纤溶起着重要的调节作用，用于治疗 DIC 有显著疗效。重组人凝血因子 Via 制品适用于有抑制物重组的血友病的治疗以及手术、危及生命或肢体的出血的治疗等。

（四）血浆蛋白制剂

主要包括清蛋白制剂和免疫球蛋白制剂。免疫球蛋白制剂又可分为肌内注射用的正常人免疫球蛋白（丙种球蛋白）、静脉注射免疫球蛋白（IVIG）、特异性免疫球蛋白（抗乙型肝炎免疫球蛋白、抗 RhD 免疫球蛋白、抗破伤风免疫球蛋白等）。

清蛋白可用于补充血管内外的清蛋白缺乏，扩充血容量，治疗出血、肝硬化腹腔积液及急性肝衰竭、烧伤和休克等。正常人免疫球蛋白用于预防某些病毒和细菌感染，如麻疹、传染性肝炎等。抗 RhD 免疫球蛋白用于预防 RhD 新生儿溶血病。抗乙型肝炎免疫球蛋白可用于皮肤或黏膜接触 HBsAg 阳性物质个体的被动免疫和 HBsAg 阳性母亲所生婴儿的母婴垂直阻断。IVIG 适用于免疫缺陷和免疫功能低下的患者的抗感染补充治疗以及自身免疫性疾病的免疫抑制治疗。

四、自体输血

自体输血是指采集患者自身血液，或回收手术时创伤区无污染的血液，并随后再回输给患者的技术。自体输血的优点在于：避免输血传染病；避免红细胞、白细胞、血小板以及血浆蛋白抗原产生同种免疫反应所致的疾病，如溶血、发热、过敏和移植物抗宿主病等；避免发生输同种异基因血的差错事故；节约同种异基因血源，为无供血条件的边远地区提供用血途径；反复自体输血可刺激骨髓细胞加速增生；为稀有血型患者解决了输血的困难。

（一）储存式自体输血

储存式自体输血是在手术前数周甚至数月前采集和储存自身血液（全血或分离成分）以备手术时使用，也可在某些疾病缓解期采集自身血液成分，以备必要时使用。适用于下列临床情况：心胸外科、血管外科、整形外科、骨科等择期手术者；患者有多种红细胞抗体或高频率抗原的同种抗体，通常对所有供血不配合；有严重输血反应者；稀有血型者；预防因输血产生同种免疫抗体。

（二）稀释式自体输血

稀释式自体输血是自体输血中较常用的方式。在手术开始前即刻采集一定量的患者自体血，同时补充足量的晶体液或胶体液以维持血容量；手术期间，血液稀释的患者丢失的血液含相对较少的红细胞；而在手术出血已控制时将所采集的自体血再回输。自体血是新鲜血，含所有的凝血因子和血小板。

稀释式自体输血适用于下列临床情况：术中出血量较大，术前血红蛋白>110g/L，血小板计数>$100×10^9$/L，无明显肝功能障碍及心肺疾患，凝血酶原时间正常的患者。特别适用于体外循环或深低温下进行心内手术的患者。

（三）回收式自体输血

回收式自体输血是收集从患者伤口、体腔或关节腔流出的血液，处理后再回输给该患者，常用于大手术和外伤的大量失血。将手术和外伤中流出的血液收集和处理后再回输，可节约血液资源，并减少异体血的使用。

回收式自体输血适用于下列临床情况：心血管外科、胸腹外科、整形外科、骨科、妇产科等手术中失血较多者；突然大量出血者，如大动脉瘤破裂、脾破裂、肝移植、宫外孕、股关节置换术、侧弯矫正术、脊椎和脊髓肿瘤摘除术等。

第三节　供血者与受血者血液标本检查

一、供血者血液标本检查

供血者健康标准和医学检查必须以确保输血安全、可靠、高质量为出发点，以不损害供血者健康为基础，严格按卫生部颁发的献血体检标准进行。

年满18~55岁的健康公民，符合献血条件，可自愿申请献血。要求献血时，填写"献血健康状况征询表"，对自身健康状况进行评估并签名存档。

（一）血样本的采集要求

（1）采供血机构必须经省级以上卫生行政部门批准设置并提供整齐洁净、温度适宜、空气清新、明亮舒适的采血环境，配备相应设备、仪器、试剂和卫生技术管理。

（2）由具备上岗资格的医生、护士和检验人员认真核对供血者身份后，严格按国务院卫生行政部门制定的《献血者健康检查标准》免费给予健康体检，并留取相关资料和标本。

（3）供血者献血前一天晚餐及献血当日早餐不吃油腻食物。

（4）采血前核对献血表单与献血者姓名无误后方可采血。

（5）献血前快速检测用血样本，一般采用一次性采血针或激光采血设备，按标准操作规程采集耳垂血或指尖血，并迅速完成献血前的血型鉴定、血色素（或血比重）、转氨酶、乙肝表面抗原等项目检测，结果合格后采集血液。

（6）采血时利用血袋导管留取复检和配血标本，常规血液检测血样本采集留取要求如下：①当采血达到一定要求时，在献血采血结束时留取3~4 mL抗凝血。②应采用坚固、防水并带有旋盖的塑料标本试管存放血样本，应及时贴上献血编码标签。③采血结束后，在距血袋 20cm 处用止血钳夹紧采血管，由专人封口并热合数段，分别用于血样本保存和临床输血前检查用。④及时将供血者的试管血样本和采血导管送到检验科。

（二）血样本处置

每次采集血样本和采集血液结束后，认真核对体检表、血样标本管数和标签是否完整，填写记录，以 2℃~8℃冷链方式保存、运输和移交检验科。

（1）血样本接收人员核查血样本标签是否与要求相符，并记录血样本的来源和接收日期等，4℃妥善存放。

（2）进行血液检测前将血样本离心备用，再依次进行各项检查。

（3）检查血样本有否溶血、足量，不符合要求的血样本须再留取采血导管。

（4）试验后，血样本须在 2℃~8℃保存 7d，以备复检用。血清样本须在 -20℃保存半年以上。

（5）检验科在标准操作规程的指导下，利用不同人员、不同试剂对艾滋病毒抗体、梅毒抗体、丙型肝炎抗体、乙型肝炎表面抗原、转氨酶、血型正反定型等规定项目进行两遍检验，均合格后方可向临床发血。

二、受血者血液标本检查

（一）检查项目

输血前免疫学检查（输血前检查）是输血科的主要工作。目的是通过检查为受血者选择输注后能在受血者体内有效存活的血液产品，要使受血者和供血者的血液在免疫血液学方面达到"相容"，输血前免疫学检查程序如下：

（1）认真审核输血申请单，并做好受血者血样本和病史的收集、核对、检查，主要包括确认受血者信息和受血者血样本。

（2）受血者、供血者 ABO 血型鉴定。

（3）受血者 Rh 血型鉴定。

（4）受血者红细胞抗体筛查和鉴定。

（5）用受血者血样本与供血者血样本做交叉配血试验。

（6）有条件的实验室可进行白细胞抗体检查、血小板输血前检查和配血。

（二）申请输血准备工作

1. 申请输血

申请输血时，医生须填写输血申请单，应一式两份，以使检验人员尽可能多地了解受血者的相关病史资料和需要输用的血液成分品种，并存档。输血申请单应包括以下内容：

（1）受血者的姓名、年龄、性别、民族。

（2）科室、床号、临床诊断。

（3）既往输血史、妊娠史、用药史。

（4）申请输血品种和数量。

（5）受血者输血前血常规和传染病相关检查结果。

（6）医生签名。

这些受血者病史信息，有助于解决临床输血检查中出现的问题，也可协助分析输血不良反应和制订较安全的输血方案。

2. 阅读输血申请单的内容

输血科工作人员应仔细阅读输血申请单的内容。凡资料不全的输血申请单，特别是缺少输血史、已婚女患者缺少妊娠史、无医生签名、不准确或填写潦草的输血申请单和血液标本，输血科（血库）不应接收，应退回科室让医生将相关内容补齐。

（三）血液标本采集要求

1. 对受血者的要求

（1）受血者血液标本一般要求在输血前 3d 内采集，以代表受血者当前的免疫状况。

（2）对近期反复输血患者应尽量采集最新的血样本进行检查，以避免输血导致的记忆性弱抗体漏检。

2. 对血液标本的要求

（1）一般须采集血样本 2~3 mL。抗凝血或不抗凝血均可用作检查，但若是抗凝血，应注意排除纤维蛋白原和补体的干扰。如果患者使用肝素治疗，采出的血样本不凝集，应用鱼精蛋白处理血样本；治疗中使用右旋糖酐、聚乙酰吡咯烷酮等药物的患者血样本应将红细胞洗涤后使用或在用药前采集血样本。

（2）血液标本在采集前要反复核对输血申请单上受血者姓名是否与实际受血者一致，确证无误后再采血。

（3）采集血样本后应立即在试管上贴好标有姓名、编号、采血日期的标签，并与被采血患者本人核对，采集后的血液标本须与输血申请单上的内容核对和确认。血样本应在20℃~8℃的冰箱内妥善存放，能代表受血者当前的免疫学状况，避免溶血和稀释。

（4）血样本用于血型鉴定和配合性试验前，应对血样本外观和标签上的所有内容再次核对，若有不符或疑问，须重新抽取血样本。

（5）输血后血样本应在2℃~8℃的冰箱内保存至少7d，不能马上丢弃，若受血者发生输血反应，可对存留的血样本进行血型和交叉配血等试验复查。

（6）尽量不从输液静脉采集血样本，以免血清被稀释，如果患者正在输液，允许从输液管中抽血，但要用生理盐水冲洗管道并弃去最初抽出的5 mL血液后再采血。

第四节　血样本的处置和记录

血样本的交接和处置应严格执行操作规程的要求，并坚持核查、记录制度，以确保准确和可追溯性。血样本应在试验前后妥善保存在2℃~8℃的冰箱，以便需要时复检。

一、分离血清（血浆）

（1）将装有血样本的试管经2000~3000 r/min离心5 min后，用滴管吸取血清或血浆至另一干燥试管中。

（2）刚刚采集的不抗凝血样本，可置于37%水浴保温1 h使血液收缩，再经2000~3000 r/min离心5 min，分离血清。

（3）用吸管将分离的血清吸取至干净的空试管内，立即做好标记，备用。

二、配制和保存红细胞悬液

（1）取被检血液适量加入另一试管中，并向试管中加入8~10倍的生理盐水。用滴管吸取混匀后在2000 r/min离心5 min，弃上清，即为压积红细胞。遇特殊情况或进行抗球蛋白试验时应将压积红细胞反复洗三遍。

（2）洗涤后的压积红细胞用生理盐水配成浓度为3%~5%的红细胞悬液备用。红细胞悬液的简便配制法如下：①取压积红细胞1滴加生理盐水2 mL，大约配成2%红细胞悬液。②若取压积红细胞1滴加入生理盐水1 mL，约为5%红细胞悬液。

三、试验中抗原抗体反应比例

在输血前检查的各种试验中，确保抗原（红细胞）、抗体（血清）反应的比例很重要。

（1）在试管法试验中一般 2~3 滴血清加入 1 滴红细胞悬液混匀。

（2）使用玻片法时血清与红细胞的比例以 1∶1 为宜。

（3）当怀疑血清中可能存在某种弱抗体时，可适当增加血清用量。

四、结果判定

（1）在输血前检查中，对凝集反应结果的判定很重要，原则是将反应结果进行离心后，先肉眼观察结果，再用显微镜观察结果。

（2）结果的离心条件应严格，一般为 1000 r/min 离心 1 min 或 3400 r/min 离心 15 s，以免干扰实验结果。首先观察试管底部沉积的红细胞团，红细胞团外围呈花边状或锯齿状，多为凝集，边缘整齐，多为不凝集。如肉眼未观察到明显凝集，应坚持镜检观察。

（3）用试管法操作时，可根据凝集块大小及游离红细胞的多少判定凝集程度：①4+ 或++++表示一个大凝块，几乎没有游离红细胞。②3+或+++为有多个较大凝块和少量游离红细胞。③2+或++为有许多小凝块，游离红细胞约占 0.5。④1+或+是肉眼可见有许多细小凝块存在于大量游离红细胞中。⑤仅有极细凝集颗粒，有时须在显微镜下判定。

（4）真假凝集的鉴别在观察凝集反应时，应注意区别真凝集与假凝集反应。轻度假凝集在镜下呈缗钱状，此时可采用盐水处理技术鉴别。如向反应试管中加入 17 mL 生理盐水并混匀，再经 1000 r/min 离心 1 min 或 3400 r/min 离心 15 s 弃上清后观察。假凝集一般消失，严重的假凝集使细胞集聚呈块，与真凝集难以区别。

第五节 红细胞血型抗体筛检和鉴定

《临床输血技术规范》要求，对有输血史、妊娠史的受血者血样本应常规进行红细胞抗体筛检试验，以及时发现具有临床意义的不规则抗体，避免误输不配合的血液。

一、临床准备工作

医生出具输血申请单或血型抗体申请单，写明患者姓名、性别、年龄、病案号、病区床号、诊断和患者既往输血史、妊娠史等情况。

二、血样采集与储存

（1）一般须采集静脉血样本 3~5 mL，采集抗凝血或不抗凝血均可，最好是不抗凝血。

（2）血样本一般要求在输血前3d内采集，反复输血患者应尽量采集最新的血样本进行检查，输血反应患者血样应在输血后和输血7d后各采集一次筛检更好。

（3）采血前确认受血者，采血后对试管标记，并再次核对被采血者姓名。

（4）血样本应在试验前后妥善保存在2℃~8℃的冰箱，至少保存7d，以便复检。

三、技术要点

（1）对有输血史、妊娠史的受血者血样本应常规进行红细胞抗体筛检试验。

（2）试验可在交叉配血试验之前或同时进行。

（3）试验中所用试剂红细胞可采用O型筛选红细胞商品试剂，也可实验室自制，但每套试剂应尽可能多的包括以下常见抗原，如D、C、c、E、e、M、N、S、s、P、K、k、Fy等。

（4）试验方法应采用能检出完全抗体和不完全抗体的技术方法，以检出具有临床意义的抗体。应灵活运用盐水试验法、酶介质法、抗球蛋白法、凝聚胺法、柱凝集试验法等。

（5）抗体筛检阳性的血样本应进行抗体特异性鉴定，或送血站（血液中心）进一步检查。

四、注意事项

（1）抗体筛检试验阳性时，应采用自身对照和试剂红细胞进行抗体鉴定，确定抗体特异性。

（2）如果患者携带的是低频抗原的抗体，可能出现假阴性结果。因此对可疑的实验结果可考虑用多人份红细胞谱细胞或采用敏感性更高的试验技术进一步进行检测。

（3）当怀疑受检血样本中含有两种以上的同种抗体时，可采用吸收放散试验。

（4）对患者血样本进行相关的红细胞抗原鉴定，以协助判断筛检出的相应特异性抗体。

（5）阳性反应格局中，可能观察到对各个细胞反应强度不同的剂量效应。

第六节 输血技术与输血相关免疫检查

一、输血技术

（一）概述

输血是指将人类本身所拥有的血液成分输入患者体内，以达到治疗的目的，所以它是和给予药物不同的一种特殊治疗手段。随着现代科学的发展，输血医学已逐渐成为一门独立的分支学科，输血的意义也有了新的变化。现代输血的内容已不仅是输入自然的血液成分，还包括以现代生物技术生产的与血液相关的制品，如用 DNA 重组技术生产的各种造血因子等。即使是血液成分，也不仅是一种简单的再输入，而是可以根据需要，先在体外对血液进行处理后再输入。例如，用紫外线照射血液，分离造血干细胞在体外培养等后再输给患者，以达到特殊的治疗目的。此外，对现代输血的理解，除了"给予"以外，还有"去除"的含义。即利用某些手段将患者血液中的病理成分加以去除，如治疗性血细胞单采术和血浆置换术等。虽然上述方法还没有完全为临床广泛应用，但输血的意义已不仅只用于失血、贫血、出血性疾患等的治疗，而是有着更广阔的应用前景。

（二）血库的工作内容及要求

每个医院都应有输血科或称血库，血库是医院的重要部门。血库最主要的任务就是要及时无误、保质保量地供给患者以需要的血液，达到治疗与抢救的目的。

1. 血库工作的主要内容

（1）供血者的选择与血液的采取。这一工作多年来由血库完成，但为了提高血液质量，做好公民义务献血，现已多由红十字中心血站统一管理。

（2）做好血液的标记、记录等。

（3）做好血液的保管与储存，注意血液有无质量变化。

（4）做好有关输血前供者与受者的试验，如血型鉴定、交叉配血等，在确认无误后才能发放血液。

（5）了解患者输血后有无不良反应并进行复查核对，协助找出原因。

2. 血库工作须具备的条件

（1）工作人员要有足够的专业理论知识和熟练的操作技术。

（2）要有认真负责、救死扶伤的工作精神。

（3）要有职责分明的岗位制度。

（4）要有严格的操作规程及组织管理制度。

（三）血液的保存

现在一般都是输库存血，即血液在血库有一个短暂的保存期。为了输入最有效的血液，也就是说要保存细胞的生存力，使其能在输入后继续生存，能完成其应有的作用，为此必须设法解决在保存中可能引起细胞损伤的各种问题。例如，盛血容器、抗凝剂、保存液等问题，其中以后两者更为重要。

1. 红细胞的贮存损伤

把血液贮存在液体基质中时，红细胞会发生一系列生物化学与结构上的改变，这些变化统称为红细胞贮存损伤。这些损伤是影响输血后红细胞生存与功能改变的主要原因。贮存血液中发生了致死性伤害的红细胞在输入后会很快被受体清除。通常衡量血液是否合格的标准是看血液输入 24 h 后其活的红细胞能否达到输入量的 70%，如能达到 70% 即为合格。

贮存损伤中的重要变化之一就是红细胞中 ATP 的消失。ATP 降解成 ADP 又成 AMP，AMP 脱胺后变成次黄苷酸（IMP），并再继续降解，这样下去核酸池可消耗殆尽。人红细胞缺乏合成腺嘌呤和使 IMP 转成 AMP 的酶。但腺嘌呤可在有 5-磷酸核糖-1-焦磷酸盐（PRPP）存在时，在腺嘌呤磷酸核糖转移酶的作用下又合成 AMP，并再生成 ATP。这就启发人们向贮存液中加入腺嘌呤与磷酸，从而延长红细胞的生存期。虽然上述看法由来已久，并在实际中加以应用，但近来也有报告认为与 ATP 含量没有直接关系，而是红细胞其他变化缩短了其生存期。

在贮存早期，红细胞可由盘形变成球形，继之又可有膜脂质和蛋白的丢失，以及结构蛋白的改变。最早期的形态改变与 ATP 的减少有关，并能因 ATP 含量的恢复而逆转，但严重的变形就不可逆了，并与输注后红细胞生存能力的减少有关。

还有一些非代谢性因素可以影响细胞膜的稳定性。现用的聚氯乙烯储血袋中如含有 DEPH 成分，有利于防止细胞膜变形的作用，但其在血循环中的毒性作用尚有待研究。

2. 抗凝剂

（1）枸橼酸盐

输血工作中所用的最重要的抗凝剂是枸橼酸盐。枸橼酸盐能与所采血液中钙离子螯合，使其在凝血反应中失去作用，在输后又被身体所代谢。枸橼酸盐是现在用的所有抗凝储存液中的基本抗凝物质。最常用的是枸橼酸三钠，除抗凝作用外，它还能阻止溶血的发生。

（2）肝素

肝素可以用作抗凝剂，但它缺乏支持红细胞代谢的能力。在肝素中，红细胞的 ATP 迅速消失，并伴有其他的储存损伤及输血后生存能力下降。此外，肝素的抗凝作用还可被肝素抑制因子及储存血液细胞中释放的凝血活酶类物质部分中和。肝素抗凝血必须在采血后 48 h 内输入。过去用肝素抗凝血主要是为了避免由枸橼酸抗凝血引起的低血钙症，以及用于新生儿换血症。目前，这些问题由于应用浓缩红细胞而减少了。

3. 血液保存液

血液保存液除必须具备抗凝作用外，还应该有保护细胞生存能力及功能的作用。针对这种要求，现在的保存液中主要成分有枸橼酸盐、葡萄糖、磷酸盐和腺嘌呤。根据配方不同分为 ACD 与 CPD 两大类，两者的差别是 CPD 中加有腺嘌呤及磷酸盐，因此可延长红细胞的保存期达 35d，并使红细胞放氧功能增强。如只用枸橼酸盐，其有效期仅为 5d。溶液中的葡萄糖是红细胞代谢所必需的营养成分，可延长红细胞的保存时间，且防止溶血，并可使细胞中的有机磷消失缓慢，防止红细胞储存损伤。

ACD 液 pH 值较低，对保存红细胞不利，只能保存 21d，且放氧能力迅速下降，这是其缺点。由于成分输血的发展，各种成分又有各自的适应条件，例如，浓缩红细胞可用晶体盐保存液或胶体红细胞保存液，还可以用低温冷冻保存方法，而血小板的最适保存温度为 22℃（室温）。

（四）全血输注

全血是指血液的全部成分，包括各种血细胞及血浆中的各种成分，还有抗凝剂及保存液。全血有保存全血及新鲜全血之分，常用的是保存于 (4±2)℃ 的全血。新鲜全血的定义难以统一规定，要依输血目的而定。为了补充新鲜红细胞，可用保存 5d 的 ACD 全血或 10d 的 CPD 全血，如同时还要补充血小板或白细胞，则应分别用保存 1d 及 12h 内的全血。现在可用成分输血解决此问题。

全血中主要是含有载氧能力的红细胞和维持渗透压的清蛋白，可应用于以下情况：①各种原因（手术、创伤等）引起的急性大量失血需要补充红细胞及血容量时。②需要进行体外循环的手术时。③换血，特别是新生儿溶血病需要换血时。

输全血的缺点有：①全血中所含血小板与白细胞引起的抗体，可在再输血时引起反应。②对血容量正常的人，特别是老年人或儿童，易引起循环超负荷问题。因此，全血输注已逐渐减少，而代之以成分输血的应用。

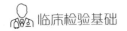

（五）成分输血

1. 概述

输全血有时可能既达不到治疗目的，又会引起某些不良反应，而对血液也是一种浪费。例如，患血小板减少或粒细胞减少症，输全血很难达到提高血小板及白细胞数量的目的。如大量输血，又会因血容量的增加而增加心脏的负担。所以，从 20 世纪 70 年代开始采用成分输血，并取得了显著效果。

成分输血的优点有以下几点：

（1）提高疗效：患者需要什么成分，就补充什么，特别是将血液成分提纯，浓缩而得到高效价的制品。

（2）减少不良反应：血液成分复杂，有多种抗原系统，再加上血浆中的各种特异抗体，输全血更容易引起各种不良反应。

（3）合理使用：将全血分离制成不同的细胞（红细胞、白细胞、血小板）及血浆蛋白（清蛋白、免疫球蛋白、凝血因子等）成分，供不同目的应用。

（4）经济：既可节省宝贵的血液，又可减少经济负担。

开展成分输血首先要解决成分血的制备问题，分离各种细胞成分可以用塑料袋离心沉降的方法，也可用细胞单采仪器。细胞单采机可以从一个供血者采取多量的白细胞或血小板。这种方法可以减少由多个血源而引起输血免疫反应的机会。目前我国已普遍开展成分血液的制备，但由于条件及仪器的不同，制备方法也有差异。

2. 红细胞输注

（1）红细胞制品种类

①少浆血：从全血中移出部分血浆，使红细胞压积约为 50%。

②浓缩红细胞：是一种重要的红细胞制品，已被临床广泛应用，其红细胞压积为 70%~90%，红细胞压积在 80% 以上者输注时应加生理盐水调节。

③代浆血或晶体盐红细胞悬液：移去大部血浆（90%），用代血浆或晶体盐溶液保存，其优点为既可补充红细胞与血容量，又可因除去血浆而减少不良反应，血浆亦可移作他用。

④少白细胞的红细胞：除去白细胞可减少由白细胞引起的不良反应，现在有专门除去白细胞的滤器，可在输血时应用。

⑤洗涤红细胞：用生理盐水洗红细胞 3~6 次，使其血浆蛋白含量极少，可降低输血的不良反应，同时由于除去绝大多数的抗 A、抗 B 抗体。因此在必要时，把洗涤 O 型红细胞输给其他血型的患者则比较安全。

⑥其他：尚有冰冻红细胞、年轻红细胞等。

（2）适用范围

①恢复带氧活力，任何原因的慢性贫血均可输注浓缩红细胞，因对血容量影响较少而不会引起心功能不全或肺水肿。

②急性失血如无全血时，可输入代浆血。

③洗涤红细胞最常用于因输血而发生严重过敏的患者。

④如果输后有反复发热的非溶血性输血反应时，可输少白细胞的红细胞。

3. 粒细胞输注

临床上输注白细胞主要指粒细胞，浓缩白细胞现在多用血细胞单采机分离而得。这种方法一次可处理几升血液，可获得高至（1.5~3.0）×10^{10}粒细胞，供患者一次输注。同时还可对同一供血者多次有计划地采集，而减少患者发生 HLA 致敏的机会。

（1）主要适应证

①用于治疗：当患者白细胞少于 $0.5×10^9$/L，有严重细菌感染而经抗生素治疗 24~48 h 无效时，治疗时应给患者输注大剂量白细胞，并至少连续输数天，才可能有效。

②用于预防：当治疗白血病或骨髓移植后引起粒细胞缺乏症时，输白细胞可能降低合并严重感染的危险，但引起不良反应的弊病可能更大，故除非在严密观察下，不宜采取这种预防措施。

③新生儿败血症：特别是早产儿，由于粒细胞的趋化性、杀伤力均较弱，故易发生感染，而严重感染又会导致粒细胞的减少。这种病例给予粒细胞输注，可明显降低其死亡率。

（2）不良反应

输注粒细胞时，除一般的输血不良反应外，尚有特有的不良反应：

①畏寒、发热，严重者可有血压下降、呼吸紧迫现象。

②肺部合并症可有肺炎、肺水肿及由于白细胞聚集而形成的微小栓子等。

③粒细胞输注发生巨细胞病毒感染者比输注其他血制品时更为多见。

④同种免疫较为常见。输注粒细胞时必须用与患者 ABO 和 Rh 同型的血液，若能 HLA 血型相配则更为有益。

输注粒细胞后，临床疗效主要观察感染是否被控制、体温是否下降，而不是观察粒细胞数量增加与否。因为粒细胞在输入后很快离开血循环而在体内重新分布，且常移至炎症部位，所以不能以外周血粒细胞数作为疗效评价标准。

4. 血小板输注

（1）血小板制品种类

①富含血小板血浆：约可获得全血中 70% 以上血小板。

②浓缩血小板：将富血小板血浆再离心浓缩，分出部分血浆后而得。

③少白细胞血小板。

（2）适应证

①血小板数减少：决定于血小板数与出血程度，一般血小板数 $<20\times10^9/L$ 并合并出血时应给输血小板。

②血小板功能异常：如血小板无力症、血小板病、巨大血小板综合征、药物或肝肾功能引起的血小板功能异常等患者。

（3）影响疗效因素

①脾大：正常人约有 1/3 血小板在脾破坏、脾肿大时可增加破坏量。

②严重感染：可使血小板存活期缩短。

③DIC 时大量消耗血小板。

有上述原因而又需要输注血小板时须加大输入量。

5. 血浆及血浆蛋白制品的临床应用

输注血浆及其制品是现代成分输血的重要内容之一，在输血技术发达的国家，对血浆和多种血浆蛋白制品的需要量很大。

（1）血浆

虽然有多种制备血浆的办法，但现在应用最多的是新鲜冷冻血浆，即于采血后 6 h 内分离血浆，并迅速于 $-30℃$ 下冰冻保存，保存期可长达一年。融化后等同新鲜血浆，含新鲜血浆所有成分，甚至仍含有不稳定的因子Ⅷ与因子Ⅴ等。

适应范围：①患有导致一种或多种凝血因子缺乏的疾病，如 DIC 等。②肝功能衰竭而伴有出血倾向时。③应用华法林等凝药物过量等。

血浆具有一系列综合价值，但也有使用不合理之处。例如，传统利用血浆来补充血容量、补充营养、消除水肿、增强免疫力等做法，现已因有其他血液制品或药物而取代，必须重新加以认识。

（2）血浆清蛋白

主要用于补充血管内或血管外清蛋白缺乏。扩充血容量是使用清蛋白的重要指征，对血容量损失 50%～80% 者，除输给红细胞外，应同时输给清蛋白，使血浆蛋白维持在 50 g/L 以上；此外，还可用于清蛋白丢失及体外循环时，失代偿肝硬化。其不良反应较少而轻。

（3）免疫球蛋白

输注免疫球蛋白属于被动免疫疗法，即相当于将大量抗体输给患者，使其从低免疫状态变为暂时高免疫状态。

①免疫的蛋白制剂

a. 正常人的免疫球蛋白：这种制品主要是 IgG、IGA 和 IgM，但含量甚微，只能供肌肉注射，禁止静脉注射。

b. 静脉注射免疫球蛋白：能使血液中抗体水平迅速升高。

c. 特异性免疫球蛋白：含大量特异性抗体，它是预先用相应的抗原免疫而得，比正常免疫球蛋白所含特异性抗体高，疗效好。

②适用范围

a. 预防某些传染病和细菌感染，如麻疹、传染性肝炎等，可使用正常人免疫球蛋白。

b. 代替异种血清制品，如破伤风免疫球蛋白，以避免不良反应。

c. 免疫缺陷疾患、新生儿败血症等，可用正常免疫球蛋白或静脉注射免疫球蛋白。

（4）凝血因子制品

①新鲜冰冻血浆

由于含有全部凝血因子，可用于凝血因子缺乏患者。

②Ⅷ因子浓缩剂

可用于甲型血友病止血治疗及出血的预防，如反复多次注射，有些患者可产生抗体。引起艾滋病的报道亦不少见，所以现在已有应用多克隆和单克隆的免疫亲和层析技术纯化Ⅷ因子，以及用 DNA 基因重组技术制备Ⅷ因子的浓缩制剂。

③凝血酶原复合物浓缩制剂

是一种混合血浆制成的冻干制剂，含有维生素 K 依赖性的Ⅱ、Ⅶ、Ⅸ、Ⅹ因子。可用于乙型血友病出血的治疗，各种原因引起上述各因子缺乏者。使用本制剂的优缺点与 W 因子浓缩剂相似。

（六）自身输血

1. **自身输血的优点**

（1）避免由输血传染疾病。

（2）避免血型抗原等引起的同种免疫。

（3）避免由免疫作用而引起的过敏反应。

（4）自身输血者由于反复放血，可刺激红细胞再生。

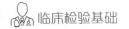

（5）为无条件供血的地区提供血源。

2. 自身输血的方式

（1）保存式自身输血

在手术前数周采集自身血液（全血或分离成分）保存，以备手术时使用，也可在某些疾病缓解期采集自身血液成分，以备必要时使用。

适用于：①稀有血型配血有困难的患者，如须做选择性手术而需要输血时。②曾有过严重输血反应的患者。③预防因输血而传染疾病等。

（2）稀释式自身输血

在手术刚开始前，采取一定量血液，同时输注晶体或（和）胶体液，使血液稀释，而血容量维持正常。这样在做手术时损失的是稀释的血液，即主要是血浆和稀释液。当手术出血达到一定程度时，再回输新鲜的自身血液。

（3）手术中回收自身输血

即吸取术中所失之自身血，经处理后再加以回输。

以上三种自身输血方法各有其特点，应视患者的具体情况选择最佳方式，严格选择适应证，一个病例可以选择两种方法并用。

二、输血相关免疫检查

（一）人类白细胞抗原（HLA）检测

1. 概述

HLA 是人类最主要的组织相容复合物，这些抗原抗体不仅是白细胞特有，而且存于其他许多组织，在调节机体免疫反应，破坏表达外来抗原的靶细胞方面有重要作用。HLA 又称移植抗原，通过 HLA 配型能提高移植物的存活率，它作为一种遗传标记已用于有关疾病及人类遗传学的研究。在临床输血学中，对 HLA 的研究有助于提高成分输血的疗效及防止输血反应，HLA 的研究已广泛应用于基础医学、临床医学、预防医学、法医学、社会医学等诸多方面。

HLA 是一个等显性遗传系统，即每个基因所决定的抗原都在细胞膜上显示，同一条染色体上不同位点的等位基因紧密连锁在一起，组成单倍型，从亲代传给子代。因此，每个人都有分别来自父母的两个单倍型。对一个个体做 HLA 分型时，得到的是表型结果。每一位点最多检查出两个抗原。如只检查出一个抗原说明是纯合子，或是带一个空白基因，只有通过家系调查才能知道其基因型。

2. HLA 抗原

（1）Ⅰ类基因产物为 HLA-A，-B，-C 抗原，由两条糖蛋白链（重链和轻链）组成，重链相对分子量约 45 000，由 HLA 密码基因控制，有多态性。轻链为 β₂，相对分子量为 11 800 万，为单一条多肽，不由 HLA 密码控制，两条链以非共价链相连。Ⅱ类基因产物为 HLA-DR，-DQ，-DP 抗原，由 α 和 β 两条糖蛋白链构成。α 链相对分子量为 34 000，β 链为 29 000，DRa 链无多态性，DQα 与 DPα 有多态性，β 链均有多态性。α 链由 1 个基因位点控制，β 链由 4 个基因位点控制。

（2）HLA 抗原主要分布在细胞膜上，不同细胞上抗原分子多少也不同。HLA Ⅰ类抗原分布广泛，几乎存在于所有有核细胞，但以淋巴细胞上密度最高。在正常情况下，肝细胞和心肌细胞上极少或缺如。成熟红细胞上无 HLA-A，B，C 和 D 抗原，而幼稚红细胞上有。但随成熟度增加而减少，除细胞外，血浆中也有相当含量的可溶性 HLA Ⅰ类抗原，可能由细胞膜上分离下来。血小板除有 HLA-A，B 抗原外，还可从血浆中吸附一部分可溶性 HLA 抗原。血小板上某些 HLA 抗原如 Bw4 和 Bw44，较淋巴细胞高 40 倍。HLA Ⅱ类抗原较Ⅰ类范围窄，密度最高主要有单核细胞，还有些吞噬细胞及 B 淋巴细胞。Ⅱ类抗原作为一种分化抗原在不同细胞上表达。大多数骨髓分化细胞具有 HIA Ⅱ类抗原。T 细胞一般不表达 D 类抗原，但其被活化后也可能少量产生。肿瘤细胞可以表达Ⅱ类抗原，但其正常细胞却可以没有。

3. HLA 分型方法

常用的有序列特异性引物分析、序列特异性寡核苷酸探针分析和建立在测序基础的分型技术三种。

4. 标本采集要点

（1）采血时间：有近期输血的患者要求在输血或输血液制品一周后采集静脉血标本 3~5 mL。

（2）采集血标本使用 EDTA 抗凝真空采血管，不能使用肝素抗凝，采集后立即颠倒混匀 8 次以上，以免标本凝集。

5. 标本储存和运输

（1）血标本采集后可以在 2℃~8℃ 的冰箱放置 5d，如需要长期保存，要放置在 -40℃ 的冰箱内。

（2）运输 2℃~8℃ 保存的标本在冰盒中即可，-40℃ 保存的标本需要首先复融，然后用冰盒保存运输。

6. 实验的常见问题

（1）DNA 量少

白细胞数低，如再生障碍性贫血、肾脏透析患者，应加抽血量或降低溶解 DNA 的 dH_2O 量。

（2）扩增效率低

①DNA 不纯时，须重新抽提 DNA。

②DNA 浓度太低，须适当增加模板 DNA 量。

③Taq 酶用量太低，活力不足时，须适当增加酶用量，并注意各种酶的活力及耐热性可能有所不同。

（3）非特异性扩增

①DNA 不够纯：为主要原因，应检测 DNA 纯度，重新抽提 DNA。

②PCR 产物污染：操作时必须戴手套，必要时须戴口罩，各工作区域物品严禁混用，并妥善处理废弃品。

（4）内对照条带不出现

①反应体系中可能存在抑制因素。

②肝素抗凝血中抽提的 DNA。

③DNA 溶解于含有 EDTA 的缓冲液，注意不要把 DNA 溶于 TE 缓冲液，因为 EDTA 能够抑制 Taq 酶活力。

④DNA 不够纯。

⑤DNA 浓度太低。

（5）假阴性扩增

体系中存在 Taq 酶抑制因子。

（6）假阳扩增

①PCR 污染：戴手套操作，操作步骤要认真、细致，避免交叉污染。

②DNA 不纯：加样器、滴头质量不过关，加样不准确，引物混合物、Taq 酶、DNA 加样前未混匀。

7. HLA 的临床意义

（1）器官移植

HLA 配型能改善移植物的存活率。供体和受体的 HLA-A，B，DR 完全相同者的存活率显然高于不同者。在尸肾移植中，HLA-DR 配型效果更甚于 HLA-A，B 配型。HLA 配型的作用可以归纳为以下几点：

①在肾移植中，供受双方共有的 DR 抗原越多，或已检出的 DR 错配抗原数越少，移植存活率就越高。

②在移植前输血的患者中，DR 配型能提高存活率。

③骨髓移植前不宜输血，以防受体被免疫；且因经过射线或药物处理，供、受双方 HLA 型相合比 ABO 血型相合更为重要。

其他如心、肝、肺等器官的移植，多用于生命垂危的患者，脏器来源稀少，可供选择的器官有限，实际很难达到 HLA 配型相同，主要要求 ABO 血型相同。

自身骨髓移植虽不存在 HLA 配型问题，但只能用于白血病、肿瘤等，而不适用于原发性骨髓功能不全的疾病，如再生障碍性贫血等。

（2）输血

为了合理使用血液，现在提倡成分输血疗法。例如，输入血小板、白细胞等血液制品，如 HLA 同型血液，当能提高疗效。因此，血站应建立有关献血员的 HLA 信息系统，以便于查询应用。

在临床输血的发热反应中，有些是由 HLA 抗体引起的，尤其是多次输血的患者。HLA 抗体可以破坏白细胞，为避免 HLA 引起输血反应，可在输血前做交叉淋巴细胞毒试验。

（3）亲子鉴定

HLA 是至今所知人类最复杂的一个遗传多态性系统。如前所述，其表型之多难以计数，这个特点是其他血型系统难与相比的。因此，由于 HLA 系统的高度多态性，新生儿出生时 HLA 抗原就已完整表达，以及 HLA 的遗传规律已阐明等原因，而使其成为亲子鉴定中的一个有力工具，能肯定某些亲子关系，在法医学中具有重要意义。

（二）简易致敏红细胞血小板血清学试验

1. 概述

反复输血的患者可能导致血小板输血反应和输注无效状态，为防止和减少血小板输注无效的发生，必要时须在血小板输注前采用 SEPSA 技术进行血小板抗体检查和（或）血小板交叉配血。

SEPSA 是在 U 型孔微量反应板上进行。将血小板抗原固定在 U 型孔底上，与相应抗血清反应后，以抗 IgG 致敏红细胞为指示剂。如果血小板上有抗原抗体复合物，指示红细胞上的抗 IgG 和抗原抗体复合物结合，在 U 型孔底形成膜状红细胞层，为阳性结果；如果血小板上没有结合相应的 IgG 抗体，则指示红细胞向孔底移动不受阻，聚集在孔底中央，成为红细胞扣，为阴性结果。

2. 标本采集要点

（1）用促凝管采集静脉血 3~5 mL，立即送到实验室。

（2）送检单需要详细说明患者情况，包括现病史、用药史、输血史、主要症状及相关化验结果。

3. 固化血小板的制备

（1）采集静脉血 7 mL，加入 1 mLACI1A-液抗凝（采血后 6h 内）。

（2）中型离心机 1400r/min 离心 10min 制得富含血小板血浆（PRP）。

（3）PRP 中加入 1/10 量的 ACD-A 液，混合，2800r/min 离心 15min。

（4）血小板压积（PC）用无菌生理盐水洗涤两次（2800r/mm 离心 10min），血小板悬液制备时，不能用力，应加少量盐水轻轻使血小板悬浮，然后加 5 mL 盐水混匀。

（5）PC 用生理盐水调整为 10^5/pL。

（6）96 孔 U 型反应板，下面垫一块湿布，放置 15min，以除去静电。

（7）各孔加入上述制备的血小板悬液 50mL，振荡 10s。

（8）2000r/min 离心 5min，使血小板黏附于孔底。

（9）每孔中加入 100μL，8%甲醛（用 pH7-2PBS 稀释）固定 20min。

（10）用无菌生理盐水洗板 5 次，最后一次放置 10min，弃盐水，然后加入无菌生理盐水（含 1%蔗糖及 0.1%NaN$_3$备用）。

（11）可通过间接试验来检查被检血清中的抗血小板抗体。

4. 血小板交叉配血

（1）患者标本准备

①从静脉采集患者血样 3~5 mL，不抗凝，以最快时间送到血站配型实验室。检验申请单需要详细说明患者情况，包括现病史、用药史、输血史、主要症状及相关化验结果。

②输血后重新采集标本。

（2）供血者标本准备

在实验前留取供者标本 5~8 mL，用 ACD 抗凝，迅速颠倒混匀，送到实验室室温静置 10min，离心取富含血小板的血浆实验备用。标本在 6h 内有效。

（3）血小板交叉配血

将供血者标本离心后的血小板悬液，调整其浓度为 10^5/μL 后，将血小板抗原包置于 U 型板上，与受血者血清反应后，再加入指示红细胞（结合有抗人 IgG 的绵羊红细胞），观察反应结果。如血细胞成纽扣状，集中在孔底中央则为阴性结果，提示该血小板为配合性血小板。

5. 注意事项

（1）进行抗体检查时，在检查前将被检血清 4000r/min 离心 10min，以去除沉淀。

（2）用于抗体检查的被检血样本不能使用血浆，须采集不抗凝血。

（3）被检血清不需要灭活。

（4）为防止静电干扰，宜在室温状态下操作。

（三）微量淋巴细胞毒试验（LCT）

LCT 是血液 HLA 抗原和（或）HLA 抗体检查的常用技术。特异性的 HLA 抗体与相应淋巴细胞结合后在补体的参与下会引起淋巴细胞胀大溶解，溶解的淋巴细胞因细胞膜破坏染料透入被着色，如果 HLA 抗体和淋巴细胞之间没有发生抗原抗体反应，则细胞膜不被破坏，染料不能进入细胞，细胞不着色。

检验前应填补检验申请单，并详细说明患者情况，包括现病史、用药史、输血史、主要症状及相关化验结果。首先用肝素抗凝管采集静脉血样本 3~5 mL。血样本运输时温度应控制在 15℃~28℃ 左右，不能放置在冰块中，以免白细胞和血小板发生凝集。标本采集后应尽快送到实验室，立即分离淋巴细胞，用于实验或保存。如果路途远，为避免淋巴细胞自然死亡，应在血样中加入 TeraseKi 溶液，比例为 1∶1。

（四）外周血淋巴细胞的分离

混合淋巴细胞分离是利用密度梯度离心法，将肝素化稀释血置于具有一定比重（1.077）的淋巴细胞分离液上，通过离心使比重大于分离液的红细胞、粒细胞沉到分离液下层，比重小于分离液的淋巴细胞、血小板等留到分离液上面，进一步低速离心去除大部分血小板而获得较纯的淋巴细胞。

T、B 细胞分离是利用 B 细胞对固体表面有黏附性的特点，将混合淋巴细胞悬液注入尼龙棉柱，通过 37% 孵育使 B 细胞黏附在尼龙棉上，然后用不同温度的组织培养液冲洗尼龙棉柱，将非黏附的 T 细胞和黏附于尼龙棉上的 B 细胞分离，但应注意以下问题：

（1）血液病患者应注意采血时间。重型再生障碍性贫血患者，应在治疗前采血；急性白血病患者在第一次完全缓解后停止化疗 2~3 周，或下次化疗前停止输血 2~3 周时采血；慢性粒细胞白血病患者，外周血白细胞计数 $10×10^9/L$ 左右，淋巴细胞>20%，停止化疗 2~3 周时静脉采血。

（2）肝素和淋巴细胞分离液使用前应预温至 22℃。

（3）肝素化血样在送往实验室的过程中，应注意保温，切勿放置冰或干冰。

（4）在淋巴细胞分离过程中，应控制室温在22℃~25℃，过低或过高应适当延长或缩短离心时间。

（5）细胞悬液置于4℃保存前，应尽量去除血小板，以避免保存过程中发生聚集。

（五）HLA抗体群体反应活性实验（PRA）

PRA采用ELISA在96孔板上进行，板中各孔中已包被有HLA-Ⅰ、Ⅱ类不同抗原，如果待检血清存在相应的HLA抗体，则相应孔中将发生抗原抗体反应，反应结果根据ELISA的原理来确定。用肉眼观察，蓝色为阳性，无色为阴性。

标本制备：采集静脉血3~5 mL，用促凝真空采血管，可以4℃保存5d。输过血的患者要在输血1周后采集标本。邮寄或短途运送需要放入4℃的冰盒保存，应避免剧烈振荡，防止溶血。

（六）造血干细胞捐献者血样本检测

1. 试管的选择

用5~8 mL的一次性真空采血试管作为采血容器，试管中的抗凝剂为液态的EDTA-Na2，ACI或CPD，试管的材质首选耐深低温冷冻的塑胶试管，在得不到此种试管时可以购买玻璃材质的试管。如果试管中的抗凝剂为固态，一定要检查抗凝剂是否为"熔化"后的重结晶，如果是，请不要使用。采集血样所用试管、针头、止血带、消毒剂、辅料等均应符合国家相关标准要求。

2. 采血要求

用一次性注射器或一次性真空采血试管上所带的采血针采集捐献者静脉血5~8 mL，然后将注射器的针头从采血试管的胶塞上直接扎进试管内（真空试管的采血针不用此步），使血液自动流入试管，颠倒试管若干次，使血液和试管中的抗凝剂充分混匀，防止凝集。

3. 注意事项

（1）血液的采集量一定要满试管的真空度，即5~8 mL。

（2）采血时一定要防止交叉污染。

（3）真空试管的塞子一定不要打开。

（4）必须将血样管颠倒混匀数次，使血样充分抗凝。

（5）采血试管上可以自行编号（如1、2、3……），也可写上捐献者的名字，但一定要和捐献者登记表上的编号或名字一致。试管的排列顺序要和登记表的顺序一致。

（6）血样采集完成后，请采血单位将血样于40℃的冰箱内保存1d，检查血样是否有凝集。如果有凝集，请重新采集；如果没有凝集，请尽快将合格的血样送到实验室。4℃冰箱保存限7d，长期保存应置于−40℃或−80℃的冰箱内。

第七节 输血反应与输血传播性疾病

一、输血反应

临床输血中发生输血反应时，应立即停止输血，对症治疗并查找原因，以便采取有效的治疗措施。

（一）临床准备工作

（1）一旦发生输血反应，在及时救治的同时，医生应申请输血反应原因检查，出具检验申请单时应详细填写受血者的病史情况，特别是既往输血史、妊娠史、用药史、申请输血品种和数量、输血反应症状和血常规结果。

（2）查找输血用血袋，送到检验科或血站（血液中心）进行血型、抗体和交叉配血复检。

（二）患者血标本要求

（1）一般须采血4~5 mL不抗凝血。

（2）确认患者，采血后及时对试管做好标记，并再次核实被采血者的姓名。

（3）将输血前、后的血样本离心，观察上清液颜色变化并及时进行血型、抗体和交叉配血复检。

（三）技术要求

（1）分别分离制备受血者、供血者血清（血浆）和红细胞悬液备用。

（2）将输血前、后的血样本离心，观察上清液颜色有无溶血。

（3）对输血后样本进行胆红素检测。

（4）对输血后患者的血样本做直接、间接抗球蛋白试验检查。

（5）进行受血者和供血者ABO/Rh血型鉴定，并与输血前的检查结果比较是否一致。

（6）交叉配血复检：①受血者血清或血浆对供血者红细胞（主侧配血）。②受血者红细胞对供血者血清或血浆（次侧配血）。③受血者血清或血浆对受血者红细胞（自身对照）。

（7）用标准 O 型筛选红细胞或多人份与患者 ABO 同型的红细胞进行抗体检查。

（8）抗体筛检阳性的血样本应进行抗体特异性鉴定，或送到血站（血液中心）进一步检查。

二、输血传播性疾病

输注血液或血液制品均有传播疾病的危险，常见的有乙型、丙型肝炎，艾滋病，巨细胞病毒感染，梅毒，疟疾，弓形体病等。此外，如血液被细菌污染，可使受血者由此引起菌血症，严重者可致败血症。在由输血引起的疾病中，以肝炎和艾滋病危害性最大。

（一）肝炎

输血后肝炎的传播情况与下列因素有关：①献血者人群中肝炎的流行情况。②所用检测肝炎试验的灵敏度与特异性。③血浆制品中肝炎病毒灭活的效果。

近年来，由于采用了比较灵敏的乙型与丙型肝炎的筛选试验，传播率明显下降，但仍不能避免其发生，尤以使用混合血浆制品时可能性为大。

（二）艾滋病

输入 HIV 感染的血液或血制品可患艾滋病。HIV 既存在于血浆中，也存在于细胞中，所以输入全血、细胞成分、血浆或其制品，均能传播艾滋病。血友病患者因常输入用大份数混合血浆制备的浓缩Ⅷ因子，而感染艾滋病的机会更多。

（三）巨细胞病毒

输血也是巨细胞病毒（CMV）的感染途径之一，且多发生在免疫功能低下的受血者中。如早产儿、先天性免疫缺陷者、器官移植患者等。在库存血中 CMV 存活时间较短，所以输库存血比输新鲜血传播 CMV 的机会少。

（四）疟疾

输全血或成分血均可传播疟原虫，疟原虫在冷冻红细胞中可存活数年之久。输血传播疟疾的潜伏期与输入疟原虫数量及种属有关。

（五）梅毒

献血者患梅毒并处于梅毒螺旋体血症阶段，可以传播梅毒。梅毒螺旋体在体外生活能力低，4℃时可生存48~72 h，40℃时会失去传染力，100℃时立即死亡。近年来我国性病增加，因此对预防输血传播梅毒应给予高度重视。

（六）其他

此外当献血者有 EB 病毒感染、黑热病、丝虫病、回归热、弓形体感染时，均有可能通过输血传播。

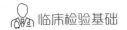

第五章 尿液检查

第一节　尿液理学检查

尿液的一般性状包括气味、尿量、外观（颜色、清晰度）、比密等项目。

一、气味

正常尿液的气味是由尿液中的酯类和挥发酸共同产生的。新鲜尿具有特殊微弱的芳香气味。尿液搁置过久，细菌污染繁殖，尿素分解，可出现氨臭味。尿液气味也可受到食物和某些药物的影响，如进食葱、蒜、韭菜、咖喱、过多饮酒，以及服用某些药物后尿液可出现各自相应的特殊气味。

二、尿量

尿量（urine volume）主要取决于肾小球的滤过率，肾小管重吸收和浓缩与稀释功能。此外尿量变化还与外界因素，如每日饮水量、食物种类、周围环境（气温、湿度）、排汗量、年龄、精神因素、活动量等相关。一般健康成人尿量为 1~1.5L/24h 或 1mL（h·kg）。昼夜尿量之比为 2~4：1，小儿的尿量个体差异较大，按体重计算较成人多 3~4 倍。

临床意义如下：

（一）多尿（polyuria）

24h 尿量大于 2.5L 称为多尿。在正常情况下多尿可见于饮水过多或多饮浓茶、咖啡，精神紧张、失眠等情况，也可见于使用利尿剂或静脉输液过多时。病理性多尿常因肾小管重吸收障碍和浓缩功能减退，可见于如下情况：

1. 内分泌病

如尿崩症、糖尿病等。尿崩症时，由于抗利尿激素分泌不足或肾小管上皮细胞对 ADH 的敏感度降低（肾源性尿崩症），从而使肾小管重吸收水分的能力降低，此种尿比密很低（常小于1.010）。而糖尿病尿量增多为溶质性利尿现象，即尿中含有大量葡萄糖和电解质、尿比密高，借此可与尿崩症区别。

2. 肾疾病

慢性肾炎、肾功能不全、慢性肾盂肾炎、多囊肾、肾髓质纤维化或萎缩，肾小管破坏致使尿浓缩功能减退，均可导致多尿。其特点为昼夜尿量的比例失常，夜尿增多。

3. 精神因素

如癔症大量饮水后。

4. 药物

如噻嗪类、甘露醇、山梨醇等药物治疗后。

（二）少尿（oliguria）

24h尿量少于0.4 L或每小时尿量持续少于17mL称为少尿。生理性少尿见于机体缺水或出汗过多时，在尚未出现脱水的临床症状和体征之前可首先出现尿量的减少。病理性少尿可见于：

1. 肾前性少尿

①各种原因引起的脱水，如严重腹泻、呕吐、大面积烧伤引起的血液浓缩。②大失血、休克、心功能不全等导致的血压下降、肾血流量减少或肾血管栓塞肾动脉狭窄引起的肾缺血。③重症肝病、低蛋白血症引起的全身水肿、有效血容量减低。④当严重创伤、感染等应激状态时，可因交感神经兴奋、肾上腺皮质激素和抗利尿激素分泌增加，使肾小管再吸收增强而引起少尿。

2. 肾性少尿

①急性肾小球肾炎时，滤过膜受损，肾内小动脉收缩，毛细血管腔变窄、阻塞、滤过率降低而引少尿，此种尿的特性是高渗量性尿；②各种慢性肾功能衰竭时，由于肾小球滤过率析度减低也出现少尿，但其特征是低渗量性少尿；③肾移植术后急性排异反应，也可导致肾小球滤过率下降引起少尿。

3. 肾后性少尿

单侧或双侧上尿路梗阻性疾病，尿液积聚在肾盂而不能排出，可见于尿路结石、损伤、肿瘤以及尿路先天畸形和机械性下尿路梗组织膀胱功能障碍、前列腺肥大症等。

（三）无尿（aburia）

24h尿量小于0.1L，或在24h内完全无尿者称为无尿。进一步排不出尿液，称为尿

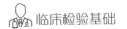

闭，其发生原因与少尿相同。

三、外观包括颜色及透明度

尿的颜色可随机体生理和病理的代谢情况而变化。正常新鲜的尿液呈淡黄色至深黄色，影响尿液颜色的主要物质为尿色素（urochrome）、尿胆原（urobilinogen）、尿胆素（urobilin）及卟啉（porphyrin）等。此外，尿色还受酸碱度、摄入食物或药物的影响。

透明度也可以混浊度（turbidity）表示，分为清晰、雾状、去雾状混浊、明显混浊几个等级。混浊的程度根据尿中含混悬物质种类及量而定。正常尿混浊的主要原因是含有结晶（由于 pH 值改变或温度改变后形成或析出的）。病理性混浊可因尿中含有白细胞、红细胞及细菌等所致尿中发有黏蛋白、核蛋白，也可因 pH 值变化析出而产生。淋巴管破裂产生的乳糜尿也可引起混浊。在流行性出血热低血压期，尿中可出现蛋白、红细胞、上皮细胞等混合的凝固物，称膜状物，也应报告。

常见的尿外观改变有以下几种情况：

1. 血尿（hematuria）

尿内含有一定量的红细胞时称为血尿。由于出血量的不同可呈淡红色去雾状、淡洗肉水样或鲜血样，甚至混有凝血块。每升尿内含血量超过 1mL 即可出现淡红色，自然数为肉眼血尿。肉眼血尿主要见于各种原因所致的泌尿系统出库存，如肾结核、肾肿瘤、肾或泌尿系结石以及某些菌株所致的泌尿系统感染等。洗肉水样外观常见于急性肾小球肾炎时。血尿还可由出血性疾病引起，见于血友病和特发性血小板减少紫癜。镜下血尿乃指尿液外观变化不明显，而离心沉淀后进行镜检查时能看到超过正常数量的红细胞。一般而言，凡每高倍镜视野均见三个以上红细胞时则可确定为镜下血尿。

2. 血红蛋白尿（hemoglobinuria）

正常血浆中的血红蛋白低于 50mg/L，而且与肝珠蛋白（hepatoglobin）形成大分子化合物，不能从肾小球滤过。当发生血管内溶血，血红蛋白超过肝珠蛋白的结合能力时，游离的血红蛋白就从肾小球滤出，形成不同程度的血红蛋白尿。在酸性尿中血红蛋白可氧化成为正铁血红蛋白（methemoglobin）而呈棕色，如含量甚多则呈棕黑色酱油样外观。血红蛋白尿与血尿不同，离心沉淀后前者上清液仍为红色；血尿时离心后上清透明，镜检时不见红细胞或偶见溶解红细胞之碎屑，隐血试验强阳性。血红蛋白尿还须与卟啉尿鉴别，后者见于卟啉症患者，尿液呈红葡萄酒色。此外，碱性尿液中如存在酚红、番泻叶、芦荟等物质，酸性尿液中如存在氨基比林、磺胺等药物，均可有不同程度的红色。

3. 胆红素尿（bilirubinuria）

为尿中含有大量的结合胆红素所致外观，呈深黄色，振荡后泡沫亦呈黄色。若在空气中久置可因胆红素被氧化为胆绿素，而使尿液外观呈棕绿色。胆红素尿见于阻塞性黄疸和肝细胞性黄疸。服用痢特灵、核黄素、呋喃唑酮后尿液亦可呈黄色，但胆红素定性阴性。服用较大剂量的熊胆粉、牛黄类药物时尿可呈溶液黄色。

4. 乳糜尿（chyluia）

乃因淋巴循环受阻，从肠道吸收的乳糜液未能经淋巴管引流入血而逆流进入肾，致使肾盂、输尿管处的淋巴管破裂，淋巴液进入尿液中所致外观呈不同程度的乳白色，严重者颇似乳汁，有时含有多少不等的血液。乳糜尿多见于丝虫病，少数可由结核、肿瘤、腹部创伤或者手术引起。乳糜尿液离心沉淀后外观不变，沉渣中可见少量红细胞和淋巴细胞，丝虫病偶可于沉渣中查出微生丝蚴。乳糜尿须与脓尿或结晶尿等混浊尿相鉴别，后二者经离心后上清转为澄清，而镜检可见多数的白细胞或盐类结晶，结晶尿加热加酸后混浊消失，为确定乳糜尿还可于尿中加少量乙醚第三者振荡提取因尿中脂性成分溶于乙醚而使水层混浊程度比原尿减轻。

5. 脓尿（pyuria）

尿液中含大量白细胞而使外观呈不同程度的黄白色混浊或含脓丝状悬浮物。见于泌尿系统感染及前列腺炎、精囊炎。脓尿蛋白定性常为阳性，镜检可见大量脓细胞。还可通过尿三杯试验初步了解炎症部位，协助临床鉴别诊断。

6. 盐类结晶尿（crystaluria）

排出的新鲜尿外观呈白色或淡粉红色颗粒状态，混浊，尤其是在气温寒冷的时常很快析出沉淀物。这类混浊尿可通过在试验管中加热乙酸进行鉴别。尿酸盐加热后混浊消失，磷酸盐、碳酸盐由混浊增加，但加乙酸后二者均变清，碳酸盐尿同时产生气泡。

除肉眼观察颜色与混浊度外，还可以通过尿三杯试验进一步对病理尿的来源进行初步定位。

尿三杯试验（three-glass test）是在一次排尿中，人为地把尿液分成三段排出，分别放于三个容器内，观察记录各杯尿液的颜色和混浊度，并进行显微无意检查。

此外，尿三杯试验还可帮助鉴别泌尿道出血部位：①全程血尿（三杯尿液均有血液）：血液多来自膀胱颈上部位；②终末血尿（即第三杯有血液）：病变多在膀胱三角区、颈部或后尿道（但膀胱肿瘤患者大量出血量，可也见全血尿）；③初期血尿（即第一杯有血液）：病变多在尿道或膀胱颈。

四、尿比密

尿比密（specific gravity，SG）是指在 4℃时尿液与同体积纯水的重量之比。因尿液中含有 3%~5% 的固体物质，故尿比密大于纯水。尿比密的高低随尿中水分、盐类及有机物含量而异，在病理的情况下还受蛋白、尿糖及细胞成分等影响，如无水代谢失调，尿比密测定可粗略反映肾小管的浓缩稀释功能。

（一）方法学评价

测定尿比密的方法有称量法、浮标法、液体落滴下法、超声波法、折射仪法和试带法等。称量法最准确，常作为参考方法。浮标法（即尿比密计法）最普及，但标本用量多，实验影响因素多，准确性差。超声波法和折射仪法需要专用设备。折射仪法用折射仪测定，所用的尿量少，目前已广泛应用，但受温度影响，在有蛋白尿和糖尿量必须校正。折射仪法可用去离子水和已知浓度溶液：如 0.513mol/L（30g/L）氯化钠溶液、0.85mol/L 氯化钠溶液、0.263mol/L 蔗糖溶液来进行校准。试带法简便，近年来已用于尿液分析仪的测定，但测定范围较窄，实验影响因素多，精度差。总之，尿比密测定可靠性不如尿渗量测定，易受非离子成分如糖、蛋白、造影剂等干扰，但由于方法简便，无须特殊仪器，因此可作为尿液一般检查的内容。近年来，尿比密测定有被尿渗量测定取代的趋势。

（二）参考值

晨尿或通常饮食条件下：1.015~1.025；随机尿：1.003~1.035。

（三）临床意义

（1）高比密尿：可见于高热、脱水、心功能不全、周围循环衰竭等尿少时；也可见于尿中含葡萄糖和造影剂时。

（2）低比密尿：尿比密减低对临床诊断更有价值。经常排出比密近于 1.010（与肾小球滤液比密接近）的尿称为等渗尿，主动脉要见于慢性肾小球炎、肾盂肾炎等导致远端肾单位浓缩功能严重障碍的疾病。

尿比密测定有助于对糖尿病和尿崩症这两种多尿疾病的鉴别。尿崩症时，尿量极大，比密很低，几近于 1；而糖尿病时，尿中含有大量葡萄糖，比密增高。

24h 连续多次测定尿比密有助于初步了解肾的浓缩稀释功能。

第二节 尿液化学检查

尿液化学检查包括酸度、蛋白质、糖、脂类及其代谢产生、电解质、酶、激素等的检查，以蛋白与糖的检查最为常用。目前，快速敏感的干化学试带技术和自动化分析技术在尿液检查中得到普遍应用，使酮体、亚硝酸盐、胆红素、尿胆原的检测极为简便，而且提高了检验质量，为尿液化学检查开拓了更广阔的领域。

一、尿酸度检查

尿液酸度即尿的 pH 值，反映肾脏调节体液酸碱平衡的能力。正常人在普通膳食的条件下尿液 pH 值为 4.6~8.0（平均为 6.0）。尿液的 pH 值主要由肾小管泌 H^+，分泌可滴定酸、铵的形成、重碳酸盐的重吸收等因素决定，其中最重要的是酸性磷酸盐、碱性磷酸盐或相对含量，如前者多于后者，尿呈酸性反应，反之呈中性或碱性反应。尿液的 pH 值受饮食种类影响很大，如进食蛋白质较多，则由尿排出的磷酸盐和硫酸盐增多，尿液的 pH 值较低；而进食蔬菜多时，尿液的 pH 值常大于 6。每次进食后，由于胃黏膜在分泌多量盐酸以助于消化，为保证有足够的氢离子和氯离子进入消化液，则尿液泌 H^+ 减少和 Cl 的重吸收增加，而使尿液的 pH 值增高，称之为碱潮。其他如运动、饥饿、出汗等生理活动，夜间入睡后吸收变慢，体内酸性代谢产物可使尿液的 pH 值降低。药物、不同疾病等多种因素亦会影响尿液的 pH 值。

（一）方法学评价

尿液的酸度分成可滴定酸度（titratable acidity）和真正酸度（gen-uineacidity）两种。前者表示尿液酸度的总量，可用滴定法测定（加指示剂用 0.1mol/L 氢氧化钠将尿液标本滴 pH 值 7.4 记录所耗去的碱量）。曾用于尿液 pH 值的动态监测，但因方法烦琐已很少应用。后者用氢离子浓度表示。可用广泛 pH 值试纸法、指示剂（溴麝香草酚蓝、石蕊、酚红等）或 pH 计等方法测定。

指示剂法均易受黄疸尿、血尿的干扰而影响结果判断。pH 精密试纸法优于广泛试纸法，更优于石蕊试纸法，但由于试纸易吸潮变质，目测不易准确会使结果判断受到人为影响。故目前多采用甲基红与溴麝香草酚蓝适量配合制成 pH 试纸垫，以仪器自动化检测，来反映尿 pH 值 5~9 的变异范围，基本能满足临床对尿液的 pH 值测定的需要。pH 计法电极法虽然精确度很高，但需要特殊仪器且操作烦琐，一般很少应用。在肾小管性酸中毒的定位诊断分型、鉴别诊断时，对酸碱负荷后的尿液应用 pH 计进行精确 pH 值测定。

（二）参考值

随机尿 pH 值为 4.6~8.0，多数标本为 5.5~6.5，平均为 6.0；正常尿可滴定酸度为 10~15mmol/L，20~40mmol/24h。

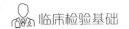

（三）临床意义

（1）尿液 pH 值降低：酸中毒、慢性肾小球肾炎、痛风、糖尿病等排酸增加；呼吸性酸中毒，因二氧化碳潴留等，尿多呈酸性。

（2）尿液 pH 值升高：频繁呕吐丢失胃酸、服用重碳酸盐、尿路感染、换气过度及丢失二氧化碳过多的呼吸性碱性中毒，尿呈碱性。

尿液 pH 值一般与细胞外液 pH 值酸化平行，但应注意：①低钾血症性碱中毒时，由于肾小管分泌 H^+ 增加，尿酸性增强；反之高钾酸性中毒时，排 K^+ 增加，肾小管分泌 H^+ 减少，可呈酸性尿；②变形杆菌性尿路感染时，由于尿素分解成氨，呈碱性尿；③肾小管性酸中毒时，因肾小管形成 H^+ 排出 H^+ 及 H^+、Na^+ 交换能力下降，尽管体内为明显酸中毒，但尿液 pH 值相对偏于碱性。酸负荷试验即给患者酸负荷后，精确测定尿液的 pH 值，有助于肾小管性酸中毒的诊断及分型。

二、尿液蛋白质检查

尿液蛋白为尿液化学成分检查中最重要的项目之一。正常人的肾小球滤液中存在小分子量的蛋白质，在通过肾小管时绝大部分又被再吸收，因此终尿中的蛋白质含量很少，仅为 $30\sim130mg/24h$。随机一次尿中蛋白质为 $0.80mg/L$。尿蛋白定性试验呈阴性反应。当尿液中蛋白质超过正常范围时称为蛋白尿，含量大于 $0.1g/L$ 时定试验可阳性。正常时分子量在 7 万以上的蛋白质不能通过肾小球滤过膜，而分子量为 1 万~3 万的低分子蛋白质虽大多可通过滤过膜，但又为近曲小管重吸收，由于肾小管细胞分泌的蛋白如 Tamm Horsfall 蛋白（T-H 蛋白）、SigA 等以及下尿路分泌的黏液蛋白可进入尿中。尿蛋白质 2/3 来自血浆蛋白，其中白蛋白约占 40%，其余为小分子量的酶（溶菌酶等）肽类、激素类先进，如将正常人尿液浓缩后再经免疫电泳，可按蛋白质的分子量大小分成以下三组：①高分子量蛋白质：分子量大于 9 万，含量极微，包括由肾髓袢升支极及远曲小管上皮细胞分泌的 T-H 糖蛋白及分泌型 IGA 等；②中分子量蛋白质：分子量为 4 万~9 万，是以白蛋白为主的血浆蛋白，可占尿蛋白总数的 1/2~2/3；③低分子量蛋白质：分子量小于 4 万，绝大多数已在肾小管重吸收。因此尿中含量极少，如免疫球蛋白 FC 片段，游离轻链、α1 微球蛋白、β2 微球蛋白等。

（一）蛋白尿的形成与评价

1. 蛋白尿形成的原因和机制

（1）肾小球性蛋白尿

肾小球因受到炎症、毒素等的损害，引起肾小球毛细血管壁通透性增加。滤出较多的血浆蛋白，超过了肾小管重吸收能力所形成的蛋白尿，称为肾小球性蛋白尿。形成蛋白尿的机制除肾小球滤过膜的物理性空间构型改变导致"孔径"增大外，还与肾小球滤过膜的各层，特别是足突细胞层的唾液酸减少或消失，以致静电屏障作用减弱有关。蛋白电泳检查漏出的蛋白质中白蛋白约占 $70\% \sim 80\%$，β2 微球蛋白可轻度增多。此型蛋白尿中尿蛋白含量常大于 2g/24h，主要见于肾小球疾病，如急性肾小球肾炎；某些继发性肾脏病变，如糖尿病性肾病；免疫复合物病，如斑狼疮性肾病等。此外，功能性蛋白尿体位性蛋白尿产生的机制也与此相关。

（2）肾小管性蛋白尿

由于炎症或中毒引起的近曲小管对低分子量蛋白质的重吸收功能减退而出现以低分子量蛋白质为主的蛋白尿，称为肾小性蛋白尿，通过尿蛋白电泳及免疫化学方法检查，发现尿中以 β2 微球蛋白、溶菌酶等增多为主，白蛋白正常或轻度增多，单纯性肾小管性蛋白尿，尿蛋白含量较低，一般低于 1g/24h。此型蛋白尿常见于肾盂肾炎、间质性肾炎、肾小管性酸中毒、重金属中毒，应用庆林毒素、多粘菌素 B 及肾移植术后等。尿中 β2 微球蛋白与白蛋白的比值，有助于区别肾小球与肾小管性蛋白尿。

（3）混合性蛋白尿

肾脏病变如何同时累及肾小球及肾小管，产生的蛋白尿称混合性蛋白尿。在尿蛋白电泳的图谱中显示低分子量的 β2M 及中分子量的白蛋白同时增多，而大分子量的蛋白质较少。

（4）溢出性蛋白尿

主要指血循环中出现大量低子量（分子量小于 4.5 万）的蛋白质，如本周蛋白。血浆肌红肌红蛋白（分子量为 1.4 万）增多超过肾小管回吸收的极限于尿中大量出现时称为肌红蛋白尿，也属于溢出性蛋白尿，可见于骨骼肌严重创伤及大面积心肌梗死等时。

（5）偶然性蛋白尿

当尿中混有多量血、脓、黏液等成分而导致蛋白定性试验阳性时称为偶然性蛋白尿。主要见于泌尿道炎症、出血及在尿中混入阴道分泌物、男性精液等，一般并不伴有肾本身的损害。

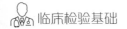

（6）生理性蛋白尿或无症状性蛋白尿

指由于各种体内外交困环境因素结机体的影响而导致的尿蛋白含量增多，又可分为功能性蛋白尿及体位性（直立性）蛋白尿。

①功能性蛋白尿

指机体在剧烈运动、发热、低温刺激、精神紧张、交感神经兴奋等所致的暂时性、轻度性的蛋白尿。其形成机制可能与上述原因造成肾血痉挛或充血而使肾小球毛细积压管壁的通透性增加所致，当诱发因素消失时，尿蛋白也迅速消失。生理性蛋白尿定性一般不超过（+），定量小于 0.5g/24h，多见于青少年期。

②体位性蛋白尿

又称直立性蛋白，指由于直立体位或腰部前突时引起的蛋白尿。其特点为卧床时尿蛋白定性为阴性，起床活动若干时间后即可出现蛋白尿，尿蛋白定性可达（2+）甚至（3+），而平卧后又转成阴性，常见于青少年，可随年龄增长而消失。此种蛋白尿产生机制可能与直立时前突的脊柱压迫肾静脉，或直立位时肾的位置向下移动，使肾静脉扭曲而致肾脏处于瘀血状态，淋巴、血流受阻有关。

2. 方法学评价

（1）尿蛋白定性试验

尿蛋白定性为过筛性试验，目前常用加热乙酸法、磺基水杨酸法和干化学试带法。

①加热乙酸法

为古老传统的经典方法，加热煮沸使蛋白变性、凝固，然后加酸使尿液 pH 值接近蛋白质等电点（pH 值 4.7）有利于已变性蛋白下沉，同时可消除尿中某些磷酸盐因加热析出所致的混浊。干扰因素少，但如加酸过少、过多，致远离蛋白质等电点，也可使阳性程度减弱。如尿中盐浓度过低，也可致段阻性。本法检测尿蛋白的敏感度为 0.15g/L。

②磺基水杨酸法

基原量为在略低于蛋白质等电点的 pH 值条件下，蛋白质带有正电荷的氨基与带负电荷的磺基水杨酸根相结合，形成不溶性蛋白质盐而沉淀。该法操作简便敏感，白蛋白、球蛋白，本周蛋白均可发生反应。但在用某些药物如青霉素钾盐及有机碘造影剂（胆影葡胺、泛影葡胺、碘酸），或在高浓度尿酸、草酸盐粘蛋白等作用下均可呈假阳性反应，但加热煮沸后消失，有别于蛋白尿。现常用为尿蛋白定性试验过筛方法，本法检测蛋白尿的敏感度为 0.05~0.1g/L。

③干化学试带法

本法是利用指示剂的蛋白质误差原理（即指示剂因与白蛋白携带电荷相反而结合，故使其反应显示的 pH 颜色变为较高 pH 颜色变化，这种 pH 颜色改变的幅度与白蛋白含量成正比）而建立的。该法有简便快速等优点，适用于人群普查，还可以用于尿液分析仪，以减少误差。不同厂家、不同批号试带显色有差异，因此应强调采用经严格标准化的试带。

（2）尿蛋白定量测定

尿蛋白定量对肾疾病的诊断及疗效观察有重要意义，尿蛋白定量测定法有沉淀法、比浊法、比色法（双缩脲法）、染料结合法及免疫测定法等。Edbach 法因结果粗略且费时太长已被淘汰。磺基水杨酸-硫酸钠双浊法虽操作简便，但因线性范围窄，可受温度、pH 值、时间、混匀方式等多种因素影响，故重复性差。此外，磺基水杨酸还可与药物（磺胺、青霉素、有机碘等）及多肽类物质结合导致假阳性，因此目前已少用。比缩脲比色法为蛋白质定量的经典方法，显色稳定，重复性好，对白蛋白、球蛋白的反应灵敏度较一致，其主要缺点为灵敏度低，考马斯亮蓝、丽春红 S、溴酚蓝、邻苯三酚红钼等染料结合法虽然都有灵敏度高、操作简便、快速等优点，但考马斯亮蓝法线性范围窄，对白蛋白、球蛋白反应灵敏度不差别，且污染比色杯，不易洗净。丽春红 S 中有干扰因素少的优点，但须用三氯乙酸沉淀，操作较繁，离心沉淀不完全也可影响测定结果。邻苯三酚红钼显色稳定，且对白蛋白、球蛋白反应的基本一致，但易受表面活性剂的干扰，染料质量常影响实验结果。免疫测定法是利用单克隆抗体技术的更为灵敏、特异的方法，职酶联系免疫吸附法、免疫比浊法或放射击免疫法，可分别测定白蛋白以及各种不同的蛋球蛋白，因而可从蛋白的性质协助或定位肾小球或肾小管的损害，也可用于糖尿病性肾病的早期诊断，监测肾移植术后的排异反应。

尿蛋白成分复杂、变化大，故在选用方法时应注意试验与各种蛋白，尤其是白蛋白、球蛋白的反应灵敏度是否一致。有些试剂如磺基水杨酸与白蛋白反应灵敏度比球蛋白高近一倍，且受温度影响很大。另外，由于尿蛋白量波动也很大，故应了解各种方法的线性范畴，必要时先做定性试验，然后将尿标本做适当的稀释后定量。

3. 参考值

尿蛋白定性试验：阴性。

尿蛋白定量试验：<0.1g/L 或 ≤0.15g/24h。

4. 临床意义

（1）病理性蛋白尿

可分为肾前性、肾性及肾后性蛋白尿。本周蛋白尿、血红蛋白尿、肌红蛋白尿、溶菌酶尿等属肾前性蛋白尿。肾性蛋白尿见于肾小球或肾小管疾病，可因炎症、血管病（高血压病）、中毒（药物、重金属等）等原因引起。肾后性则见于肾盂、输尿管、膀胱、尿道的水症、肿瘤、结石。动态观察尿蛋白结果对上述疾病的诊断、病情观察、判断疗效和及时了解是否出现药物副作用等均有一定意义。

（2）蛋白尿的分类

可按尿中的含蛋白量的多少分为轻、中、重三类：①轻度的蛋白尿：尿蛋白含量小于0.5g/24h，可见于肾小管及肾小球病变的非活动期，肾盂肾炎、体位性蛋白尿等；②中度蛋白尿：尿蛋白含量为0.5~4g/24h，除肾炎外，见于高血压肾动脉硬化、多发性骨髓瘤等；③重度蛋白为4g/24h，可见于急、慢性肾小球肾炎及红斑狼疮性肾炎、肾病综合征等。以上他类是相对的，当病变同量累及肾小球及肾管量，低分子量、高分子量蛋白质均增多，此时动态观察24h尿蛋白量有助于病程观察及疗效判断。

（3）蛋白尿的选择性

选择性蛋白尿是反映肾小球滤过膜对血浆大分子蛋白质能否滤过的能力，判断这种能力是通过电泳法或免疫学法测定尿中的中分子量蛋白质和高分子量蛋白质的比值来确定的。

①选择性蛋白尿：尿中主要为中分子量的白蛋白、转铁蛋白、β2微球蛋白、少量Fc片段和部分糖蛋白等，而分子量大于9万的蛋白质多不出现。提示肾小球滤过膜损害较轻，见于早期肾小球肾炎等。由于病变未细及肾小管，尿中分子量在4万以下的低分子量蛋白质含量极少。

②非选择性蛋白尿：尿中大分子量及中分子量的蛋白质同时存在，提示肾小球滤过膜受损严重，可见于膜增生性肾炎、局灶性肾小球硬化、糖尿病性肾脏病及严重结缔组织病如系统性红斑狼疮等。

③选择性蛋白尿指数（SPI）：可通过测定尿及血液中的IGG或蛋白比值求得。SPI大于0.2为选择性差，SPI小于0.1时选择性好。通过测定尿中的白蛋白/球蛋白的比值可粗略鉴别选择性和非选择性蛋白尿。比值>5者为选择性蛋白尿，表示病变不甚严重，对类固醇激素的疗效好。也可测定尿白蛋白/尿微球蛋白或尿转铁蛋白/尿溶菌酶的比值。SPI对鉴别肾小球或肾小管病变也有一定的参考价值。

选择性蛋白尿检查虽然对肾小球疾病的预后估价有一定的临床价值，但也存在一定的局限性，如用单项蛋白测定的免疫扩散法时，在尿标本中如存在同一抗原的分解产物，即可影响实验结果，例如系统性红斑狼疮患者尿有IGG的片段等；选择性的高低与肾功能、肾小球滤过率及肾血流量等密切相关，如膜性肾炎患者，即使出现低选择性蛋白尿，但其肾功能仍然较好；在肾小球损害的同时往往波及肾小管，造成低分子量蛋白质的排泄量增加，使尿蛋白质的组成发生变化而影响选择性蛋白尿指数的测定结果。

（二）尿液微量白蛋白测定

微量白蛋白尿可区别于临床蛋白尿，经后微量白蛋白尿这一概念界定为尿中白蛋白排出量在 3.2～22.6mg/mmolGr（30～200mg/gGr），或排出率在 20～200mg/min 这一范围。

1. 方法学评价

微量的蛋白尿用磺基水杨酸法、加热乙酸法及试带法基本不能查出，故多采用免疫化学技术（放射免疫、酶联免疫、免疫散射比浊及免疫透射比浊法）测定。样品的留取及报告方式有三种：①定时留尿法，计算出单位时间内的排出率（Mg/min）。②随机留尿法，用肌酐比值报告排出率（mg/mmolGr 或 mg/gGr）。③晨尿法，报告每升（每毫升）排出量，后者结果波动大，不可取。

2. 参考值

正常成人为 1.27±0.78mg/mmolCr 或 11.21±6.93mg/gCr。

3. 临床意义

微量白蛋白常可见于糖尿病性肾病、高血压、妊娠子痫前期等，也可在隐匿肾炎及肾炎恢复期的尿中出现，是比较灵敏的早期发现肾损伤的指标。

（三）血红蛋白、肌红蛋白及其代谢产物的检查

1. 血红蛋白尿（hemoglobinutia）的检查

正常人的血浆中含有 50mg/L 游离血红蛋白，尿中无游离 Hb，当有血管内溶血，血中游离 Hb 急剧上升，超过肝珠蛋白的结合能力（正常情况下最大结合力为 1.5g/L 血浆）即可排入中，可通过尿游离 Hb 的试验（尿隐血试验）检出。

（1）方法学评价

过 Hb 尿检测采用的原理是与便隐血检查相同的化学法，如邻甲苯胺法、匹拉法洞法等，现被试带法所取代，这两种方法除与 Hb 反应外，也与完整的红细胞反应（敏感度为红细胞达 5～10μL），故要注意尿沉渣中红细胞对结果的影响。此外，尿路感染时某些细菌产生过氧化物酶可致假阳性，大剂量的维生素 C 或其他救灾原物质可导致假阴性。目前新发展起来的 Hb 单克隆抗体免疫检测法克服了以上缺点。

（2）参考值

定性试验：阴性。

（3）临床意义

①隐血阳性可见于各种引起血管内溶血的疾病，如 6-磷酸葡萄糖脱氢酶缺乏在使用

药物伯氨喹啉、磺胺、非那西丁时能引起溶血；②血型不合引起急性溶血，阵发性寒冷性或睡眠性 Hb 尿症；③重度烧伤，毒蕈中毒，毒蛇咬伤；④自身免疫性溶血性贫血，系统性红斑狼疮等。

2. 肌红蛋白尿的检查

肌红蛋白是横纹肌、心肌细胞内的一种含亚铁血红素的蛋白质，其结构及特性与血红蛋白相似，但仅有一条肽链，分子量为 1.6 万~1.7 万。当有肌损伤时，肌红蛋白释放进入血循环，因分子量较小，易通过肾小球滤过，而排入尿中。

（1）方法学评价

因 Mb 分子中含血红素基团，也具有类似过氧化物酶样活性，故以往经常采用与血红蛋白相同的化学法检查。而这些方法对 Mb 与 Hb 并存时不能区别，可利用 Hb 与 Mb 的氧化物在 580~600nm 处吸收光谱完全不同的特点加以区别，但灵感度不够。目前，多采用肌红蛋白的单克隆抗体进行酶联免疫吸附或放射免疫法，敏感性、特异性均较好。

（2）参考值

定性反应为阴性。定量为<4mg/L。

（3）临床意义

Mb 尿多发生于有肌损伤时，例如：①阵发性肌红蛋白尿：肌肉痛性痉挛发作后 72h，尿中出现 Mb；②创伤：挤压综合征、子弹伤、烧伤、电击伤、手术创伤等；③组织局部缺血，如心肌梗死早期、动脉阻塞缺血；④代谢性肌红蛋白尿酒精中毒，砷化氢、一氧化碳中毒，巴比妥中毒、肌糖原积累等；⑤原发性（遗传性）肌疾病，如皮肤肌炎、多发性肌炎、肌肉营养不良等；⑥过度剧烈运动或长期行军尿中排出 Mb，即行军性 Mb 尿。

3. 含铁血黄素尿的检查

含铁血黄素尿（Hd）为尿中含有暗黄色不稳定的铁蛋白聚合体，是含铁的棕色色素。当血管内溶血时，部分 Hb 在尿中排出，而有一部分 Hb 肾小管上皮细胞重吸收，并在细胞内分解成含铁血黄素，随细胞脱落由尿中排出。当细胞分解时含铁血黄素释放到尿中，可用铁染色检出。

尿中出现含铁血黄素的意义与血红蛋白类似，如慢性血管内溶血、阵发性睡眠性 Hb 尿症和行军性肌红蛋白尿、自身免疫溶血性贫血、严重肌肉疾病等。有时如因尿中 Hb 量少，隐血试验结果为阴性时可进一步检测是否有含铁血黄素。另外，在溶血初期虽有 Hb 尿，但因 Hb 尚未被肾上皮细胞摄取，因而未形成含铁血黄素，所经本试验结果呈阴性。

4. 卟啉尿的检查

卟啉（porphyrin）是血红素生物合成的中间体，为构成动物血红蛋白、肌红蛋白、过氧化氢酶、细胞色素等的重要成分，以四个吡咯环联结为基本化学结构。有两种同分异构体，即粪卟啉两型。卟啉尿指尿中排出过多的卟啉或其前体物如 δ-氨基-γ-酮戊酸及卟胆原。

（1）方法学评价

卟啉定性过筛法可用 Ekhrlich 醛试剂或酸性有机溶剂抽提后，用紫外线照射观察荧光的方法（可检出 200μg/L 尿），还可用分光光度或荧光测定，薄层层析或高将近液相色谱法对成人尿中的卟啉进行定量分析。

（2）参考值

卟啉定性为阴性。

定量分析：

①ALA：儿童为 38.2μmol/L；成人为 11.4~57.2μmol/24h。

②CP：儿童为 0~12μmol/24h；成人为 75~240μmol/24h。

③PBG：0~4.4μmol/24h。

④UR：0~36nmol/24h。

（3）临床意义

卟啉病是一类先天性或获得性卟啉代谢紊乱的疾病，其中的代谢产物 UR、CP、ALA、PBG 大量由尿、便中排出，并出现皮肤、内脏、精神和神经症状。此外，卟啉尿还见于其客观存在金属中毒、肝病和某些溶血性贫血。尿中卟啉成分的定量检查有助于各型卟啉病之间的鉴别。

（四）本周蛋白尿检查

本周蛋白尿（BJP）实质为免疫球蛋白轻链或其聚合体从尿中排出。其特性为将尿液在 PH 值 4.5~5.5，56℃条件下加热出现白色混浊及凝固，100℃煮沸后混浊消失或明显减退，再冷却时又可重新凝固，故又称凝溶蛋白，免疫球蛋白的轻链单体分子量为 2.3 万，二聚体分子量为 4.6 万。蛋白电泳时可在 α2 至 γ 球蛋白区带间的某个部位出现 M 区带，大多位于 γ 区带及 β-γ 区带之间。用已知抗 κ 和抗 λ 抗血清可进一步将其分型。BJP 可通过肾小球滤过膜滤出，若其量超进近曲小管所能吸收的极限，则从尿中排出，在尿中排出率多于白蛋白。肾小管对 BJP 具有重吸收及异化作用，当 BJP 通过肾排泄时，可抑制肾小管对其他蛋白成分的重吸收，并可损害近曲、远曲小管，因而导致肾功能障碍及形成蛋白尿，同时有白蛋白及其他蛋白成分排出。

1. 方法学评价

加热凝固法一般需要尿中 BJP 大于 0.3g/L，有时甚至高达 2g/L，且必须在合适的 pH

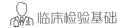

值下才能检出。如尿中存在其他蛋白如白蛋白、球蛋白时，加酸后可出现沉淀，煮沸时沉淀不再溶解，会影响判断结果。当 BJP 浓度过高时加热至沸腾，沉淀也可不再溶解。目前，多用对甲苯磺酸法过筛，灵敏度高。如尿中存在白蛋白不沉淀布鞋球蛋白大于 5g/L，可出现假阳性。用乙酸纤维膜或聚丙烯酰胺凝胶电泳对 BJP 的阳性检出率可达 97%，但如尿中含量较低，则须预先浓缩。为便于分析常须同时做患者及正常人血清蛋白电泳及浓缩后的尿液电泳。mb、溶菌酶、游离重链、运铁蛋白、脂蛋白或多量细菌沉淀物也可出现类似于 M 的区带，此时必须进一步用特异轻链抗血清进行免疫双扩散或电泳，根据产生的抗原抗体沉淀物来区别。此外，可用 κ/λ 比值协助对多发性骨髓瘤的轻链分型进行判断。

2. 临床意义

约 35%~65% 多发性骨髓瘤的病例尿中可出现 BJP，且多为 λ 型。早期 BJP 可呈间歇性排出，半数病例每日大于 4 克，最多达 90 克。在血性腹水或其他体液中也可查出。巨球蛋白血症患者也可出现 BJP 尿。重链病中 μ 链病也可有 BJP 尿。此外，淀粉样变性恶性淋巴瘤、慢淋白血病、转移癌、慢性肾炎、肾盂肾炎、肾癌等患者尿中也偶见 BJP，其机制还不清楚，可能与尿中存在免疫球蛋白碎片有关，在体外实验已证明，奇异变形杆菌右以分解免疫球蛋白布而产生 IG 碎片，这可能是某些肾盂肾炎患者尿中出现 BJP 的一个原因。"良性"单克隆免疫球蛋白血症中约 20% 病例可查出 BJP，但尿中含量低，多数小于 60mg/L。经长期观察即使是稳定数年的良性 BJP 患者，仍有发展为多发性骨髓瘤或淀粉样变性病可能性。动态观察 BJP 有助了解是否伴有肾功能不全。BJP 产生水平常可反映产生 BJP 的单克隆细胞数，因此其测定对骨髓瘤病程观察和判断化疗效果等都有一定意义。

（五）尿液 Tamm-Horsfall 蛋白测定

Tamm-Horsfall 蛋白（THP）为尿中黏蛋白的一种。正常人有少量排入尿中，当各种原因（如梗阻、炎症、自身免疫性疾患等）引起肾损伤时尿中排出量增多，并与肾受损程度相一致。THP 为管型的主要基质成分，其聚集物也是形成肾结石基质的物质。THP 生理功能尚不清楚，可能与肾水代谢有关。THP 分子量为 8 万~27 万，在透射电镜下呈串珠状纤维，紫外线光谱分析在波长 277nm 处出现最大吸收峰。

THP 在高浓度电解质、酸性环境或尿流缓慢时易聚合而沉淀，当沉淀在远曲小管形成时便构成透明管型，如与他它有形成分共同沉淀则成为其他管型。在肾实质损伤时，THP 可沉着于肾间，并刺激机体本产生相应的自身的抗体。

检测方法为收集新鲜晨尿或 24h 尿，用酶联免疫吸附法或放射免疫法测定。

1. 参考值

36.86±7.08mg/24h 尿，随意尿为 3.156±11.58μg/mg 肌酐。

2. 临床意义

（1）协助诊断上尿路疾患，当尿路有长期梗阻、感染或间质性肾炎时，可见尿中 THP 含量增高；单纯肾病、过敏性紫癜、肾损害时，也可增高；肾小球肾炎、下尿路炎症时，则无变化。

（2）有助于泌尿系统结石形成的机制的研究，结石患者尿中类黏蛋白增多，多个分子的 THP 与其他大分子物质聚合成为尿类黏蛋白，后者去掉涎酸即聚合成为结石基质 A。体外实验证明尿类黏蛋白能促进草酸钙、磷酸钙结晶生成。对人泌尿系结石分析也发现草酸钙与尿酸结石的 THP 含量高于磷酸镁铵结石，上尿路结石的 THP 含量高于下尿路结石。而且结石患者的 THP24h 排出量高于正常人。

尿中 THP 测定还有助于对泌尿道结石患者体外须用震波碎石治疗效果的判断。如碎石成功则出现尿中的 THP 含量进一步升高，震波后第二天可达高峰，以后逐渐下降，如碎石失败则尿中的 THP 的含量无明显变化。

（六）尿液 β2 微球蛋白测定

血清 β2 微球蛋白（P2M）平均浓度为 1.8mg/L，β2M 可自由通过肾小球滤过膜，在肾小管被重吸收，故尿中仅含滤量的 1%。可采用酶免疫或放射免疫法测定。

1. 参考值

血 β2M<3mg/L。

尿 β2M<0.2mg/L。

2. 临床意义

（1）血或尿中的 β2M 可用于肾小球与肾小管损伤的鉴别。当肾小球损伤时，如急性肾小管炎症、坏死、药物及毒物（如庆大霉素、卡那霉素、汞、镉、铬、金制剂等的肾毒性）引起肾小管损害，使得肾小管重吸收不良，尿中排出 β2M 增高。肾小球病变早期，虽然肾小球通透性增加，β2M 大量滤过，但因肾小管重吸收功能尚好，故血或尿 β2M 均不增高。肾小球病变晚期，滤过功能减低，血中 β2M 可明显增加。

（2）单纯性膀胱炎时尿中的 β2M 正常。

（3）肾移植后如有排异反应，影响肾小管功能，尿中 β2M 含量增加。

（4）自身免疫病，如红斑狼疮活动期，造血系统恶性肿瘤，如慢性淋巴细胞性白血病等时，因 β2M 合成加快，血清 β2M 增加，尿中 β2M 含量也可增高。

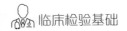

三、尿糖检查

正常人尿液中可有微量葡萄糖，尿内排出量<2.8mmol/24h，用普通定性方法检查为阴性。糖定性试验呈阳性的尿液称为糖尿，一般是指葡萄糖尿（glucosuria），偶见乳糖尿、戊糖尿、半乳糖尿等。尿糖形成的原因和机制为：当血中葡萄糖浓度大于8.8mmol/L时，肾小球滤过的葡萄糖量超过肾小管重吸收肾力，即可出现糖尿。

尿中是否出现葡萄糖取决于三个因素：①动脉血中的葡萄糖浓度；②每秒流经肾小球中的血浆量；③近端肾小管上皮细胞重吸收葡萄糖的功能，即肾糖阈。肾糖阈可随肾小球滤过率和肾小管葡萄糖重吸收率的变化而改变，当肾小球滤过率过低时可导致"肾糖阈"提高，而肾小管重吸收减少时则可引起肾糖阈降低。葡萄糖尿除可因血糖浓度过高引起的外，因肾小管重吸收能力降低引起的，后者备糖可正常。

（一）方法学评价

目前尿糖的定性过筛试验多采用：①葡萄糖氧化酶试带法，此法特异性强、灵敏、简便、快速，并可用于尿化学分析仪。②以前采用的班氏尿糖定性试验是测定葡萄糖的特异试验。凡尿中存在其他糖（如果糖、乳糖、戊糖等）及其他还原物质，如肌酐、尿酸、维生素C等也可呈阳性反应，现多已不用。③薄层层析法是鉴别、确保尿糖种类的特异敏感的实验方法，但操作复杂，仅在必要时应用。

（二）参考值

定性：阴性。

定量：<2.8mmol/24h（<0.5g/24h）。

浓度为0.1~0.8mmol/L（1~15mg/dL）。

（三）临床意义

尿中出现糖可见于以下情况：

1. **血糖增高性糖尿**

（1）饮食性糖尿

可因短时间摄入大量糖类而引起。因此，为确诊有无糖尿，必须检查清晨空腹的尿液以排除饮食的影响。

（2）一过性糖尿

也称应激性糖尿。于颅脑外伤、脑血管意外、情绪激动等情况下，延脑血糖中枢受到刺激，导致肾上腺素、胰高血糖大量释放，因而出现暂时性高血糖和糖尿。

（3）持续性糖尿

清晨空腹尿中尿糖呈持续阳性，最常见于因胰岛素绝对或相对不足所致糖尿病，此时空腹血糖水平已超过肾阈，24h尿中排糖近于100g或更多，其每日尿糖总量与病情轻重相平行，因而尿糖测定也是判断糖尿病治疗效果的重要指标之一。如并发肾小球动脉硬化症，则肾小球滤过率减少，肾糖阈升高，此时血糖虽已超过一般的肾糖阈值，但查尿糖仍可呈阴性。一些轻型糖尿病患者，空腹血糖含量正常，尿糖亦呈阴性，但进食后24h由于负载增加则可见血糖升高，尿糖呈阳性。对于此型糖尿病患者，不仅需要同时检查空腹血糖及尿糖定量、进食后24h尿糖检查，还须进一步进行糖耐量试验，以明确糖尿病的诊断。

（4）其他血糖增高性糖尿

①甲状腺功能亢进，由于肠壁的血流加速和糖的吸收增快，因而在饭后血糖高且出现糖尿；②肢端肥大症，可因生长激素分泌旺盛而致血糖升高，出现糖尿；③嗜铬细胞瘤，可因肾上腺素及去甲肾上腺素大量分泌，致使磷酸化酶活性增强，促使肝糖原降解为葡萄糖，引起血糖长高而出现糖尿。

2. 血糖正常性糖尿

肾性糖尿属血糖性糖尿，因按时完成曲小管对葡萄糖的重吸收功能低下所致其中先天性者称为家族性肾性糖尿，见于范右尼综合征，患者出现糖尿而空腹血糖/糖耐量试验均正常；新生儿糖尿乃因肾小管功能还不完善，后天获得性肾性糖尿可见于慢性肾炎肾病综合征，以上均须与真性糖尿鉴别，其要点是肾性糖尿时空腹血糖及糖量实验结果均为正常。

妊娠后期及哺乳期妇女，出现糖尿可能与肾小球滤过率增加有关。

3. 其他

尿中除葡萄糖外还可出现乳糖/半乳糖/果糖/戊糖等，除受进食种类不同影响外，也可能与遗传代谢紊乱有关。

（1）乳糖尿

妊娠或哺乳期妇女尿中可能同时出现乳糖与葡萄糖，是因为缺乏乳糖酶之故，如摄入过多乳糖或牛奶也可诱发本病。

（2）半乳糖尿

先天性半乳糖血症是一种常染色体隐性遗传性疾病，由于缺乏半乳糖-1-磷酸尿苷转化酶或半乳糖激酶，不能将食物内半乳糖转化为葡萄糖所致。患儿可出现肝大，肝功损害，生长发育停滞，智力减退、哺乳后拒食、呕吐、腹泻、肾小管功能障碍蛋白尿等，此外还可查出氨基酸尿（精、丝、甘等）。若不进行治疗，患儿可因肝功能衰竭而残疾，由于半乳糖激酶缺乏所致者在白内障发生之前某些患者也可出现半乳糖尿。

（3）果糖尿

遗传代谢缺陷性患者可伴蛋白尿与氨基酸尿，偶见于大量进食蜂蜜或果糖者，糖尿病患者尿中有时也可查出果糖。

四、尿酮体检查

酮体为乙酰乙酸、β羟丁酸及丙酮的总称，为人体利用脂肪氧化物产生的中间的代谢产物，正常人产生的酮体很快被利用，在血中含量极微，约为 $2.0 \sim 4.0 mg/L$，其中乙酰乙酸、β羟丁酸、丙酮各种分加约占 20%、78%、2%。尿中酮体（以丙酮计）约为 50mg/24h，定性测试为阴性。但在饥饿、各种原因引起的糖代谢发生障碍、脂分解增加及糖尿病酸中毒时，因产生酮体速度大于组织利用速度，可出现酮血症，继而发生酮尿（ketonuria，KET）。

（一）方法学评价

以往采用亚硝基铁氰化钠试管或粉剂检查法，现多为简易快速的干化学试带法所取代。此法主要对丙酮及乙酰乙酸起反应，也可用酶法定量或进一步用气相色谱法分析。

（二）参考值

定性试验：阴性。

（三）临床意义

1. 糖尿病酮症酸中毒

由于糖利用减少，分解脂肪产生酮体增加而引起酮症。未控制或治疗不当的糖尿病出现酸中毒或昏迷时，尿酮体检查极具价值。应与低血糖、心脑疾病乳酸中毒或高血糖高渗透性糖尿病昏迷相区别。酮症酸中毒时尿酮体阳性，而后者尿酮体一般不增高，但应注意糖尿病酮症者肾功能严重损伤而肾阈值增高时，尿酮体亦可减少，甚至完全消失。

2. 非糖尿病性酮症者

如感染性疾病肺炎、伤寒、败血症、结核等发热期，严重腹泻、呕吐、饥饿、禁食过久、全身麻酸后等均可出现酮尿，此种情况相当常见。妊娠妇女常因妊娠反应，呕吐、进食少，以致体脂降低解且谢明显增多，发生酮体征而致酮尿。

3. 中毒

如氯仿、乙醚麻醉后、磷中毒等。

4. 服用双胍类凡糖药

如降糖灵等由于药物有抑制细胞呼吸的作用，可出现血糖已降，但酮尿阳性的现象。

五、乳糜尿检查

经肠道吸收的脂肪皂化后成乳糜液，由于种种原因致淋巴引流不畅而未能进入血循环，以至于逆流致泌尿系统淋巴管中时，可致淋巴管内压升高、曲张破裂、乳糜液流入尿中，使尿流呈不同程度的乳白色，严重者似乳汁称乳糜尿。如在乳糜液尿中混有血时称为血性乳糜尿。尿中乳糜的程度与患者摄入脂肪量、淋巴管破裂程度及运动强度因素有关。乳糜烂尿中主要含卵磷脂、胆固醇、脂酸盐及少量纤维蛋白原、白蛋白等。如合并泌尿道感染，则可出现乳糜脓尿。

（一）方法学评价

乳糜，是脂肪微粒组成，呈白色外观，于尿液中加入乙醚充分振荡后，与原尿相比，如乳浊程度明显减轻则可确诊，因所含脂肪性成分为乙醚所溶解。乳糜尿与脓尿或严重的结晶尿的鉴别要点为后二者离心沉淀后上清液呈澄清状而沉渣，显微镜检查可见多数白细胞或无定形磷酸盐结晶（加热、加酸后溶解），而乳糜尿于离心沉淀后外观不变，沉虫病引起者，偶在沉渣见到微丝拗。于乳糜尿中加入苏丹Ⅲ染液置于显微镜下观察，如见大小不等之橘红色球形小体则为阳性。

（二）临床意义

①淋巴管阻塞，常见于丝虫病。丝虫在淋巴系统中引起炎症反复发作，大量纤维组织增生，使腹部淋巴管或胸导管广泛阻塞，由于肾的淋巴最脆弱，故易于肾盂及输尿管处破裂，出现乳糜尿，如为丝虫症引起的，可在尿沉渣中于显微镜下见到微丝拗，先天淋巴畸形/腹骨结核/肿瘤压迫等也可以出现乳糜尿。②胸腹创伤/手术伤及腹腔淋巴管或胸导管也可出现乳糜尿，但少见。③过度疲劳/妊娠及分娩后/糖尿病脂血症、肾盂肾炎、包虫病、疟疾等也偶见乳糜尿。

六、尿液胆色素检查

尿液中胆色素包括胆红素（bilirubin）、尿胆原（urobilinogen）及尿胆素（urobilin），

俗称尿三胆。由于送检的多为新鲜尿液，尿胆原尚未氧化成尿胆素，多查前两者，俗称尿二胆。

（一）尿胆红素检查

胆红素是红细胞破坏后的代谢产生，可分为未经肝处理的未结合的胆红素和经肝与葡萄糖醛酸结合形成的结合胆红素。未结合胆红素不溶于水，在血中与蛋白质结合不能通过肾小球滤膜。结合胆红素分子量小，溶解度高，可通过肾小球滤膜，由尿中排出。由于正常人血中结合胆红素含量很低，滤过量极少，因此尿中检不出胆红素，如血中结合胆红素增加可通过肾小球膜使尿中结合胆红素量增加，尿胆红素试验呈阳性反应。

1. 方法学评价

尿内胆红素检查方法有重氮法与氧化法两种。氧化法是用氧化剂将胆红素氧化为胆绿素，呈绿色，为阳性。以 Smith 碘最简单，但敏感性低，Harridon 法操作稍繁，但敏感性高。以 2，4-二氯苯胺重氮盐偶联反应的干化学试剂带法操作简单，且可用于尿自动化分析仪，灵敏度为 $7\sim14\mu mol/L$，目前多用其做定性筛选试验。如果反应颜色不典型，应进一步分析鉴别。在尿液 pH 较低时，某些药物或其代谢产物如吡啶和依托度酸可引起假阳性反应，或不典型颜色，尿蓝母产生橘红以致红色而干扰结果。$1.42mmol/L$ 维生素 C 可引起假阴性反应。

2. 参考值

胆红素定性：阴性。

（二）尿胆原及尿胆素检查

尿胆原经空气氧化及光线照射后转变成黄色的尿胆素（粪胆素）。

1. 方法学评价

尿胆素检测已成尿试带的组成之一，用于疾病的尿筛选检查。采用 EhHlich 醛反应，即尿胆原与对二甲氨基苯甲醛反应后呈鲜红色，既可用于定性，也可用于定量。而尿胆原的测定采用 Schleisinger 法，先将尿液中尿胆原氧化后加饱和的乙酸锌溶液观察绿色荧光。在尿胆原为阴性时，应用尿胆素检查进一步证实。检查尿胆原或尿胆素时均应除去胆红素，以免胆红素的色泽干扰。

2. 参考值

尿胆原定性：阴性或弱阳性（1：20 稀释后阴性）。

定量：男：$0.30\sim3.55\mu mol/L$。

女：0.00~2.64μmol/L。

儿童：0.13~2.30μmol/L。

尿胆素定性：阴性。

3. **临床意义**

利用尿胆红素、尿胆原和血胆红素等检查可协助鉴别黄疸病因。

（1）溶血性黄疸

当体内有大量细胞破坏时未结合胆红素增加，使血中含量增高，由于未结合胆红素通过肾，故尿胆红素试验结果为阴性。未经结合红素增加，导致肝细胞代偿性产生更多的结合胆红素。当将其排入肠道后转变为粪胆原的量亦增多，因而肠道吸收粪胆原及由尿中排出尿胆原的量均亦相应增加，尿胆原试验结果呈明显阳性。溶血性黄疸可见于各种溶血性疾病、大面积烧伤等。

（2）肝细胞性黄疸

肝细胞损伤时对胆红素的摄取、结合、排除功能均可能受损，由于肝细胞摄取血浆中未结合胆红素能力下降，使其在血中的浓度升高，结合胆红素又可能由于肝细胞肿胀、毛细胆管受压，而在肿胀与坏死的肝细胞间弥散经血窦进入血循环，导致血中结合胆红素亦升高，因其可溶于水并经肾排出，使尿胆红素试验结果呈阳性。此外，经肠道吸收的粪胆原也因肝细胞受损，不能将其转变为胆红素，而以尿胆原形成由尿中排出，故肝细胞黄疸时尿胆红素与尿胆原均呈明显阳性。在急性病毒性肝炎时，尿胆红素阳性可早于临床黄疸。其他原因引起的肝细胞黄疸，如药物、毒物引起的中毒性肝炎也可出现类似的结果。

（3）阻塞性黄疸

胆汁淤积使肝胆管内压增高，导致毛细血胆管破裂，结合胆红素不能排入肠道而逆流入血由尿中排出，故尿胆素检查结果呈阳性。由于胆汁排入肠道受阻，故尿胆原亦减少。可见于各种原因引起的肝内、外完全或不完全梗阻，如胆石症、胆管癌、胰头癌、原发性胆汁性肝硬化等。

七、尿液氨基酸检查

尿中有一种或数种氨基酸增多称为氨基酸尿。随着对遗传病的认识，氨基酸尿的检查已受到重视。由于血浆氨基酸的肾阈较高，正常尿中只有少量氨基酸。尿中氨基酸分为游离与结合二型，其中游离型排出量约为 1.1g/24h，结合型约为 2g/24h。后者是氨基酸在体内转化的产生，如甘氨酸与基苯甲酸结合生成马尿酸；N-乙酰谷氨酸与苯甲酸结合生成乙酰谷氨酸。正常尿中氨基酸含量与血浆中明显不同。

尿中氨基酸以甘、组、赖、丝氨酸及牛磺酸等为主。排泄量在年龄组上有较大差异，某些氨基酸儿童的排出量高于成人，可能由于儿童肾小管发育未成熟，重吸收减少之故。但成人的甘氨酸、门冬氨酸等又明显高于儿童，尿中氨基酸除与年龄有关之外，也因饮食遗传和生理变化而有明显差别，如妊娠期尿中组氨酸、苏氨酸明显增加。

检查尿液中氨基酸及其代谢产生，可作为遗传性疾病氨基酸异常的筛选试验。血中氨基酸浓度增加，可溢在尿中，见于某些先天性疾病。如因肾受毒物或药物的损伤，肾小管重吸收障碍，肾阈值降低，所致型氨基酸尿时，患者血中氨基酸浓度则不高。

检查尿液氨基酸可先采用简便的试带试验筛选查，必要时进一步采用化学法及使用各种层析技术确证研究。

与主要的遗传性疾病相关的氨基酸尿的胱氨酸尿、苯丙酮酸尿及酪氨酸尿。

（一）胱氨酸尿

胱氨酸尿为先天性代谢病，因患者肾小管对胱氨酸、赖氨酸、精氨酸和鸟氨酸的重吸收障碍导致尿中的这些氨基酸排出量增加。由于胱氨酸难于溶解，易达到饱和，故易析出而形成结晶，反复发生结石、尿路梗阻合并尿路感染；严重者可形成肾盂积水、梗阻性肾病，最后导致肾功能衰竭。

1. 方法学评价

尿中胱氨酸大于 100mg/24h 时，尿沉渣可发现特异六角形胱氨酸结晶，实验室诊断可用显微镜检查结晶及结石粉末，或将尿液。氰化物硝基氰酸盐定性反应。其原理是基于亚硝基铁氰化钠可与含硫氨酸的巯基起反应，故凡含硫氨酸代谢缺陷均可呈阳性。可进一步使用色谱法确认分析。

2. 参考值

定性：阴性或弱性。

定量：正常尿中胱氨酸、半胱氨酸为 83～830μmol（10～100mg）/24h 尿。

3. 临床意义

定性如呈明显性为病理变化，见于胱氨酸尿症。

（二）苯丙酮尿

苯丙酮尿（phenylketOnuria，PKU）为较常见的先天性常染色隐性遗传性的氨基酸代谢紊乱病。因患者肝内缺乏苯丙氨酸羟化酶，不能使苯丙氨酸转化为酪氨酸，只能变成苯丙酸，所致游离苯丙氨酸及苯丙酮酸在血中和脑脊液中蓄积引起的婴儿脑细胞损害，致智力发育不全。尿中排出苯丙酮酸增加，有特殊气味。

1. 方法学评价

苯丙酮酸筛查常使用三氯化铁定性法，该法的检测下限>50mg/L。由于苯丙酮酸尿白天排出的苯丙酮酸量约为 100~300mg/L，故此法易检出。三氯化铁会与许多物质产生颜色反应，例如对羟基苯丙酮酸、尿黑酸、咪唑、黄尿酸、胆红素等均可呈现不同程度的绿色，因而使方法的特异性降低，进一步的确证可采用层析或色谱法。

2. 参考值

苯丙酮酸定性试验：阴性。

3. 临床意义

阳性结果见于苯丙酮尿症。

（三）酪氨酸尿

酪氨酸尿为较少见的遗传代谢病。人体缺乏对羟基苯丙酮酸氧化酶及酪氨酸转氨酶时，尿中对羟基苯丙酮酸及酪氨酸显著增加。临床表现为结节性肝硬化、腹部膨大、脾大、多发性肾小管功能障碍等，可用亚硝基萘酚进行酪氨酸定性检查。

八、泌尿系统结石检查

泌尿系结石简称尿石，是指在泌尿系统内因尿液浓缩沉淀形成颗粒或成块样聚集物，包括肾结石、输尿管结石、膀胱结石和尿路结石，属于常见病，好发于青壮年，近年来发病率有上升趋势。

尿结石病因较复杂，一般有下述几种原因：①原因不明、机制不清的尿结石称为原发性尿石。②代谢性尿石，这类结石最为多见，是由于体内或肾内代谢紊乱而引起，如甲状腺功能亢进、特发性尿钙症引起尿钙增高、痛风的尿酸排泄增加、肾小管酸中毒时磷酸盐大量增加等。形成的结石多为尿酸盐、碳酸盐、胱氨酸黄嘌呤结石。③继发性或感染性结石。主要为泌尿系统的细菌感染，特别是能分解尿素的细菌和变形杆菌，可将尿素分解为游离氨，使尿液碱化，促使磷酸盐、碳酸盐以菌团或脓块为核心而形成结石。此外，结石的形成与种族、遗传（胱氨酸石遗传趋势）、性别、年龄、地理环境、饮食习惯、营养状况以及尿路本身疾患，如尿路狭窄、前列腺增生等均有关系。

结石的成分主要有六种，按占比例高低为草酸盐、磷酸盐、尿酸盐、碳酸盐、胱氨酸等。多数结石混合两种或两种以上成分。因晶体占结石重量常超过 60%，因此临床经晶体成分来命名。

结石的化学成分分析有助于确定结石的主要化学成分，以便根据结石的类型制订治疗

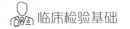

方案。

（一）方法学评价

一般的临床实验室能进行一般显微形态检查及化学检查、定性斑点试验，基本能满足临床要求，可分别包括碳酸盐、草酸盐、磷酸盐、尿酸盐、胱氨酸发及钙、镁、铵等。目前已有检测试剂盒，方法简便、快速，但不够精确。进一步分析可采用 X 线衍射结晶图、红外结分析仪、电子显微镜扫描、传导电子显微、热重力测定分析等物理学方法和化学定量分析与色谱法。

（二）临床意义

尿检查不仅可测出患者的结石类型；对制订的治疗方案、病程观察、防止复发和预后判断等也有帮助；还对了解结石构成、分布、流行病的调查和防治研究具有重要意义。

第三节　尿沉渣检查

一、概述

尿沉渣（urinary sediment）检查是用显微镜对尿沉淀物进行检查，识别尿液中细胞、管、结晶、细菌、寄生虫等各种病理成分；是辅助对泌尿系统疾做出的诊断、定位、鉴别诊断及预后判断的重要常规试验项目。在一般性状检查或化学试验中不能发现的变化，常可通过沉淀检查来发现，如尿蛋白检查为阴性者而镜检却可查见少量红细胞，说明在判断尿沉淀结果时，必须与物理、化学检查结果相互参照，并结合临床资料等进行综合分析判断。

尿沉淀检查应取患者排出的新鲜尿液。尿液放置过久要变碱，尿液中的细胞、管型等有形成分可能被破坏而影响检查结果。

尿沉渣检可分成非染色沉渣检查、染色沉渣检查及尿沉渣定量检查等方法。染色镜检法可分为离心法及混匀一滴尿法。离心法敏感，检测阳性率高，为目前住院患者，尤其是男科和泌尿科患者常规的检测方法，但其手续烦琐、费时，且因操作条件不同，如离心的尿量、转速和时间、保留尿沉渣体积等不同而使结果不易一致。混匀法的尿检查简单易行，但阳性率低，易漏诊，常用于非泌尿系统疾病的过筛检查，除明显混浊的血尿、脓尿外应强调用离心法，用染色时透明管型不易漏检，也有助于其他细胞成分结构的观察。

非染色沉渣镜检，应取混匀新鲜尿液，直接涂片或取 10mL 尿离心（水平式离机、离心半径 15cm，1500r/min，378G），离心 5min 后吸收去上清剩约 0.2mL 液体，混匀后取沉渣玻片检查。管型应在低倍镜下观察 20 个视野，检查细胞应在高倍镜下观察 10 个视野，记录并报告视野的最低值和最高值，也可计算后报告视野的平均值。如数量过多可报告有形成分所占的视野情况，如 1/3 视野、1/2 视野、满视野等。待方法标准化后，结果应以定量的形式报告。

尿沉渣的质量控制是比较困难的问题，除应强调留标本，即分析瓣的质量控制外，还必须：①使用标准化、规范的实验器材，如尿液沉渣定量分析板，以便统一操作条件与报告形式。②采用可靠的尿沉渣质控尿（含一定量而且保存完好的红细胞、白细胞及管型等），以便能开展室内质量控制，如无质控品，也可用新鲜的尿标本做重现性考察；③应用各种细胞化学、免疫化学染色新技术，以便正确识别尿沉渣中的各种成分；④加强与临床的联系，及时将检查到的正确结果反馈到临床。

现在尿沉渣检查有一定的进展：①开展不用显微镜的检查方法，如利用干化学试带检查尿中白细胞、红细胞。②利用平面流动池中连续位点图像摄影系统，摄制尿沉粒子的静止图像，对尿沉渣粒子进行自动分类、电脑储存等，形成独立的尿沉渣自动分析仪。③除利用普通显微镜检查外，还可采用干涉、相差、偏振光、扫描及透射电镜等。如在干涉显微镜下观察尿沉渣检查中的细胞管型，由于能观察"三维空间"，因此清晰度明显提高；显微镜中由于视野中明暗反差大，故对不典型红细胞及血小板易于识别。在新鲜血尿及运动后血尿中均可见到血小板，但在普通光学显微镜下常被漏检。用透射电镜对尿沉渣的超薄切片进行观察时，可准确诊断细菌管型、白色念珠菌管型（见于肾脓肿脏乱白色念珠菌败血症患者）及血小板管型（见于急怀 DIC 患者）等，而这些管型在普通光学显微镜下常被误认为细颗粒及粗糙颗粒管型。用偏振光显微镜检查尿沉渣，易识别脂肪管型中的脂肪成分。如肾病综合征时，尿沉渣的脂肪管型经偏振光显微镜检查后可见到具特异形象的胆固醇酯，即在管型黑色背景中嵌有大小不等明亮球体，中心为黑包的十字架形状，这对确认本病有重要意义，偏振光显微镜右对尿沉渣各种结晶进行识别和确认，这对泌尿系统结石待诊断有一定价值。④现已采用尿沉渣体染色及细胞化学染色等多种染色法来识别各种管型，如 Sternheimer-Malbin 染色、结晶紫-沙黄染色，可识别管型（尤其是透明管型）及各种形态的红细胞、上皮细胞，并能区别存活及残废的中性粒细胞和检出闪光细胞。用巴氏染色观察有形成分的细微结构，对尿路肿瘤细胞和肾移植排异反应具有诊断意义。其他使用含阿尔新蓝、中性红等混合染色也有助于尿沉渣成分的识别。细胞过氧物酶染色可鉴别不典型红细胞与白细胞，并可区别中性粒细胞管型及肾上皮细胞管型。用酸性磷酸酶染色，可区分透明管型与颗粒管型，经染色后发现有透明管型应属颗粒管型范畴。⑤近年来应用单克隆抗体技术识别各种细胞，临床上可根据出现的不同的细胞而诊断一些疑难的

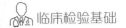

肾病，如新月体肾炎，药物引起的急性间质性肾炎、肾小管坏死等，因此是很有发展前途的尿沉渣实验检查方法。

二、尿细胞成分检查

尿沉渣中细胞可见红细胞、白细胞、吞噬细胞、上皮细胞等。

（一）红细胞

正常人尿中排出红细胞甚少，24h 尿中排出红细胞数多不超过 100 万，红细胞为尿沉渣成分中最重要者，成人每 4~7 个高倍视野可偶见 1 个红细胞。如每个视野见到 1~2 个红细胞时，应考虑为异常；若每个高倍视野均可见到 3 个以上红细胞，则可诊断为镜下血尿。

1. 红细胞分类

新鲜尿中红细胞形态对鉴别肾小球源性和非肾小球源性血尿有重要价值，因此除注意尿中红细胞数量外，还要注意其形态。用相差显微镜观察，可将尿中红细胞分成以下三种：

（1）均一红细胞血尿

红细胞外形大小正常，在少数情况下也可见到红细胞大小基本一致约 8μm，细胞膜完整，外形为双凹圆盘状，血红蛋白含量相当，淡黄色。棘形红细胞百分率<5%，尿液红细胞平均容积（MCV）大于静脉血 MCV，多为非肾小球性血尿，主要病变在肾小球以下部位或泌尿通路上。或外形轻微改变的棘细胞。总之，红细胞形态较一致，整个尿标本中不超过两种以上的红细胞形态类型。

（2）变形红细胞血尿

红细胞大小不等，外呈两种以上的多形性变化，常见以下形态：胞质从胞膜向外突出呈相对致密小泡，胞膜破裂，部分胞质丢失，胞质呈颗粒状，沿细胞膜内侧间断沉着；有皱缩的红细胞及大型红细胞，胞质沿结样沉着；细胞的一侧向外展，类似葫芦状或发芽状的酵素养菌状；胞质内有散在的相对致密物，成细颗粒状；胞质向四周集中，形似炸面包圈样，以及破碎的红细胞等。

（3）混合性血尿

为上述两种血尿的混合。依据其中哪一类红细胞超过 50%，又可分为以变形红细胞为主和以均一红细胞为主的两组。肾小球源性血尿多为变形红细胞血尿，或以其为主的混合性血尿，可通过相差显微镜诊断，与肾活检的诊断符合率可达 96.7%；非肾小球疾病的血尿，则多为均一性血尿，与肾活检诊断符合率达 92.6%。如果进一步用扫描电镜观察血尿标本，可更敏感地观察到红细胞表面的细微变化，如红细胞有帽状、碗状、天面折叠、荷叶状、花环状等，即使红细胞有轻微的形态变化也可查出。

　　肾小球性血尿红细胞形态学变化的机制目前可能是由于红细胞通过有病理改变的肾小球滤膜时，受到了挤压损伤；以后在通过各段肾小管的过程中又受到不同的 pH 和不断变化的渗透压的影响；加上介质的张力，各种代谢产物（脂肪酸、溶血卵磷脂、胆酸等）的作用，造成红细胞的大小、形态和血红蛋白含量等变化。而非肾小球性血尿主要是肾小球以下部位和泌尿通路上毛细血管破裂的出血，不存在通过肾小球滤膜造成的挤压损伤，因而红细胞形态正常，来自肾小管的红细胞虽与 pH 及渗透压变化作用，但因时间短暂，变化轻微，故呈均一性血尿。

　　在无条件进行相差显微镜及扫描电镜观察时，可用甲基绿染色液对新鲜的尿沉渣进行活体染色后，用普通光学显微镜进行观察。还可于盖片加香柏油后在普通光学显微镜下用油镜观察红细胞的形态，虽然乏位体感，但如观察者有丰富的形态学辨认经验，也能提供红细胞形态变化的信息，与临床资料结合也有助于鉴别血尿来源。也有报道将新鲜尿沉渣制成薄涂片后进行瑞氏特色，用油浸镜观察一定数量红细胞形态。对鉴别血尿来源也具有参考价值。

　　2. 参考值

　　混匀一滴尿：0～偶见/HPF。

　　离心尿：0～3/HPF。

　　3. 临床意义

　　正常人特别是青少年在剧烈运动、急行军、冷水浴、久站或重体力劳动后可出现暂时性镜下血尿，这种一过性血尿属生理性变化范围。女性患者还应注意月经污染问题，应通过动态观察加以区别。

　　引起血尿的疾病很多，可以归纳为以下三类原因：

　　（1）泌尿系统自身的疾病：泌尿系统各部位的炎症、肿瘤、结核、结石、创伤、肾移植排异、先天性畸形等均可引起不同程度的血尿，如急、慢性肾小球肾炎、肾盂肾脏炎、泌尿系统感染、肾结石、肾结核等都是引起血尿的常见原因。

　　（2）全身其他系统的疾病：主要见于各种原因引起的出血性疾病，如特发性血小板减少性紫癜、血友病、DIC、再生障碍性贫血和白血病合并有血小板减少时，某些免疫性疾病，如系统性红斑狼疮等也可发生血尿。

　　（3）泌尿系统附近器官的疾病：如前列腺炎、精囊炎、盆腔炎等患者尿中也偶尔能见到红细胞。

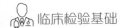

（二）白细胞

尿中白细胞除在肾移植术后发生排异后及淋巴性白血病时可见到淋巴细胞外，一般主要是就中性分叶核粒细胞而言，尿中的白细胞来自血液，健康成人尿中排出白细胞和上皮细胞不超过 200 万/24h，因此在正常尿中可偶然见到 1~2 个白细胞/HPF。如果每个高倍视野见到 5 个白细胞为增多，白细胞体积比红细胞大，呈圆球形，在中性、弱酸性或碱性尿中均见不到细胞核，通过染色可清楚地看到核结构。炎症时白细胞发生变异或已残废，其外形变得不规则，结构不清，称为脓细胞。尿标本久置室温后，因 pH 值、渗透压等改变，白细胞也可产生退行性变，难以与脓细胞区别，故有人认为区别尿中白细胞与脓细胞并无实际意义，而其数量多少更为重要。急性肾盂肾炎时，在低渗条件下有时可见到中性粒细胞内颗粒呈布朗分子运动。由于光折射，在油镜下可见灰蓝争发光现象，因其运动似星状闪光，故称为闪光细胞。

临床意义如下：

①泌尿系统有炎症时均可见到尿中白细胞增多，尤其在细菌感染时为甚，如急、慢性肾盂肾炎、膀胱炎、尿道炎、前列腺炎、肾结核等。②女性阴道炎或宫颈炎、附件炎时可因分泌物进入尿中，而见白细胞增多，常伴有大量扁平的上皮细胞。③肾移植后如发生排异反应，尿中可出现大量淋巴及单核细胞。④肾盂肾炎时也可偶然见到。⑤尿液白细胞中单核细胞增多，可见于药物性急性间质性肾炎及新月形肾小球肾炎；急性肾小管坏死时单核细胞减少或消失。⑥尿中出现多量嗜酸性粒细胞时称为嗜酸性粒细胞尿，可见于某些急性间质性肾炎患者；药物致变态反应，在尿道炎等泌尿系其他部位的非特异性炎症时，也可出现嗜酸性粒细胞尿。

（三）吞噬细胞

吞噬细胞比白细胞大，为含吞噬物的中性粒细胞，可见于泌尿道急性炎症，如急性肾盂肾炎、膀胱炎、尿道炎等，且常伴有白细胞增多。

（四）上皮细胞

尿中所见上皮细胞由肾小管、肾盂、输尿管、膀胱、尿道等处脱落下来的。肾小管为立方上皮，在肾实质损伤时可出现于尿中。肾盂、输尿管、膀胱等处均覆盖移行上皮细胞。尿道为假复层柱状上皮细胞，近尿道外口处为复野扁平上皮细胞所覆盖。在这些部位有病变时，尿中也会出现相应的上皮细胞增多。男性尿中偶尔可见到前列腺细胞。

临床意义如下：

1. 扁平鳞状上皮细胞

正常尿中可见少量扁平上皮细胞，这种细胞大而扁平，胞质宽阔，呈多角形，含有小而明显的圆形或椭圆形的核。妇女尿中可成片出现，无临床意义，如同时伴有大量白细胞出现是泌尿生殖系炎症，如膀胱炎、尿道炎等。在肾盂肾炎时也会增多，肾盂、输尿管结石时也可见到。

2. 移行上皮细胞

正常时少见，有多种形态，如呈尾状，称尾状上皮，含有一个圆形或椭圆的核，胞质多而核小，在肾盂、输尿管或膀胱颈部炎症时可成片脱落，但其形态随脱落部位稍有区别。

3. 肾小管上皮细胞

来自肾小管，比中性粒细胞大 1.5~2 倍，含一个较大的圆形胞核，核膜很厚，因此细胞核突出易见，在尿中易变性呈不规则的钝角状。胞质中有小空泡、颗粒或脂肪小滴，这种细胞在正常人尿中极为少见，在急性肾小管肾炎时可见到；急性肾小管坏死的多尿期可大量出现。肾移植后如出现排异反应亦可见脱落成片的肾小管上皮细胞。在慢性肾炎、肾梗死、充血性梗阻及血红蛋白沉着时，肾小管上皮细胞质中如出现含铁血黄素颗粒者称为复粒细胞，普鲁士蓝染色阳性。如为脂肪颗粒，应用脂肪染色来区别。

4. 非典型细胞

尿中如见脱落细胞时，应注意用染色方法来鉴别非典型细胞，如老年无痛性血尿出现的恶性肿瘤细胞等。

5. 人巨细胞病毒（HCMV）包涵体

HCMV 为一种疱疹病毒，含双股 DNA，可通过输血、器官移植等造成感染。婴儿可经胎盘、乳汁等感染，在尿中可见含 HCMV 包涵体的上皮细胞。此外，不可用 PCR 技术检测尿中是否有 HCMV-DNA。

三、尿管型检查

管型（casts）为尿沉渣中有重要意义的成分，它的出现往往提示有肾实质性损害。它是尿液中的蛋白在肾小管、集合管内凝固而形成的圆柱状结构物，故又称圆柱体。管型的形成必须有蛋白尿，其形成基质物为 Tamm-Horsfall 糖蛋白。在病理情况下，由于肾小球基底膜的通透性增加，大量蛋白质由肾小球进入肾小管，在肾远曲小管和集合管内，由于浓缩（水分吸收）酸化（酸性物增加）和软骨素硫酸酯的存在，蛋白质在肾小管腔内凝集、沉淀，形成管型。

管型形成的必要条件是：①蛋白尿的存在（原尿中的白蛋白和肾小管分泌的 T-H 蛋白）；②肾小管有使尿液浓缩酸化的能力，同时尿流缓慢及局部液积滞，肾单位中形成的管型在重新排尿时随尿排出；③具有可供交替使用的肾单位。因尿液通过炎症损伤部位时，有白细胞、红细胞、上皮细胞等脱落黏附在处于凝结过程的蛋白质之中而形成细胞管型。如附着的细胞退化变性，崩解成细胞碎屑，则会形成粗或细颗粒管型。在急性血管内溶血时由于大量游离血红蛋白从肾小球滤过肾小管内形成血红细胞蛋白管型。如所含上述细胞出现脂肪变性，形成脂肪管型，进一步变性可形成蜡样管型。根据管型内含物的不同可分为透明、颗粒、细胞（红细胞、白细胞、上皮细胞）、血红蛋白、脂肪、蜡样等管型。还应注意细菌、真菌、结晶体及血小板等特殊管型。

（一）透明管型

透明管型主要由 T-H 蛋白构成，也有白蛋白及氯化钠参与。这种管型呈规则的圆柱体状，无色、半透明、两端钝圆、质地菲薄，但也有少许颗粒及少量细胞黏附在管型外或包含于其中。透明管型一般较狭窄而短，但也有形态较大者；多呈直形或稍弯曲状。观察透明管型应将显微镜视野调暗，否则易漏检。在正常人浓缩尿中偶尔可见到。12h 尿液中少于 5000 个。

在剧烈运动、发热、麻醉、心功能不全时，肾受到刺激后尿中可出现透明管型。大量出现见于急、慢性肾小球肾炎、肾病、肾盂肾炎、肾瘀血、恶性高血压、肾动脉硬化等疾病。急性肾炎时，透明管型常与其他管型并存于尿中，慢性间质性肾炎患者尿中可持续大量出现。

（二）细胞管型

细胞管型为含有细胞成分的管型，按细胞类别可分为红细胞管型、白细胞管型及肾上皮细胞管型。

1. 红细胞管型

为蛋白基质中嵌入红细胞所致，红细胞常互相粘连，而无明显的细胞，只是线，有时甚至残损不全。当红细胞形态完整时易于识别，有时可因溶血在染色后仅见红细胞残影，如红细胞已崩解破坏，使管型基质呈红褐色后，称"血液管型"或"血红蛋白管型"。尿中见到红细胞管型，提示肾单位内有出血，可见于急性肾小球肾炎、慢性肾炎急性发作。

血红蛋白管型也可见于血型不合输血后溶血反应时及急性肾小管坏死、肾出血、肾移植术后产生排异反应时。在系统性红斑狼疮及其他胶原性能疾病、肾梗死、肾静脉血栓形成等情况时，红细胞管型也可能是唯一的表现。

2. 白细胞管型

管型内含有白细胞，由退化变性坏死的白细胞聚集而成，可单独存在，或与上皮细胞管型、红细胞管型并存。当不染色时在普通光镜下难以与此细胞区别，染色标本可仔细观察核及胞质。过氧化物酶染色呈阳性，此种管型表示肾实质有细菌感染性病变。可结合临床患者有无感染症状给予诊断，常见于急性肾盂肾炎、间质性肾炎等，有红斑狼疮肾炎患者亦可见到。

3. 肾上皮细胞管型

管型内含肾小管上皮细胞。酯酶染色呈阳性，过氧化物酶染色呈阴性，故此可与白细胞管型鉴别。此类管型常见于肾小管病变，如急性肾小管坏死，子痫，重金属、化学物质、药物中毒，肾移植后排异反应及肾淀粉样变性等。

有时管型中的细胞成分难以区别。可笼统称为细胞管型，必要时亦可借助化学染色来区别，在 DIC 时，尿中可出现血小板管型，可用相差显微镜或经抗血小板膜糖蛋白的 McAb 加以区别。

（三）颗粒管型

颗粒管型内含大小不同的颗粒物，其量超过 1/3 面积时称为颗粒管型。颗粒来自崩解变性的细胞残渣，也可由血浆蛋白及其他物质直接聚集于 T-H 糖蛋白基质中形成。其外形常较透明管型短且宽，呈淡黄褐色或棕黑色，还可根据颗粒的大小分成组、细颗粒管型。可见于肾实质性病变，提示肾单位内瘀滞，如急、慢性肾小球肾炎，肾病，肾动脉硬化等。药物中毒损伤肾小管及肾移植术发生排异反应时亦可见到。

（四）肾功能不全管型

肾功能不全管型，又称宽大管型，其宽度可为一般管型的 2~6 倍，也有较长者，形似蜡样管型但较薄，可能由于损坏的肾小管上皮细胞碎屑在内径宽大的集合管内凝聚而成；或因尿液长期淤积使肾小管扩张，形成粗大管型，可见于肾功能不全患者的尿中。急性肾功能不全者在多尿早期，这类型管型可大量出现，随着肾功能的改善而逐渐减少消失。在异型输血后由溶血反应导致急性肾功能衰竭时，尿中可见褐色宽大的血红蛋白管型。挤伤或大面积烧伤后急性肾功能不全时，尿中可见带色素的肌红蛋白管型。肾功能不全管型出现于慢性肾炎晚期尿毒症时，常表示预后不良。

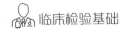

（五）混合管型

混合管型指管型内同时含有不同细胞及其他有形成分，用巴氏染色法有助于识别。可见于肾移植后急性排异反应，缺血性肾坏死、肾梗死等患者。在急性排异反应时，可见到肾小管上皮细胞与淋巴细胞的混合管型。

（六）脂肪管型

在脂肪管型内可见大小不等折光很强的脂肪滴，亦可能嵌入含有脂肪滴的肾小管上皮细胞，可用脂肪染色鉴别。为肾小管损伤后上皮细胞脂肪变性所致，可见于慢性肾炎，尤其是多见于肾病综合征时。

（七）蜡样管型

蜡样管型为蜡烛状浅灰色或淡黄色，折光性强、质地厚、有切迹的管型，一般略有弯曲或断裂，呈平齐状。在肾单位慢性损害、长期少尿或无尿的情况下，由颗粒管型或细胞管型等长期滞留于肾小管中演变而来，是细胞崩解的最后产生；也可由发生淀粉样变性的上皮细胞溶解后逐渐形成。在低渗溶液、水及不同的 pH 介质内均不溶解，它的出现提示肾小管的严重病变，预后差。可见于慢性肾小球肾炎晚期、肾功能不全及肾淀粉样变性时；亦可在肾小管炎症和变性、肾移植慢性排异反应时见到。

（八）细菌管型

细菌管型指利害型的透明基质中含大量细菌。

在普通光学显微镜下呈颗粒管形状，可借助相差及干涉显微镜仔细识别，常见于肾脓毒性疾病。真菌管型可见于真菌感染时，但辨认困难，常须用细菌学及特殊染色等手段识别。发现此类管型，可早期诊断原发性及播散性真菌感染，对抗真菌的药物监测有一定作用。

（九）结晶管型

结晶管型指管型透明基质中含尿酸盐或草酸盐等结晶。临床意义类似相应的结晶尿。如管型中含小圆形牙齿酸钙结晶时易被误认为红细胞管型，应注意仔细观察，也可应用细胞化学染色来区别。

（十）类管型、黏液丝及与管型相似的物质

1. 类管型

类圆柱体形态与管型相似，但其一端尖细扭曲或弯曲呈螺旋状。因常与透明管型并存，可在急性肾炎病的尿中见到，与肾血循环障碍或肾受刺激有关。

2. 黏液丝

为长线条形，边缘不清，末端尖细卷曲，可见于正常尿中。如大量存在，常表示尿道受刺激或有炎症反应。

3. 其他

包括非晶形尿酸盐或磷酸盐团；细胞团；其他异物，如棉、毛、麻的纤维、毛发及玻片上的纹痕等，均应与管型鉴别。

四、尿液细胞及管型的计数

尿中细胞及管型的计数方法，是留取一定时间的尿液，取定量尿液离心沉淀，于沉渣计数后再计划算细胞和管型在单位时间排出的数量。动态观察比较，可以了解肾损害的情况，传统的尿沉渣计数方法是 12h 尿沉渣计数，为方便患者目前多采用在较短时间内留尿，并以 1h 排出率报告。

（一）Addis 计数

准确留取 12h 尿液，为防止沉淀物的变性常加入一定量的防腐剂，但由于尿液放置时间过长，易析出盐类结晶，会影响观察。如室温偏高时，尿液有形成分可以在体外逐渐溶解破坏，因而准确性差；在换算时所乘系数过大，因而误差大，重复性差，目前已较少应用。

参考值：

红细胞 0~50 万/12h。

白细胞及上皮细胞总数：100 万/12h。

透明管型：5000 万/12h。

（二）1h 尿中有形成分计数

准确留取 3h 全部尿液，将沉渣中红细胞、白细胞及管型分别计数，再换算成 1h 的排出数。此法较留 12h 尿简便，不必加防腐剂，对有形成分计数影响小，适用于门诊和住院

病患的连续检查。检查时患者可照常生活，不限制饮食，但不能超量饮水。

参考值：

成人：红细胞：男 3 万/h，女 4 万/h。

白细胞：男 7 万/h，女 14 万/h。

小儿：7~4 万/h。

（三）尿沉渣有形成分定量分析

尿沉渣有形成分定量分析是在固定实验条件（尿量、离心、留沉渣量）计数后，求出 $1\mu L$ 中的红细胞、白细胞或管型数。该方法对尿沉渣镜检具有不定量意义，与自动尿分析仪法具有可比性，是今后发展的方向。

第六章 体液与排泄物检验

第一节 粪便检验

一、量测定

（一）适应证

用于消化系统疾病的辅助诊断和监测。

（二）参考区间

正常人每日排便 1 次，约为 100~300 克。

（三）临床意义

正常人粪便随食物种类、进食量及消化器官功能状态而异，如进食粗粮及含纤维素较多的食物，粪便量相对较多；进食细粮或以肉食为主时，粪便量相对较少。在病理情况下，如胃肠、肝胆、胰腺有病变或肠道功能紊乱时，粪便的量及次数均可发生变化。

二、外观检查

（一）适应证

用于消化系统疾病的辅助诊断和监测。

（二）参考区间

成年人：黄褐色圆柱形软便。
婴儿：黄色或金黄色糊状便。

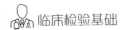

（三）临床意义

病理情况可见如下改变：

1. 鲜血便

见于直肠息肉、直肠癌、肛裂及痔疮等。痔疮时常在排便之后有鲜血滴落，而其他疾患则鲜血附着于粪便表面。

2. 柏油样便

稀薄、黏稠、漆黑、发亮的黑色粪便，形似柏油，称柏油样便，见于消化道出血。服用活性炭、铋剂等之后也可排出黑便，但无光泽且隐血试验为阴性。若食用较多动物血、肝或口服铁剂等也可使粪便呈黑色，隐血试验亦可阳性，应注意鉴别。

3. 白陶土样便

见于各种原因引起的胆管阻塞患者，也可见于钡餐后。

4. 脓性及脓血便

当肠道下段有病变，如痢疾、溃疡性结肠炎、局限性肠炎、结肠或直肠癌，常表现为脓性及脓血便，脓或血的多少取决于炎症类型及其程度。阿米巴痢疾以血为主，血中带脓，呈暗红色稀果酱样；细菌性痢疾则以黏液及脓为主，脓中带血。

5. 黏液便

正常粪便中的少量黏液与粪便均匀混合，不易察觉。小肠炎症时增多的黏液均匀地混于粪便中；大肠病变时因粪便已逐渐形成，黏液不易与粪便混合；来自直肠的黏液则附着于粪便的表面。单纯黏液便的黏液无色透明，稍黏稠；脓性黏液便则呈黄白色，不透明，见于各类肠炎、细菌性痢疾、阿米巴痢疾等。

6. 米泔样便

粪便呈白色淘米水样，内含有黏液片块，量大，稀水样，见于霍乱、副霍乱患者。

7. 稀糊状或水样便

见于各种感染性和非感染性腹泻。小儿肠炎时，粪便呈绿色稀糊状；大量黄绿色稀汁样便（3000mL或更多），并含有膜状物时，见于假膜性肠炎；艾滋病患者伴发肠道隐孢子虫感染时，可排出大量稀水样粪便；副溶血性弧菌食物中毒，可排出洗肉水样便；出血坏死性肠炎，可排出红豆汤样便。

8. 细条样便

排出细条样或扁片状粪便，提示直肠狭窄，多见于直肠癌。

9. 乳凝块

乳儿粪便中见有黄白色乳凝块，亦可见蛋花汤样便，常见于婴儿消化不良、婴儿腹泻。

三、气味检查

（一）适应证

用于消化系统疾病的辅助诊断和监测。

（二）参考区间

有一定臭味。

（三）临床意义

粪便的臭味因粪便含蛋白质分解产物，如吲哚、粪臭素、硫醇、硫化氢等所致，肉食者味重，素食者味轻。

恶臭：见于慢性肠炎、胰腺疾病、结肠或直肠癌溃烂时。

特殊血腥臭味：见于阿米巴肠炎。

酸臭味：见于脂肪、糖类消化或吸收不良时。

四、酸碱度测定

（一）适应证

用于消化系统感染性疾病的辅助诊断和监测。

（二）参考区间

中性、弱酸或弱碱性（pH 值为 6.9~7.2）。

（三）临床意义

1. 酸性

见于多食糖类及脂肪时。体内糖类和脂类异常发酵时，粪便呈强酸性；阿米巴痢疾及病毒性肠炎时，粪便常呈弱酸性。

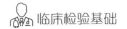

2. 碱性

见于多食肉类者。蛋白质高度腐败时，粪便呈强碱性；细菌性痢疾、血吸虫病时，粪便呈弱碱性。

五、寄生虫检查

（一）适应证

用于消化系统寄生虫疾病的诊断。

（二）参考区间

阴性。

（三）临床意义

蛔虫、蛲虫及绦虫等较大虫体或其片段肉眼即可分辨，钩虫虫体须将粪便冲洗过筛方可见到。服驱虫剂后应查粪便中有无虫体，驱绦虫后应仔细寻找其头节。

六、结石检查

（一）适应证

用于消化系统结石性疾病的诊断。

（二）参考区间

阴性。

（三）临床意义

粪便中可见到胆石、胰石、胃石、肠石等，最重要且最常见的是胆石，常见于应用排石药物或碎石术后。

七、白细胞检查

（一）适应证

用于消化系统感染性疾病的辅助诊断、鉴别诊断和监测。

（二）参考区间

不见或偶见。

（三）临床意义

肠道炎症时增多，其数量多少与炎症轻重及部位有关。小肠炎症时白细胞数量一般 <15/HP；细菌性痢疾，可见大量白细胞、脓细胞或小吞噬细胞；过敏性肠炎、肠道寄生虫病时，可见较多嗜酸性粒细胞。

八、红细胞检查

（一）适应证

用于消化系统感染、出血性疾病的辅助诊断和监测。

（二）参考区间

无。

（三）临床意义

当下消化道出血、痢疾、溃疡性结肠炎、结肠和直肠癌时，粪便中可见到红细胞。细菌性痢疾时，红细胞少于白细胞，散在分布，形态正常；阿米巴痢疾时，红细胞多于白细胞，多成堆出现并有残碎现象。

九、巨噬细胞检查

（一）适应证

用于消化系统感染性疾病的辅助诊断、鉴别诊断和监测。

（二）参考区间

无。

（三）临床意义

粪便巨噬细胞检查是诊断急性细菌性痢疾的依据，也可见于急性出血性肠炎，偶见于

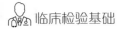

溃疡性结肠炎。

十、上皮细胞检查

（一）适应证

用于消化系统感染性疾病的辅助诊断、鉴别诊断和监测。

（二）参考区间

不易发现。

（三）临床意义

结肠炎、假膜性肠炎时，可见上皮细胞增多。

十一、肿瘤细胞检查

（一）适应证

用于消化系统肿瘤的诊断、鉴别诊断和监测。

（二）参考区间

无。

（三）临床意义

出现肿瘤细胞，主要见于乙状结肠癌、直肠癌患者。

十二、寄生虫卵检查

（一）适应证

用于消化系统寄生虫病的诊断和监测。

（二）参考区间

无。

（三）临床意义

肠道寄生虫感染时，从粪便中能见到的相应病原体，如阿米巴、鞭毛虫卵、孢子虫等单细胞寄生虫；蠕虫包括吸虫卵、绦虫卵、线虫卵等成虫虫体或虫卵。

十三、细菌检查

（一）适应证

用于消化系统感染性疾病的辅助诊断和监测。

（二）参考区间

（1）粪便中细菌极多，占干重的 1/3，多属正常菌群。

（2）成年人粪便中以大肠埃希菌、厌氧菌和肠球菌为主要菌群，约占 80%；婴幼儿粪便中主要是双歧杆菌、拟杆菌、肠杆菌、肠球菌、葡萄球菌等。

（3）粪便中球菌（G^+）和杆菌（G^-）比例为 1：10。

（三）临床意义

疑为假膜性肠炎时，粪便涂片革兰染色镜检可见革兰阴性杆菌减少或消失，而葡萄球菌、念珠菌或厌氧性难辨芽孢梭菌增多。

疑为霍乱、副霍乱，取粪便于生理盐水中做悬滴试验，可见鱼群穿梭样运动活泼的弧菌。

某些腹泻患者稀汁样粪便涂片可见人体酵母样菌。

疑为肠结核或小儿肺结核不能自行咳痰者，可行粪便抗酸染色涂片查找结核分枝杆菌。

若能进行粪便培养（普通培养、厌氧培养或结核培养），则更有助于确诊及菌种鉴定。

十四、结晶检查

（一）适应证

用于消化系统疾病的辅助诊断、鉴别诊断和监测。

（二）参考区间

可见到磷酸钙、草酸钙、碳酸钙、胆固醇等结晶。

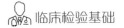

（三）临床意义

1. 夏科-雷登结晶

见于阿米巴痢疾及过敏性肠炎患者。

2. 血晶

见于胃肠道出血患者。

3. 脂肪酸结晶

见于阻塞性黄疸患者。

十五、食物残渣检查

（一）适应证

用于消化系统疾病的辅助诊断和监测。

（二）参考区间

偶见淀粉颗粒和脂肪小滴等。

（三）临床意义

腹泻者的粪便中易见到淀粉颗粒，慢性胰腺炎、胰腺功能不全时增多。在急、慢性胰腺炎及胰头癌或因肠蠕动亢进、腹泻、消化不良综合征等，脂肪小滴增多。在胃蛋白酶缺乏时粪便中较多出现结缔组织。肠蠕动亢进、腹泻时，肌肉纤维、植物细胞及植物纤维增多。

十六、粪便隐血试验

（一）适应证

用于上消化道出血、胃肠道溃疡、肿瘤性疾病的辅助诊断、鉴别诊断和监测。

（二）参考区间

阴性。

（三）临床意义

隐血试验是消化道恶性肿瘤普查的一个筛选指标，对消化道出血的鉴别诊断有重要价值。

1. 阳性

见于急性胃黏膜病变、肠结核、Crohn 病、溃疡性结肠炎、钩虫病及流行性出血热等。

2. 间歇性阳性

见于胃肠道溃疡。

3. 持续性阳性

见于消化道恶性肿瘤，如胃癌、结肠癌。

十七、粪便胆色素定性试验

（一）适应证

用于肠道炎症、腹泻等疾病的辅助诊断和监测。

（二）参考区间

粪胆红素定性试验结果为阴性。
粪胆原及粪胆素定性试验结果为阳性。

（三）临床意义

肠蠕动加速，因排入十二指肠的胆红素来不及转化为粪胆原、粪胆素即排出体外，粪便呈深黄色，胆红素检验常为强阳性。胆道梗阻时，胆红素不能排入肠道，粪胆原、粪胆素缺如，两者的定性检验皆可呈阴性，粪便外观呈白陶土色，部分梗阻则可能呈弱阳性。溶血性黄疸时，粪胆原、粪胆素的含量会增加，粪色加深，定性检验呈强阳性。

第二节　痰液检验

一、量测定

（一）适应证

用于呼吸系统疾病的辅助诊断和监测。

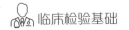

（二）参考区间

无痰或仅有少量泡沫痰。

（三）临床意义

当呼吸道有病变时痰量增多，见于慢性支气管炎、支气管扩张、肺脓肿、肺结核等。在疾病过程中如痰量逐渐减少，表示病情好转；反之，则表示病情有所发展。痰量突然增加并呈脓性见于肺脓肿或脓胸破入支气管腔。

二、颜色检查

（一）适应证

用于呼吸系统疾病的辅助诊断和监测。

（二）参考区间

无色或灰白色。

（三）临床意义

病理情况痰色有以下改变：

1. 红色或棕红色

系痰液中含有血液或血红蛋白。血性痰见于肺癌、肺结核、支气管扩张等；粉红色泡沫样痰见于急性肺水肿；铁锈色痰是由于血红蛋白变性所致，见于大叶性肺炎、肺梗死等。

2. 黄色或黄绿色

黄色痰见于呼吸道化脓性感染，如化脓性支气管炎、金黄色葡萄球菌肺炎、支气管扩张、肺脓肿及肺结核等。黄绿色痰见于铜绿假单胞菌或干酪性肺炎。

3. 棕褐色

见于阿米巴肺脓肿及慢性充血性心力衰竭肺淤血时。

4. 灰色、黑色

见于矿工及长期吸烟者。

三、黏稠度检查

（一）适应证

用于呼吸系统疾病的辅助诊断和监测。

（二）参考区间

无色或灰白色黏液痰。

（三）临床意义

1. 黏液性痰

黏稠外观呈灰白色，见于支气管炎、支气管哮喘和早期肺炎等。

2. 浆液性痰

稀薄而有泡沫，是肺水肿的特征，或因血浆由毛细血管渗入肺泡内致痰液略带淡红色，见于肺淤血。

3. 脓性痰

将痰液静置，分为三层，上层为泡沫和黏液，中层为浆液，下层为脓细胞及坏死组织。见于呼吸系统化脓性感染，如支气管扩张、肺脓肿及脓胸向肺组织溃破等。

4. 血性痰

痰中混有血丝或血块。如咳出纯粹的血液或血块称为咯血，外观多为鲜红色泡沫状，陈旧性痰呈暗红色凝块。血性痰常提示肺组织有破坏或肺内血管高度充血，见于肺结核、支气管扩张、肺癌、肺吸虫病等。

四、气味检查

（一）适应证

用于呼吸系统疾病的辅助诊断和监测。

（二）参考区间

无特殊气味。

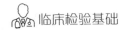

（三）临床意义

血性痰可带有血腥气味，见于各种原因所致的呼吸道出血。肺脓肿、支气管扩张合并厌氧菌感染时痰液有恶臭，晚期肺癌的痰液有特殊臭味。

五、异物检查

（一）适应证

用于呼吸系统疾病的辅助诊断和监测。

（二）参考区间

无。

（三）临床意义

痰中可见的异物主要有：

支气管管型：见于支气管炎、纤维蛋白性支气管炎、大叶性肺炎等。

干酪样小块：见于肺结核、肺坏疽等。

硫磺样颗粒：见于放线菌感染。

虫卵或滋养体：可见于相应的寄生虫感染时。

六、结石检查

（一）适应证

用于呼吸系统疾病的辅助诊断和监测。

（二）参考区间

阴性。

（三）临床意义

阳性：见于肺石。肺石为淡黄色或白色的碳酯钙或磷酸钙结石小块，表面不规则，呈丘状突起。可能为肺结核干酪样物质的钙化产生，亦可由侵入肺内的异物钙化而成。

七、白细胞检查

（一）适应证

用于呼吸系统疾病的辅助诊断和监测。

（二）参考区间

0~5 个/HP。

（三）临床意义

1. 中性粒细胞增多

见于呼吸系统有细菌感染时，常成堆存在。

2. 淋巴细胞增多

见于肺结核时。

3. 嗜酸粒细胞增多

见于支气管哮喘、过敏性支气管炎、肺吸虫病时。

八、红细胞检查

（一）适应证

用于呼吸系统疾病的辅助诊断和监测。

（二）参考区间

无红细胞。

（三）临床意义

红细胞增多：见于支气管扩张、肺癌及肺结核时。

九、上皮细胞检查

（一）适应证

用于呼吸系统疾病的辅助诊断和监测。

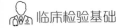

（二）参考区间

偶见。

（三）临床意义

急性喉炎、咽炎和支气管黏膜发炎时可有大量上皮细胞混入痰液；当肺组织遭到严重破坏时还可出现肺泡上皮细胞。

十、肿瘤细胞检查

（一）适应证

用于呼吸系统恶性肿瘤疾病的诊断、鉴别诊断和监测。

（二）参考区间

无。

（三）临床意义

肺癌及其他肺部转移性肿瘤时可检出肿瘤细胞。

十一、吞噬细胞检查

（一）适应证

用于呼吸系统疾病的辅助诊断和监测。

（二）参考区间

阴性。

（三）临床意义

吞噬细胞增多可见于肺炎、肺梗死及肺出血等。

十二、结晶检查

（一）适应证

用于呼吸系统疾病的辅助诊断和监测。

（二）参考区间

阴性。

（三）临床意义

1. 夏科-雷登结晶

见于支气管哮喘、肺吸虫病时。

2. 胆固醇结晶

见于肺结核、肺脓肿、肺部肿瘤时。

十三、病原体检查

（一）适应证

用于呼吸系统感染性疾病的辅助诊断和监测。

（二）参考区间

无。

（三）临床意义

相应病原体感染时，可在显微镜下观察到相应病原体，如金黄色葡萄球菌、链球菌、放线菌、结核分枝杆菌、寄生虫等。

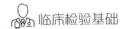

第三节 浆膜腔液检验

一、浆膜腔积液标本的采集与处理

（1）浆膜腔积液的采集由临床相关科室医生穿刺获得，放置引流的患者直接从引流管内接取，留取中段液体置于无菌容器内。

（2）常规检测及细胞学检查留取 2 mL，化学分析留取 2 mL，厌氧培养留取 1 mL，检查抗酸杆菌则留取 10 mL。

（3）为防止积液凝固，进行细胞涂片检查应加入 100 g/L EDTA 钠盐或钾盐进行抗凝处理，每 0.1 mL 抗凝剂可抗凝 6 mL 浆膜腔积液；生化检查及 pH 测定采用肝素抗凝处理；除留取上述样本，还须另留一管不添加抗凝剂，观察有无凝块。

（4）由穿刺取得的标本为防止细胞变性、出现凝块或细菌破坏自溶等，须及时送检。若无法及时送检，可加入 10%乙醇置于 2℃~4℃保存，不宜超过 2 h。

（5）检验后标本和容器均须消毒处理。

二、浆膜腔积液理学检验

（一）原理

因漏出液与渗出液产生机制不同，其理学性质如颜色、透明度、凝固性等也有所不同，可通过肉眼和感官方法区别。

（二）器材

比重计、折射仪、pH 试纸或 pH 计。

（三）操作

（1）肉眼观察浆膜腔积液颜色并直接记录。

（2）观察透明度时可轻摇标本，肉眼观察浆膜腔积液透明度的变化。

（3）倾斜浆膜腔积液试管，肉眼观察有无凝块形成。

（4）测比密前，标本应充分混匀，其方法与尿比密相同。

（5）采用 pH 试纸或 pH 计测量浆膜腔积液的酸碱度。

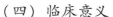

（四）临床意义

1. 颜色

通常漏出液呈清亮、淡黄色液体。红色见于恶性肿瘤、结核病急性期等；黄色见于各种原因引起的黄疸；绿色见于铜绿假单胞菌感染；乳白色见于化脓性感染、胸导管或淋巴管阻塞性疾病；黑色见于曲霉感染；棕色或咖啡色见于恶性肿瘤、内脏损伤、出血性疾病、穿刺损伤和阿米巴脓肿破溃入浆膜腔等；草绿色见于尿毒症引起的心包积液。

2. 透明度

通常漏出液是清晰透明的。透明度与积液所含细胞、细菌及蛋白质的含量有关。渗出液因含细菌、细胞、蛋白质呈不同程度的混浊；漏出液因含细胞、蛋白质少，无细菌而清晰透明。

3. 凝固性

渗出液含有纤维蛋白原等凝血因子，易自行凝固或有凝块产生，漏出液不凝固。

4. 比重

渗出液因含蛋白质、细胞较多而比重常大于 1.018；漏出液因含溶质少，比重常小于 1.015。

5. 酸碱度

通常漏出液的 pH 值为 7.40~7.50。降低见于感染性浆膜炎及风湿性疾病等继发性浆膜炎。

三、浆膜腔积液化学检验

（一）浆膜腔积液黏蛋白定性试验

1. 原理

渗出液中含大量浆膜黏蛋白，在酸性条件下可产生白色雾状沉淀，即 Rivalta 试验阳性。

2. 操作

取 100 mL 量筒，加蒸馏水 100 mL，滴入冰醋酸 0.1 mL，充分混匀（pH 值为 3~5），静止数分钟，将积液靠近量筒液面逐滴轻轻滴下，在黑色背景下，观察白色雾状沉淀发生及其下降速度等。

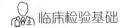

3. 试剂与器材

量筒、冰醋酸和蒸馏水。

4. 结果判定

在滴下穿刺液后，如见浓厚白色云雾状沉淀很快下降，而且形成较长的沉淀物，即 Rivalta 试验阳性；如产生白色混浊不明显，下沉缓慢，并较快消失者为阴性反应。

阴性：清晰不显雾状。

可疑：(±) 渐呈白雾状。

阳性：(+) 呈白雾状；(++) 呈白薄云状；(+++) 呈白浓云状。

5. 临床意义

主要用于漏出液和渗出液鉴别，漏出液为阴性，渗出液为阳性。

(二) 浆膜腔积液蛋白质定量试验

1. 原理

采用双缩脲法，同血清总蛋白测定。

2. 临床意义

(1) 主要用于漏出液和渗出液鉴别。漏出液<25 g/L，渗出液>30 g/L。

(2) 炎症性疾病（化脓性、结核性等），浆膜腔积液蛋白质含量多>40 g/L；恶性肿瘤为 20~40 g/L；肝静脉血栓形成综合征为 40~60 g/L；淤血性心功能不全、肾病综合征蛋白浓度最低，多为 1~10 g/L；肝硬化患者腹腔积液蛋白质多为 5~20 g/L。

(三) 浆膜腔积液葡萄糖测定

1. 原理

采用己糖激酶法，同血清葡萄糖测定。

2. 临床意义

通常，漏出液葡萄糖为 3.6~5.5 mmol/L。降低见于风湿性积液、积脓、结核性积液、恶性积液或食管破裂等。胸腔积液葡萄糖含量<3.33 mmol/L，或胸腔积液与血清葡萄糖比值<0.5，多见于类风湿性积液、恶性积液、非化脓性感染性积液和食管破裂性积液等。

（四）浆膜腔积液酶类测定

1. 乳酸脱氢酶测定

（1）原理

采用酶速率法，同血清乳酸脱氢酶（LDH）测定。

（2）临床意义

主要用于漏出液与渗出液鉴别诊断。漏出液<200 U/L，渗出液>200 U/L。积液与血清 LDH 之比<0.6 时，为漏出液，积液与血清 LDH 之比>0.6 时，为渗出液。渗出液中化脓性感染增高最为显著，均值可达正常血清 30 倍，其次为恶性积液；结核性积液略高于正常血清。恶性胸腔积液 LDH 约为自身血清 3.5 倍，而良性积液约为 2.5 倍。

2. 腺苷脱氨酶测定

（1）原理

采用酶速率法，同血清腺苷脱氨酶（ADA）测定。

（2）临床意义

主要用于鉴别结核性和恶性积液。结核性积液 ADA 活性明显增高，常>40 U/L，甚至超过 100 U/L，抗结核治疗有效时，ADA 活性随之减低。

3. 淀粉酶测定

（1）原理

采用酶速率法，同血清淀粉酶（AMY）测定。

（2）临床意义

主要用于判断胰源性腹腔积液和食管破裂性胸腔积液。胸腔积液淀粉酶升高（>300 U/L），多见于食管穿孔及胰腺外伤合并胸腔积液，原发性或继发性肺腺癌胸腔积液 AMY 显著升高。

胰腺的各类炎症、肿瘤或损伤时，腹腔积液 AMY 水平可高出血清数倍至几十倍，也可见于胃穿孔、十二指肠穿孔、急性肠系膜血栓形成和小肠狭窄等。

四、浆膜腔积液有形成分分析

（一）原理

根据浆膜腔积液中的各种细胞形态特点，通过计算一定体积的浆膜腔液体内细胞数或将标本染色分类计数，计算出浆膜腔积液中各种细胞的数量或百分比。

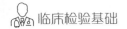

（二）试剂与器材

（1）试管、吸管、玻棒、改良 Neubauer 计数板、盖玻片和显微镜。

（2）冰醋酸、白细胞稀释液、瑞氏染液或瑞-吉染液。

（三）操作

1. 细胞总数及有核细胞计数

计数方法与脑脊液相同，如细胞数较多的应用稀释法进行检查。

2. 细胞形态学检查及分类

（1）直接分类法

高倍镜下根据有核细胞的核有无分叶分别计数单个核细胞和多核细胞，计数 100 个有核细胞，以比例或百分比表示。

（2）染色分类法

穿刺液应在抽出后立即离心，用沉淀物涂片 3~5 张，也可用细胞玻片离心沉淀收集细胞，以瑞氏或瑞-吉染色法进行分类。必要时，制备稍厚涂片，湿固定 30 min，做苏木素-伊红（HE）或巴氏染色查找癌细胞。恶性肿瘤性积液主要为腺癌，其次为鳞癌、间皮瘤等。漏出液中细胞较少，以淋巴细胞和间皮细胞为主；渗出液中细胞种类较多。

3. 其他有形成分

（1）结晶

胆固醇结晶见于脂肪变性的陈旧性胸腔积液、胆固醇性胸膜炎所致积液；积液中伴嗜酸性粒细胞增多时，可见有夏科-雷登结晶。

（2）染色体

染色体检查是诊断恶性肿瘤的有效检查方法之一，癌性积液细胞染色体变化主要有染色体数量异常、染色体形态异常的标志染色体。

（3）病原微生物检查

①细菌

对怀疑为渗出液的样本，应进行无菌操作离心沉淀后细菌培养和涂片染色检查。临床上可见的细菌有结核杆菌、大肠埃希菌、铜绿假单胞菌等。

②寄生虫及虫卵

积液离心沉淀后，涂片观察有无寄生虫及虫卵。乳糜性积液注意观察有无微丝蚴；包虫病所致的积液中可见到棘球蚴头节；阿米巴病的积液中可见阿米巴滋养体。

（四）临床意义

（1）通常漏出液<100×10⁶/L，渗出液>500×10⁶/L。少量红细胞多见于穿刺损伤，对渗出液和漏出液的鉴别意义不大；大量红细胞提示为出血性渗出液，主要见于恶性肿瘤（最常见）、穿刺损伤及肺栓塞等。

（2）中性粒细胞增多（>50%）常见于急性炎症（如类肺炎性胸腔积液）。

（3）淋巴细胞增多（>50%）常见于漏出液、结核、肿瘤、冠状动脉分流术、淋巴增生性疾病和乳糜性积液。

（4）嗜酸性粒细胞增多（>10%）常见于气胸、肺栓塞、外伤性血胸、胸管反应、寄生虫病和 Churg-Strauss 综合征。

（5）源自实体肿瘤的肿瘤细胞常见于转移性肿瘤。原始细胞常见于造血系统恶性肿瘤。

（6）胆固醇结晶见于陈旧性胸腔积液和胆固醇胸膜炎积液；含铁血黄素颗粒见于浆膜腔出血。

（7）乳糜性积液离心后沉淀物中可查有无微丝蚴；包虫性胸腔积液可查有无棘球蚴头节和小钩；阿米巴性积液可查有无阿米巴滋养体。

（五）注意事项

标本采集后应及时送检，收到标本后应立即检查，以免积液凝固或细胞破坏使结果不准确。计数前，标本必须混匀。因穿刺损伤血管，引起血性浆膜腔积液，白细胞计数结果必须校正，以剔除因出血而带来白细胞。涂片染色分类计数时，离心速度不能太快，否则细胞形态受影响，涂片固定时间不能太长，更不能高温固定，以免细胞皱缩。

五、浆膜腔细菌学检验

怀疑为渗出液，则应经无菌操作离心沉淀标本，取沉淀物做细菌培养及涂片染色、油镜仔细检查。

（一）漏出液

一般均无细菌，不必要检查。

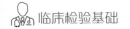

（二）渗出液

1. 革兰细菌

常见细菌有脆弱类杆菌属、链球菌、大肠埃希菌、粪肠球菌、铜绿假单胞菌、放线菌、厌氧菌和炭疽芽孢杆菌等。

2. 抗酸杆菌

多见于结核性胸膜炎、肺结核、肠结核、结核性腹膜炎、结核性心包炎。

第四节　脑脊液检验

一、脑脊液检验的适应证及标本采集

脑脊液一般用腰椎穿刺术（腰穿）获得，必要时用小脑延髓池穿刺术（池穿）或侧脑室穿刺术。腰椎穿刺的适应证：当怀疑任何形式的脑炎或脑膜炎时，必须经腰穿做脑脊液检查。怀疑多发性硬化以及评价痴呆和神经系统变性病变时，腰穿脑脊液检查对临床诊断有一定帮助。疑有蛛网膜下腔出血时，不能做头颅 CT 检查或不能与脑膜炎鉴别时，有必要做腰穿。评价炎性神经病和多发性神经根病时，脑脊液检查可提供有价值的信息。怀疑脑占位性病变时，腰穿脑脊液检查时可以找到肿瘤标志。神经系统疾患须系统观察或须椎管内给药、造影和腰麻等。

（一）腰椎穿刺的主要禁忌证

实施腰穿取脑脊液时，一定要考虑是否有颅内压升高，如果眼底检查发现视盘水肿，一定要先做 CT 和 MRI 检查。影像学检查如脑室大小正常且没有移位，后颅凹没有占位征象，方可腰穿取脑脊液，否则不能做腰穿。穿刺部位有化脓性感染灶。凝血酶原时间延长、血小板计数低于 $50×10^9/L$、使用肝素或任何原因导致的出血倾向，应该在凝血障碍纠正后方可腰穿。脊髓压迫症做腰穿时应该谨慎，因为腰穿可以使脊髓压迫症状加重。开放性颅脑损伤或有脑脊液漏者。

（二）腰椎穿刺的并发症

腰穿后头痛：腰穿后头痛是最常见的一种并发症，发生机制是由于腰穿放出脑脊液后使颅内血管扩张、充血或静脉窦被牵拉而引起的，或者是由于放出脑脊液过多造成颅内压减低，使由三叉神经感觉支配的脑膜及血管组织牵拉、移位引起头痛。

腰背痛及神经根痛：腰穿后的腰背痛是由于穿刺造成局部软组织损伤所致，当穿刺不当使穿刺针斜面与韧带呈垂直方向时，可以切断韧带的纵行纤维，使韧带失去正常张力，从而产生腰背部的酸痛。

脑疝：腰穿时由于释放过多的脑脊液，使颅腔与椎管之间的幕上分腔与幕下分腔之间的压力增大，可促使脑疝的形成。患者腰穿后应去枕平卧24h，严密观察病情，注意生命体征和观察瞳孔的变化。如发现头痛、颈痛、精神萎靡、瞳孔不等大、意识屏障加重等时，则应考虑发生脑疝的可能，积极采取脱水、降颅压等措施。

出血：一般腰穿有创伤性出血时，大多是刺破蛛网膜或硬膜下静脉，出血量少时，很少引起临床症状。当刺破大血管，如马尾的根血管时，即可能产生大量出血，临床上类似原发性蛛网膜下腔出血。

感染：由于消毒不彻底或无菌操作不严格，可能导致腰穿时的感染，包括脊柱骨髓炎、椎间盘感染、硬膜外脓肿和细菌性脑膜炎等。

（三）腰椎穿刺的注意事项

腰椎穿刺前应注意有无颅内压增高症状和体征，必要时须做眼底检查。颅内压增高时腰椎穿刺是相对的禁忌证，因为这时腰穿采取脑脊液有一定的危险性，可诱发脑疝，甚至导致死亡。但由于诊断上的需要必须做脑脊液检查者，腰穿要慎重。为了安全起见，在腰穿前0.5~1h可先用尿素或甘露醇静脉点滴，经过1~2h后进行腰穿。心、肺功能不全及急性会厌炎患儿，在做充分的腰穿体位时，也可因而发生心搏与呼吸骤停，必须加以注意。腰穿后去枕平卧24h，严密观察病情，经常注意生命体征和瞳孔的变化。如发现头痛剧烈、颈痛、精神萎靡、瞳孔不等大、意识障碍加重等，则有发生脑疝的可能，应积极采取脱水、降颅压等措施。放液不宜过速、过多，放出少量脑脊液（1~2 mL），做最必要的检查。

（四）标本的采集及注意事项

脑脊液标本由临床医生进行腰椎穿刺采集，必要时可从小脑髓脑池或侧脑室穿刺获得。穿刺后应由医生做压力测定，正常脑脊液压力卧位为0.78~1.76kPa（80~180mmH$_2$O）；儿童为0.4~1kPa（40~100mmH$_2$O）。任何病变使脑组织体积或脑脊液量增加时，脑脊液压力均可升高。待压力测定后，将脑脊液分别收集于三个无菌小瓶（或试管）中，每瓶1~2 mL即可，第一瓶做细菌学检查，第二瓶做化学或免疫学检查，第三瓶做细胞计数。标本采集后要立即送检、化验，一般不能超过 1h。因为放置时间过久，其性质可能发生改变，影响检验结果：细胞破坏或沉淀，与纤维蛋白凝集成块，导致细胞分布不均而使计数不准确；细胞离体后迅速变形乃至渐渐消失，影响分类计数；葡萄糖迅速分解，造成含糖量降低；细菌溶解，影响细菌（尤其是脑膜炎双球菌）的检出率。采集的脑脊液标本应尽量避免凝固和混入血液。

1. 血性脑脊液的判断

腰穿引起人工出血与蛛网膜下腔出血的鉴别：腰穿操作可引起轻微的红细胞增多，有时很难与颅内出血相区别。脑脊液中的少量红细胞，确定是腰穿损伤了血管还是颅内出血，这对临床的鉴别诊断有一定的价值。

腰穿外伤：腰穿不顺利，损伤局部血管；腰穿外伤若出血不多，则血液与脑脊液混合不均匀，先有血液，以后逐渐清亮，前后标本颜色不一致；若出血较多，标本静置后血液自行凝固；标本静置，当红细胞沉于管底后，上层液澄清，潜血试验呈阴性；显微镜检查均为新鲜红细胞；腰穿压力多正常。

蛛网膜下腔出血：腰穿顺利，无损伤；血液与脑脊液混合均匀，前后几个标本颜色相同；标本静置后，血液不会凝固；当红细胞沉于管底后，上层液为淡黄色，潜血试验呈阳性；显微镜检查为陈旧红细胞（细胞破碎，边缘不整），腰穿压力常增高。

在腰穿外伤与蛛网膜下腔出血的鉴别诊断上，可做以下三种试验。①三管试验：先后用三个试管分别采取脑脊液进行比较，若第一管至第三管颜色逐渐变淡，红细胞计数也逐渐减少，则为人工损伤性出血；而蛛网膜下腔出血，则三管的颜色是一致的，红细胞计数大致相等。②离心试验：盛有脑脊液的试管经离心沉淀后，上层液若为无色、透明，则大多为人工损伤性出血；若上清液呈橘红色或黄色时，则大多为蛛网膜下腔出血。③潜血试验：人工损伤性出血时，由于红细胞尚未溶解，其上清液中无游离血红蛋白，故潜血试验呈阴性；而蛛网膜下腔出血 2h 后，由于游离血红蛋白的出现，潜血试验呈阳性。

2. 含血脑脊液中白细胞计数的校正

出血初期在 12h 以内，可以按红细胞∶白细胞 =（700～1000）∶1 的比例计算，更精确的计算可按下列公式：

$$W = W_F - (W_B \times R_F / R_B)$$

式中：W——含血脑脊液中的白细胞校正数；W_F——含血脑脊液中的未校白细胞数；W_B——周围血中的白细胞数；R_F——含血脑脊液中的红细胞数；R_B——周围血中的红细胞数。

出血 24h 后，红细胞溶解，加上出血刺激脑膜，使得白细胞大量增加，就不能用上述规律计算。其增加的种类开始为中性粒细胞，以后为淋巴细胞，再后为单核细胞。

3. 出血量的估计

根据红细胞的数量，可通过下列公式计算：出血量（mL）＝［脑脊液中红细胞数×平均脑脊液量（150 mL）］/周围血中红细胞数。

4. 出血时间的估计

根据红细胞溶解破坏产生的氧合血红蛋白和胆红质量的差异，导致脑脊液颜色不同，可以大致估计出血时间。出血时间在 2~4h，脑脊液上清液可无颜色变化；出血时间在 4~12 h 后，由于开始溶血，脑脊液因含氧合血红蛋白，呈橘红色或粉红色；出血时间在 1.5~3.5d，脑脊液中因出现胆红素而呈橙黄色；以后逐渐吸收而呈黄色或淡黄色，约 3 周后转为正常。

二、一般检查

正常脑脊液外观无色、透明，比重为 1.003~1.008（平均为 1.005），pH 值为 7.35~7.40，呈弱碱性，脑脊液的 pH 值较血的 pH 值稳定。脑脊液的酸碱状态主要受以下因素影响：血液和脑脊液间在不同部位的 CO_2 弥散量；通过血脑屏障，H^+ 和 HCO_3^- 的分布；从脑神经细胞释放的酸性代谢产物的速度等。

（一）压力检查

压力测定是脑脊液检查的必需项目。如上所述，压力测定一定要在患者完全放松的情况下进行，否则压力测定值会高。压力测定的方法有压力计法和流速法。压力计包括压力管和压力表两种。当腰穿和其他穿刺成功后，接上压力管或压力表，即可见脑脊液压力逐渐上升。嘱患者充分放松，其上界可见一定幅度的脑脊液而不再上升，记录此时的压力，即为初压。在正常情况下，脑脊液压力值因不同的穿刺部位和不同体位测定会有所不同。不同年龄的脑脊液压力有所区别，一般儿童脑脊液压力较成人低。对于腰穿的卧位压力，儿童为 490~981Pa（50~100mmH_2O），婴儿为 294~785Pa（30~80mm H_2O），新生儿为 127~637Pa（13~65mmH_2O）。脑脊液压力测定受下列因素影响：①呼吸：脑脊液压力随深呼吸而产生的波动为 98~196Pa（10~20mmH_2O），以胸式呼吸的影响为主，吸气时脑脊液压力降低，如呼吸性波动消失，提示椎管内有梗阻。②脉搏：脑脊液随脉搏而产生的波动为 20~39Pa（2~4mmH_2O）。③用力憋气：用力憋气时，可使脑脊液压力升高 98~490Pa（10~50mmH_2O）。脑脊液压力测定的临床意义如下：

1. 颅内压增高

侧卧位腰穿脑脊液压力高于 1961Pa（200mmH_2O）时为颅内压增高。颅内压增高有以下原因：脑组织水肿和肿胀；脑脊液循环通路梗阻；脑脊液分泌增加或吸收障碍造成的脑脊液增多；硬脑膜内体积增加；脑瘤组织增生；颅内静脉窦淤血或静脉窦血栓；颅内循环血液量增加；动脉压急剧增高；颅脑外伤、颅内感染；静脉滴入大剂量低张溶液；维生素A过多。使脑脊液分泌增加；慢性低血钙时血脑屏障通透性增加。

2. 颅内压降低

侧卧位腰穿压力低于588Pa（60mmH$_2$O）时称为颅内压降低。颅内压降低常见于以下几种原因：近期内反复多次腰穿，脑脊液大量丢失；持续脑室引流；脑脊液鼻漏；脉络丛分泌的反射性抑制；枕骨大孔下或椎管内梗阻；频繁的呕吐、腹泻、进食少或慢性消耗引起的脱水；颅内放射治疗；脊髓麻醉；颅内手术后；恶病质；全身性疾病使丘脑下部功能失调；腰穿之前使用脱水药；胰岛素休克。在正常情况下，脑积液压力随着脉搏的波动而波动，这种波动随着脑脊液压力的变化而不同，当颅内压增高时波动明显，当颅内压降低时波动减弱。

如果脑脊液波动消失，常常提示：椎管梗阻；脑脊液蛋白增高，黏度增大；枕骨大孔疝形成。

（二）颜色

正常脑脊液为无色透明。临床意义：红色主要由于穿刺损伤、蛛网膜下腔或脑室出血引起。黄色可因出血、梗阻、淤滞、黄疸等引起黄变症，有很重要的临床意义。陈旧性蛛网膜下腔或脑室出血，由于红细胞缺乏蛋白质和脂类对膜稳定性的保护，很易破坏、溶解，出血4~8h即可出现黄色。停止出血后，这种黄色仍可持续3周左右。椎管梗阻如髓外肿瘤、格林巴利综合征，当脑脊液蛋白质量超过1.5 g/L时，颜色变黄，其黄色程度与蛋白质含量呈正比，且梗阻的部位越低，黄变越明显。重症黄疸、黄疸型传染性肝炎、肝硬化、钩端螺旋体病、胆管梗阻、胆红素脑病（核黄疸）、新生儿溶血性疾病时，由于脑脊液中胆红素增高，可呈黄染。如黄疸和血脑屏障通透性改变长期存在，甚至血清中低浓度的胆红素也可造成脑脊液的黄变症。化脓性脑膜炎、重症结核性脑膜炎时，因脑脊液蛋白质含量明显增加而呈淡黄色或黄色。当颅内静脉血液循环和脑脊液循环有淤滞时，由于红细胞从血管内渗出，因而产生脑脊液变黄。脑膜、大脑皮质和白质毛细血管淤滞时，也可呈黄变。白色或灰白色多因白细胞增多所致，常见于化脓性脑膜炎。褐色或黑色常见于脑膜黑色素瘤及黑色素肉瘤等。绿色见于铜绿假单胞菌（绿脓杆菌）性脑膜炎、急性肺炎链球菌性脑膜炎及甲型链球菌性脑膜炎等。

（三）透明度

正常脑脊液为清晰透明。临床意义：病毒性脑炎、神经梅毒、轻型结核脑膜炎、脊髓灰质炎等脑脊液也可呈透明外观。脑脊液中的细胞如超过 $300×10^6/L$ 时则变为混浊。蛋白质含量增加或含有大量细菌、真菌等也可使其混浊。结核性脑膜炎常呈毛玻璃样微混。化脓性脑膜炎常呈明显脓样混浊。

（四）薄膜或凝块

观察方法：当脑脊液内蛋白质（包括纤维蛋白原）增至 10 g/L 以上时，可出现薄膜或沉淀。化脓性脑膜炎往往在 1～2h 内形成薄膜、凝块或沉淀。结核性脑膜炎在 12～24h 形成膜状物或纤细凝块，取此膜涂片查结核分枝杆菌，阳性检出率高。神经梅毒可以出现小絮状凝块而不形成薄膜。蛛网膜下腔阻塞时，其远端部位的脑脊液因蛋白质含量高常呈黄色胶胨状。

临床意义：凡可能有纤维蛋白析出的脑脊液标本，如临床上疑为结核性脑膜炎时，应保留标本，最好静置24h，观察有无凝块或薄膜形成。正常脑脊液放置24h不形成薄膜，无凝块和沉淀。当脑脊液内蛋白质（包括纤维蛋白原）增至 10 g/L 以上时，可出现薄膜或沉淀。化脓性脑膜炎往往在 1～2h 内形成薄膜、凝块或沉淀。结核性脑膜炎在 12～24h 形成膜状物或纤细凝块，取此膜涂片查结核杆菌，阳性检出率高。神经梅毒可以出现小絮状凝块而不形成薄膜。蛛网膜下腔阻塞时，其远端部位的脑脊液因蛋白质含量高常呈现黄色胶胨状。

（五）显微镜检查

通过脑脊液细胞和外周血细胞间的对比研究以及脑脊液细胞改变的动态观察，可了解某些疾病的发病机制、中枢神经系统的免疫特性和中枢神经系统的病理演变过程，为临床诊断和治疗提供更多的理论依据。

（六）脑脊液细胞的来源及功能

在正常情况下，脑脊液中细胞很少，其中大多数为淋巴细胞，少数为单核样细胞，偶见中性粒细胞、嗜酸性粒细胞。但在病理情况下，脑脊液中的细胞可迅速增加，出现各种激活状态的细胞。这些细胞，一方面，可提示不同原因所致的病变存在；另一方面，也反映了脑脊液细胞在各种疾病状态下的作用。动物实验和人体研究证实，脑脊液细胞主要来源于血液中的细胞。在病理情况下，脑脊液中的淋巴细胞和单核样细胞尚可通过自身分裂进行增生。脑脊液这些细胞的去向主要通过淋巴系统引流，变性和血液回流也是脑脊液细胞的重要去向之一。脑脊液细胞的功能因细胞种类不同而各异。淋巴细胞及其各种亚群是免疫反应的主要活性细胞，参与体液和细胞免疫反应，并对免疫反应有调节作用；单核吞噬细胞除具有吞噬作用外，还具有抗原的提纯、免疫调节及分泌等重要的生物学功能；中性粒细胞在许多类型的感染过程中作用重大，具有趋化、吞噬和杀菌作用；嗜酸性粒细胞除具有吞噬和杀菌作用外，还参与变态反应的调节和抗寄生虫感染。脑脊液细胞基于近代细胞学、免疫学理论，分为免疫活性细胞（小淋巴细胞、转化型淋巴细胞、淋巴样细胞、浆细胞）、单核吞噬细胞（单核细胞、激活型单核样细胞、巨噬细胞）、多形核粒细胞（嗜中性粒细胞、嗜酸性粒细胞）、脑脊液腔壁细胞（脉络丛细胞、室管膜细胞、蛛网膜细胞）、肿瘤细胞和污染细胞（软骨细胞、骨髓细胞）六大类。

（七）细胞计数

1. 细胞总数

器材及试剂同红细胞、白细胞计数。操作：澄清的脑脊液可混匀后用滴管直滴入计数池，计数 10 个大方格内红细胞、白细胞数，其总和即为每升的细胞数。再换算成每升脑脊液中的细胞数。如细胞较多，可计数一大方格内的细胞数×10，即得每升脑脊液中细胞数。混浊或带血的脑脊液可用血红蛋白吸管吸取，加入含 0.38 mL 红细胞稀释液的小试管中，混合后加入计数池内，用低倍镜计数 4 个大方格内的细胞数，乘以 50，即每升脑脊液的细胞数。

2. 白细胞数

非血性标本：小试管内放入冰乙酸 1~2 滴，转动试管，使内壁沾有冰乙酸后倾去，然后滴加混匀的脑脊液 3~4 滴，几分钟以后，混匀充入计数池，按细胞总数操作中的红细胞、白细胞计数法计数。血性标本：将混合的脑脊液用 1% 冰乙酸溶液稀释后进行计数。为除去因出血而来的白细胞，用下式进行校正。每升脑脊液内白细胞校正＝每升脑脊液内红细胞×每升血液内白细胞数/每升血液内红细胞数。

3. 参考值

正常人脑脊液中无红细胞，仅有少量白细胞。成人：$(0~8)×10^6$/L 多为淋巴细胞及大单核细胞，两者之比约为 7：3，偶见内皮细胞。

细胞分类：①直接分类法：白细胞计数后，将低倍镜换成高倍镜，直接在高倍镜下根据细胞核的形态分别计数单个核细胞和多核细胞，应数 100 个白细胞，并以百分率表示。若白细胞少于 100 个，应直接写出单核、多核细胞的具体数字。②染色分类法：如直接分类不易区分细胞时，可将脑脊液离心沉淀，取沉淀物两滴，加正常血清两滴，推片制成薄膜，置于室温或 37℃ 的温箱内待干，进行瑞氏染色后油镜分类。如见有不能分类的白细胞，应另行描述报告，如脑膜白血病或肿瘤时。

（八）常规检查的注意事项

脑脊液采集后应在 1h 内进行计数，如搁置过久，细胞破坏，或沉淀与纤维蛋白凝成块，会导致计数不准。标本必须摇匀方可滴入计数室，否则会影响检验结果。穿刺损伤血管，导致血性脑脊液，此时细胞总数计数已无意义，白细胞计数亦须校正才有临床价值。通常的做法是：将混匀的脑脊液用 1% 冰乙酸溶液稀释后进行计数，为排除血性脑脊液中红细胞的影响，可用以下公式进行校正。校正后脑脊液白细胞数＝未校正脑脊液白细胞数－（脑脊液红细胞数×周围血白细胞数/周围血红细胞数）细胞计数时，如发现较多的红细胞有皱缩或肿胀现象，应予以描述报告，以协助临床医生鉴别陈旧性或新鲜出血等。

细胞计数时，须注意红细胞或淋巴细胞与新型隐球菌相区别：新型隐球菌具有"出芽"现象，不溶于乙酸，滴加 0.35mol/L 乙酸后，显微镜下仍保持原形，而红细胞被乙酸溶解消失，淋巴细胞的核和胞质则更为明显。加印度墨汁（或优质绘图细墨汁）1 滴，加盖玻片，高倍镜下见新型隐球菌有厚荚膜，不着色，而红细胞和淋巴细胞无此现象。涂片固定时间不能太长，以免细胞皱缩，使分类计数发生困难；更不能高温固定。

（九）脑脊液细胞的临床意义

正常脑脊液中白细胞为（0~5）×10^6/L，主要是单核细胞，没有中性粒细胞。若白细胞超过 10×10^6/L 则有病理意义，如出现中性粒细胞和浆细胞则可视为异常。儿童脑脊液的白细胞数较成人稍多，1 岁以内的正常婴儿白细胞数可达 10×10^6/L，而早产儿及新生儿的白细胞在 30×10^6/L 以内仍可达正常范围，但中性粒细胞不应超过 5×10^6/L。脑脊液内中性粒细胞增多，主要见于脑膜炎症（特别是急性炎症的渗出期）、出血和脑挫伤等。患脑瘤时脑脊液一般不出现中性粒细胞。中枢神经系统或脑膜疾患时（主要是感染性疾患），脑脊液白细胞增多。中性粒细胞占优势，常见于急性细菌性感染，或慢性感染急性发作时；急性细菌性脑膜炎时，脑脊液中性粒细胞可达 90% 以上。淋巴细胞占优势，常见于急性病毒性感染、急性细菌性感染的恢复期、慢性细菌性或霉菌性感染、梅毒螺旋体感染、肉芽肿和脑膜癌等。脑脊液中出现嗜酸性粒细胞是少见的，主要见于脑寄生虫病，如脑囊虫病、包虫病、血吸虫病、肺吸虫病、肺吸虫病、弓形体病、旋毛虫病和锥虫病等，也可见于嗜酸性粒细胞增多症、嗜酸性粒细胞脑膜炎、异物、淋巴瘤等。有些脱髓鞘病患者，脑脊液中嗜酸性粒细胞也可增多，但周围血中嗜酸性粒细胞并不增多，这可认为是中枢神经系统过敏性反应。荨麻疹或支气管哮喘者脑脊液中也可发现嗜酸性粒细胞。当中枢神经系统感染而脑脊液白细胞增多时，也可见嗜酸性粒细胞，但常少于白细胞总数的 1%；如嗜酸性粒细胞增多，超过白细胞总数的 10% 时，则提示为特异性感染或变态反应性疾患。慢性脑膜炎或脑脊液中，如出现嗜酸性粒细胞超过两个月，则更多要考虑脑寄生虫病的可能。当鞘内注射物，如青霉素、链霉素、异烟肼、可的松、碘油（碘化油、碘苯脂）时，脑脊液中白细胞也可增多，这是由于异物刺激所致。脑室碘油造影后，在数天内脑脊液中白细胞和蛋白均有不同程度的增多。值得注意的是，脑脊液中白细胞增多是脑膜刺激的表现，但这种刺激不一定都是感染性的，如蛛网膜下腔出血、脑膜或脑室系统肿瘤、白血病、系统性红斑狼疮、结节病等，脑脊液中白细胞也可增多，这是反应性的增多。浆细胞和淋巴样细胞只在病理性脑脊液中出现，其胞质具有产生免疫球蛋白的功能。脑脊液中浆细胞和淋巴样细胞的出现，提示中枢神经系统有感染，特别是病毒感染，可见于亚急性或慢性炎症过程，如亚急性硬化性全脑炎、病毒性脑炎、多发性硬化症、中枢神经系统变性疾病、迟发性过敏型反应和某些恶性脑瘤等。浆细胞和淋巴样细胞是 IgG 增多的反应，正常脑脊液中没有吞噬细胞，如出现吞噬细胞，多见于中枢神经系统出血、炎症、外伤等，最常见于蛛网膜下腔出血。肿瘤细胞，出现在脑、脊髓或软脑膜恶性肿瘤，特别是肉瘤，如黑色素肉瘤或髓母细胞瘤（好发于儿童）。

（十）常见脑、脑膜疾患的脑脊液细胞学特征

脑脊液细胞检查是一种脑、脑膜感染性疾病的极有价值的辅助诊断手段，也是一项评价疾病疗效和判断预后的一项很有意义的实验室检查技术。因中枢神经系统感染性疾病的致病菌不同，它们所引起的脑脊液细胞改变各有差异，因此了解和掌握这些细胞变化规律则有利于做出正确的临床诊断。一般中枢神经系统感染性病变的脑脊液细胞改变大致可分为三个时期：即以粒细胞反应为主的急性炎症期，以淋巴样细胞反应为主的亚急性增生期及以单核样细胞反应为主的修复期。但在不同致病菌感染时，三个时期的持续时间各不相同。①细菌性化脓性脑膜炎：第一期反应最为明显。在发病初期，由于细菌毒素作用，细胞总数显著增多，一般为（500~20 000）×10⁶/L，尤其是脑膜炎双球菌性脑膜炎细胞总数增多最为明显。急性期中性粒细胞占绝对优势（90%~95%），淋巴细胞仅为 5%~10%。经治疗后病情有改善时，细胞总数迅速下降，特别是中性粒细胞急剧下降，免疫活性细胞和单核吞噬细胞相对或绝对增高。在细菌性脑膜炎的修复期，细胞总数明显下降，不再有中性粒细胞，此期可持续数周，淋巴细胞逐渐减少，单核吞噬细胞逐渐增多。嗜酸性粒细胞可出现在化脓性脑膜炎的任何时期，特别在第三期更为多见。②结核性脑膜炎：第二期反应最为明显。细胞总数可升高，一般情况下不超过 500×10⁶/L。大多数起病初期为中性

粒细胞、淋巴细胞反应，其中中性粒细胞占优势（占60%~70%，并非绝对优势）。随着病情发展，淋巴细胞、激活淋巴细胞、单核细胞和浆细胞的比例增加。中性粒细胞、淋巴细胞、激活淋巴细胞、单核细胞和及浆细胞同时存在是结核性脑膜炎的特点，这种混合型细胞反应一般持续时间较长，短时间内常无明显变化。在亚急性期，经过适当治疗后，病情好转，中性粒细胞下降或消失，以淋巴细胞及单核细胞为主。③病毒性脑膜炎：不管治疗如何，均很快从粒细胞反应期进入亚急性期。细胞总数轻度升高，细胞计数多为（50~500）×10⁶/L，以淋巴细胞、淋巴样细胞和浆细胞为主，但在疾病的早期可出现短暂的嗜中性粒细胞占优势。这种急性期历时短暂，是病毒性脑膜炎的特点。但流行性乙型脑炎以中性粒细胞为主。④真菌性脑膜炎：以新型隐球菌脑膜炎常见，细胞总数可轻度升高，细胞反应以混合性细胞反应，多数病例早期以嗜中性粒细胞占优势，而后以淋巴细胞占优势。但也有一开始就以小淋巴细胞为主，尚可出现浆细胞，偶见嗜酸性粒细胞和巨噬细胞。⑤寄生虫脑病：脑脊液细胞总数可正常或轻度增加，一般不超过100×10⁶/L，以淋巴细胞占优势，极少数处于急性期的患者可以是中性粒细胞占优势，有时可见浆细胞。寄生虫脑病的特点是嗜酸性粒细胞增多。⑥中枢神经系统肿瘤：细胞总数可正常或轻度增高，以淋巴细胞为主，有时可见肿瘤细胞。脑室、蛛网膜下腔出血及出血性脑炎可出现均匀性的血性脑脊液，除血细胞大量增加外，在脑脊液中也出现周围血中的各种血细胞，其中大多以中性粒细胞为主。

（十一）蛋白质

脑脊液蛋白质含量明显低于血浆蛋白含量，脑脊液蛋白浓度仅相当于血浆蛋白的0.5%，即为200~400mg/L。脑脊液自脉络丛产生，在到达脊髓的过程中浓缩，故不同部位的蛋白含量也有所不同，通常脑室蛋白比小脑延髓池和脊髓蛛网膜下腔要少，一般不超过200mg/L。不同年龄组的脑脊液蛋白总量也略有不同，如儿童为100~200mg/L，老年人（50岁以上）为300~400mg/L。正常脑脊液蛋白总量不超过400mg/L，其中绝大部分为白蛋白，而球蛋白仅微量（不超过50mg/L），没有优球蛋白和纤维蛋白原。

1. 脑脊液蛋白增高形成的原理

（1）椎管梗阻

脊髓压迫症，如脊髓肿瘤、肉芽肿、硬膜外脓肿、粘连性脊髓蛛网膜炎、脊椎结核、椎间盘脱出等，可造成椎管部分或完全梗阻。当椎管完全梗阻时，使脑与脊髓蛛网膜下腔互不相通，血浆由脊髓中的静脉渗出，脑脊液蛋白增高最显著，有时竟达30~50g/L。梗阻部位越低，蛋白含量越高，如马尾病变，有时可出现脑脊液自凝现象。

（2）颅内占位性病变

如脑瘤、脑脓肿肉芽肿、颅内血肿等，均可引起脑脊液循环通路梗阻，导致脑脊液蛋白增高。尤其是脑室附近和小脑脑桥角肿瘤时，脑脊液蛋白增高较明显。

（3）脑膜和脉络丛毛细血管通透性增高

促使多量的白蛋白、纤维蛋白渗入脑脊液内。脑脊液蛋白增高也标志着血脑屏障的破坏，常见于中枢神经系统感染，如脑炎、脑膜炎、蛛网膜炎、脑脓肿、麻痹性痴呆、脑囊虫病等。脑部感染时脑膜和脉络丛毛细血管通透性增高，因而促使蛋白分子易于通过，首先是白蛋白增高，然后球蛋白和纤维蛋白增高，后两者仅在严重的脑膜炎或椎管完全梗阻时才出现。

（4）血性脑脊液

脑血管畸形或动脉瘤破裂、高血压病、脑动脉硬化症、风湿性或结核性脑脉管炎、大动脉炎、急性白血病、血小板减少性紫癜、血友病、系统性红斑狼疮等，引起脑出血或蛛网膜下腔出血时，血性脑脊液可使蛋白含量增高。脑出血时脑脊液可高达 20 g/L。

（5）神经根病变

如急性感染多发性神经根-神经炎时，脑脊液蛋白增高较明显，出现蛋白细胞分离现象，在发病 2~3 周达高峰。腰骶神经根病时，由于神经根的刺激，脑脊液蛋白也可增高。

（6）退行性变

脑软化时因有异化脑组织的存在，可使脑脊液蛋白增高，尤其是软化灶累及脑室系统或大脑皮质时，蛋白增高更为显著。

（7）代谢障碍

尿毒症、黏液水肿、糖尿病、阿迪森病等，特别是伴有神经系统并发症时，脑脊液蛋白会增高。

（8）血浆蛋白的改变

血浆蛋白的改变也可反映到脑脊液中来，如肝硬化、结节病、胶原性疾患、淋巴肉芽肿时，血和脑脊液中 υ 球蛋白增高；多发性骨髓瘤时，血和脑脊液中 υ 球蛋白增高。

（9）脊髓麻醉

腰麻后由于药物的刺激，也可引起脑脊液蛋白增高。

2. 蛋白质定性检查

（1）脑脊液蛋白质定性的方法

常用的方法有 Pandy 试验、硫酸铵试验和李文生试验。①Pandy 试验：需要的脑脊液标本量少，操作简单，结果观察较为明确，临床实验室常用此法，但过于敏感，一部分正常人亦出现极弱阳性（±）结果。②硫酸铵试验：操作较为复杂，而且不如 Pandy 试验敏感。但该试验能分别测试球蛋白和白蛋白，故特异性高于 Pandy 试验，一旦试验阳性，其诊断价值较大。③李文生试验：并非鉴别脑膜炎的特异性试验，由于沉淀物面不平，往往不易测量，有时两管中沉淀物相仿，亦难以判断。因此仅在实验室条件较差时考虑应用。

（2）脑脊液蛋白定性试验的注意事项

红细胞过多时，须离心沉淀，吸取上清液进行试验；试验中所用试管和滴管须十分洁净，否则容易出现假阳性结果；苯酚或硫酸铵试剂如不纯，可引起假阳性反应；室温低于10℃，苯酚饱和度低，亦可引起假阴性结果。

（3）正常脑脊液蛋白定性参考值

正常脑脊液中蛋白质含量仅及血浆蛋白的 5%，即 0.2～0.4 g/L，而且以白蛋白为主，故蛋白定性试验阴性。

3. 蛋白质定量测定

正常时脑脊液的蛋白质含量较其他体液均低，因此测定时须选用敏感的方法。测定脑脊液蛋白质的方法很多，主要围绕提高敏感度及白蛋白和球蛋白含量在形成浊度与成色上一致。常用的方法有考马斯亮蓝法、磺基水杨酸-硫酸钠浊度法、邻苯三酚红钼络合法。染料结合法如考马斯亮蓝法，虽然灵敏度很高，但对球蛋白显色较浅而使结果偏低，因为脑脊液中的蛋白质主要为白蛋白，所以有人认为考马斯亮蓝法对球蛋白的显色过浅，不会影响该法的临床应用价值，该法形成的考马斯亮蓝-蛋白质复合物易黏附器皿，影响比色杯，因此测定后必须用 95%乙醇或甲醇清洗。浊度法如磺基水杨酸-硫酸钠浊度法虽然操作简单，但敏感性不如考马斯亮蓝法，必须先经离心沉淀，以排除细胞及细胞蛋白的影响。浊度法是难得到准确结果的测定方法，影响因素较多，但因操作简便，结果对临床有诊断意义，故仍为大多数实验室采用。所以在操作时应注意实验室的温度、操作手法对形成浊度等的影响。脑脊液蛋白浓度过高时，一定要稀释后再进行测定，否则对结果影响较大。本法加试剂后，10min 内浊度进行性增加，到 10min 时达到顶点。因此必须严格掌握时间，才能得到正确结果。化学结合法，如邻苯三酚红钼络合法灵敏度同考马斯亮蓝G-250，色素不吸附器皿，邻苯三酚红试剂国产价廉，故应用较多。

（十二）葡萄糖

正常脑脊液中葡萄糖浓度因不同年龄和不同采集部位有所区别，成人为 2.5～4.4mmol/L；10 岁以下儿童为 1.9～4.7mmol/L；10 岁以上儿童为 2.8～4.4mmol/L；新生儿为 3.9～5.0mmol/L。成人腰穿脑脊液为 2.5～4.4mmol/L；小脑延髓池脑脊液为 2.8～4.2mmol/L；脑室脑脊液为 3.0～4.4mmol/L。

脑脊液中葡萄糖的含量取决于以下几种因素：血液葡萄糖的浓度；血脑屏障的通透性；脑脊液中葡萄糖的酵解程度；携带运转系统的功能。

正常脑脊液中葡萄糖与血液中葡萄糖呈恒定的比值，过去认为是由于血脑屏障可以通透葡萄糖所致；后来认识到这种通透并不是简单的弥散，而是膜运转，被称为携带运转或携带弥散。

（十三）氯化物

脑脊液中氯化物（主要是氯化钠）的含量高于血中氯化物，是血中氯化物含量的 1.2～1.3 倍。在正常情况下脑脊液氯化物浓度成人为 120～130mmol/L，儿童为 111～123mmol/L，婴儿为 110～130mmol/L。

脑脊液氯化物的测定有较大的临床意义，由于脑脊液中蛋白质含量较少，为维持脑脊液和渗透压的平衡，氯化物含量较血液中含量高 20% 左右。当中枢神经系统发生病变时，脑脊液中氯化物的浓度可发生改变，故通过检测脑脊液中氯化物的含量有助于中枢神经系统疾患的诊断。

三、化学检查

（一）酸度及气体强力

1. 参考值

pH 值：7.31～7.34；PO_2：5.3～5.9kPa；PCO_2：5.9～6.7kPa。

2. 临床意义

急性脑梗死、中枢神经系统炎症时，脑脊液的 pH 值及 PO_2 降低，乳酸升高，并对判断脑缺氧、代谢及脑血流有一定帮助。

（二）蛋白质

脑脊液自脉络丛产生，在到达脊髓的过程中浓缩，故不同部位的蛋白含量也有所不同。蛋白总量不超过 400mg/L，其中绝大部分为白蛋白，而球蛋白仅微量（不超过 50mg/L），没有优球蛋白和纤维蛋白原。蛋白质含量与年龄成正比，如儿童为 100～200mg/L，老年人（50 岁以上）为 300～400mg/L。

1. 蛋白质定性试验

（1）原理

脑脊液中球蛋白与苯酚结合，可形成不溶性蛋白盐而下沉，产生白色浑浊或沉淀。

（2）参考值

阴性（Pandy方法）。

2. 蛋白质定量

（1）原理

磺柳酸对白蛋白的沉淀能力强于球蛋白，加入硫酸钠后使两者均能沉淀。

（2）参考值

腰穿脑脊液蛋白为质含量200～400mg/L；脑池脑脊液蛋白质含量为100～250mg/L；侧脑室脑脊液蛋白质含量50～150mg/L。

（3）临床意义

①椎管梗阻：脊髓压迫症，如脊髓肿瘤、肉芽肿、硬膜外脓肿、粘连性脊髓蛛网膜炎、脊椎结核、椎间盘脱出等，可造成椎管部分或完全梗阻。使脑与脊髓蛛网膜下腔互不相通，血浆由脊髓中的静脉渗出，脑脊液蛋白增高最显著，有时竟达30～50 g/L。梗阻部位越低，蛋白含量越高，如马尾病变，有时可出现脑脊液自凝现象。②颅内占位性病变：如脑瘤、脑脓肿肉芽肿、颅内血肿等，导致脑脊液蛋白增高，尤其是脑室附近和小脑脑桥角肿瘤时增高更明显。③脑膜和脉络丛毛细血管通透性增高：脑脊液蛋白增高标志着血脑屏障的破坏，常见于中枢神经系统感染，如脑炎、脑膜炎、蛛网膜炎、脑脓肿、麻痹性痴呆、脑囊虫病等。④血性脑脊液：脑血管畸形或动脉瘤破裂、高血压病、脑动脉硬化症、风湿性或结核性脉管炎、大动脉炎、急性白血病、血小板减少性紫癜、血友病、系统性红斑狼疮等，引起脑出血或蛛网膜下腔出血时，血性脑脊液可使蛋白含量增高，可高达20 g/L。⑤神经根病变：如急性感染多发性神经根-神经炎时，出现蛋白细胞分离现象，在发病2～3周达高峰。腰骶神经根病时，由于神经根的刺激，脑脊液蛋白也可增高。⑥退行性变：脑软化时因有异化脑组织的存在，可使脑脊液蛋白增高，尤其是软化灶累及脑室系统或大脑皮质时，增加更为显著。⑦代谢障碍：尿毒症、黏液水肿、糖尿病、阿迪森病等，特别是伴有神经系统并发症时，脑脊液蛋白增高。⑧血浆蛋白的改变：肝硬化、结节病、结缔组织病、淋巴肉芽肿时，血和脑脊液中υ球蛋白增高。⑨脊髓麻醉：腰麻后由于药物的刺激，也可引起脑脊液蛋白增高。

（三）蛋白电泳

由于脑脊液蛋白质含量较少，在电泳前必须进行浓缩，一般用透析法，透析液可用高分子量聚乙二醇、右旋糖酐等。载体可用琼脂糖凝胶、醋酸纤维素薄膜、聚丙烯酰胺凝胶（FAGE）或等电聚焦电泳，后者分辨率高。近年来已采用高效毛细管电泳法，其分辨率更高，而且脑脊液不需要经过浓缩。

1. 参考值

（葡聚糖凝胶透析浓缩，醋酸纤维素膜方法）前白蛋白：0.0278 ± 0.0016；白蛋白：0.6994 ± 0.0068；$\alpha_1+\alpha_2$：0.0981 ± 0.003；$\beta+\varepsilon$：0.1217 ± 0.003；γ：0.0524 ± 0.0028。

2. 临床意义

前白蛋白见于脑萎缩、舞蹈病、帕金森病、手足徐动症、脑积水及中枢神经变性疾病。白蛋白见于脑血管病变（脑梗死、脑溢血）、椎管阻塞。α-球蛋白见于脑部感染如急性细菌性脑膜炎、急性脊髓灰质炎、脑部转移瘤、胶质瘤、癌性脑炎。β-球蛋白可见于动脉粥样硬化、脑血栓、癫痫、重症脑外伤等脂肪代谢障碍性疾病。γ球蛋白多发性硬化症、慢性细菌性脑膜炎、脑脓肿、周围神经炎、脑肿瘤。

（四）酶学检查

正常脑脊液中含有多种酶，其活性远低于血清水平。当中枢神经系统某些疾患，如炎症、肿瘤、脑血管障碍等疾病时，则由于血脑屏障通透性增加致使血清酶移至脑脊液中；另外，脑组织损伤、破坏、酶清除率下降时，脑细胞中酶则逸出；再者肿瘤细胞内酶的释放等因素均可使脑脊液中酶的活性增高。

1. 常用的脑脊液酶学检查

①乳酸脱氢酶（LD）：LD有5种（LD_1、LD_2、LD_3、LD_4、LD_5）同工酶形式。②天门冬氨酸氨基转换酶（AST）。③肌酸激酶（CK）：主要有三种（CK_1、CK_2、CK_3）同工酶，脑脊液中的同工酶全部为CK1。④溶菌酶（LZM）。

2. 参考值

成人脑脊液乳酸脱氢酶为$10\sim25mU/L$。成人脑脊液天门冬氨酸氨基转换酶为$4.6\sim21.8U/L$。成人脑脊液肌酸激酶为$0\sim1U/L$。正常人脑脊液含溶菌酶甚微或缺如。

3. 临床意义

脑脊液中乳酸脱氢酶活性约为血清中该酶活性的1/10。细菌感染时，如细菌性脑膜炎，脑脊液中的乳酸脱氢酶活性多增高，同工酶以LD_4和LD_5为主；病毒感染时酶活性多正常，少数可以轻度增高，但以LD_1和LD_2为主；脑血管疾病（脑梗死、脑出血或蛛网膜下腔出血）的急性期、脑肿瘤、脱髓鞘病，脑脊液中的乳酸脱氢酶活性增高。正常脑脊液中天门冬氨酸氨基转换酶约为血清中该酶活性的1/2。脑脊液中天门冬氨酸氨基转换酶活性增高主要见于脑血管病变或炎症，在脑肿瘤及脑损伤时也增高。正常脑脊液中肌酸激酶活性低于血清中该酶的活性，测定其活性可了解脑组织破坏程度及细胞通透性的改变。脑脊液中的 CK：首先，增高多见于脑血管疾病时；其次，为脑膜炎、脑肿瘤。结核性脑膜炎时，脑脊液中溶菌酶活性多显著增高，可为正常的 30 倍；化脓性脑膜炎及病毒性脑膜炎时酶活性亦可增高，但不及结核性脑膜炎显著。

（五）葡萄糖

正常脑脊液中葡萄糖与血液中葡萄糖呈恒定的比值，过去认为是由于血脑屏障可以通透葡萄糖所致；后来认识到这种通透并不是简单的弥散，而是膜运转，称为携带运转或携带弥散。脑脊液中的葡萄糖含量取决于以下几种因素：血液葡萄糖的浓度；血脑屏障的通透性；脑脊液中葡萄糖的酵解程度；携带运转系统的功能。

1. *原理*

葡萄糖氧化酶催化葡萄糖氧化成葡萄糖酸，并产生过氧化氢。过氧化物酶在有氧受体时将过氧化氢分解为水和氧；氧受体 4-氨基安替比林和苯酚去氢缩合为醌类化合物。

2. *参考值*（THnder 法）

成人：2.5~4.4mmol/L；儿童 3.9~5.0mmol/L。

3. *临床意义*

（1）降低

①脑部细菌性或霉菌性感染：急性化脓性脑膜炎、结核性脑膜炎、隐球菌性脑膜炎。②脑寄生虫病：脑囊虫病、锥虫病、血吸虫病、肺吸虫病、弓形体虫病等。③脑膜肿瘤：弥散性脑膜肿瘤浸润时降低，甚至消失。淋巴瘤、神经胶质瘤、白血病、黑色素瘤，胃、肺、乳腺和胰腺癌转移至脑膜时也可使脑脊液葡萄糖降低。④低血糖：低血糖性昏迷、胰岛素过量。⑤神经梅毒：梅毒性脑膜炎和麻痹性痴呆。

（2）增高

①脑或蛛网膜下腔出血：因血液进入脑脊液，损害丘脑下部，影响碳水化合物代谢。②丘脑下部损害：急性颅脑外伤、一氧化碳中毒、缺氧性脑病、感染中毒性脑病、脑炎、脑出血（尤其是脑室出血）、弥漫性脑软化等。③急性颅脑外伤和中毒等影响脑干。④糖尿病或静脉注射葡萄糖后、精神分裂症等。⑤早产儿和新生儿。

急性化脓性脑膜炎，脑脊液中葡萄糖早期减低最为明显，甚至测不出来。结核性脑膜炎、隐球菌性脑膜炎的脑脊液中葡萄糖降低多发生在中晚期，且葡萄糖含量越低预后越

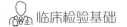

差。病毒性脑膜炎时脑脊液中葡萄糖多为正常。

（六）氯化物

脑脊液中氯化物含量高于血中氯化物，是血中的 1.2～1.3 倍，这是因为脑脊液要维持 Donnan 平衡所致。脑脊液中氯化物也随血浆氯化物的改变而变化。

1. 原理

用标准硝酸汞滴定脑脊液中的氯离子，生成溶解而不解离的氯化汞。当到达终点时，过量的汞离子与汞指示剂——二苯基卡巴腙作用，呈现淡紫红色。根据消耗的硝酸汞量，推算出氯化物的浓度。

2. 参考值（硝酸汞滴定法）

成人：120～130mmol/L；儿童：111～123mmol/L；婴儿：110～130mmol/L。

3. 临床意义

降低：①脑部细菌性感染：化脓性脑膜炎、隐球菌性脑膜炎，尤以结核性脑膜炎时最为明显。②出现在低氯血症时（呕吐、脱水等），肾病性水肿、严重糖尿病、阿迪森病。③病毒性脑炎和脑肿瘤时无显著变化。④脑脊液中氯化物含量如低于 85mmol/L，有可能导致呼吸中枢抑制而出现呼吸停止。

增高见于尿毒症、肾功能不全、过度换气而致的碱中毒、氯化物摄入过量等。

（七）谷氨酰胺

在脑组织氨基酸代谢过程中脱氨基作用所产生的游离氨，可借谷氨酰胺合成酶的作用合成谷氨酰胺，以消除氨对中枢神经系统的毒性作用。脑脊液中氨大约是动脉血中的 1/3。

1. 原理

脑脊液中谷氨酰胺在硫酸中加热使之水解，生成谷氨酸和氨。氨与硫酸结合成硫酸铵，用纳（Nessler）试剂显色，然后比色定量。加热水解时脑脊液中尿素也产生氨，因此要测定脑脊液中的尿素含量，再折算去除。

2. 参考值

0.41～1.10mmol/L（硫酸加热水解法）。

3. 临床意义

当脑脊液中谷氨酰胺升高时也可反映大脑中氨的增加，并可用于诊断肝性脑病。见于晚期肝硬化、肝昏迷，可高达 3.4mmol/L。出血性脑膜炎、败血症脑病和呼吸衰竭继发性脑病时轻度增加。

（八）乳酸（LA）

CSF 中的乳酸浓度在很大程度上取决于中枢神经系统（CNS）的糖酵解作用，与血中的乳酸量无关。

1. 原理

在 NAD⁺ 存在下，LD 催化乳酸脱氢氧化成丙酮酸。反应完成后，生成 NADH 与乳酸为等量摩尔。

2. 参考值

O. 999~2. 775mmol/L。

3. 临床意义

细菌性脑膜炎，如化脓性、结核性脑膜炎，由于细菌分解葡萄糖所致增高。而病毒性脑膜炎则在正常范围，因此对两者有鉴别诊断意义。大脑组织缺血、缺氧、低碳酸血症、脑积水、脑梗死、蛛网膜下腔出血等增高。癫痫状态、脑肿瘤、尿毒症等脑脊液中乳酸也可轻度增高。头部外伤合并脑肿胀，乳酸增高则提示预后不良。

四、细胞学检查

（一）脑脊液细胞收集及染色

脑脊液细胞的数量较少，种类多样，形态变化较大，以往用离心沉淀法涂片，但染色后形态不甚标准。

近年来，脑脊液细胞收集方法有很大改进，目前使用较多的细胞收集方法有以下几种：沉淀法；微孔玻膜筛滤法；玻片离心法；纤维蛋白网细胞捕获法。

在细胞染色技术上也采用了多种方法，常用的有：①迈-格-姬染色法，常规染色方法。②高碘酸-雪夫（PAS）染色法，用于鉴别腺癌细胞和原始淋巴细胞。③过氧化物酶染色，用以鉴别形态相似的幼稚细胞。④脂类染色法，用于鉴别脂类吞噬细胞。⑤硝基四氮唑蓝（NBT）染色法，用于鉴别细菌和病毒感染，见于成熟和幼稚的中性粒细胞胞质。⑥非特异性酯酶（ANAE）染色法，适用于脑脊液中 T 细胞的辨认。⑦吖啶橙荧光染色法，适用于对肿瘤细胞的辨认。

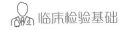

（二）常见细胞的临床意义

1. 淋巴细胞

（1）小淋巴细胞

与血中淋巴细胞相似，为正常脑脊液中的主要细胞，占细胞总数的 60%~70%。当脑脊液细胞总数增多，比例失调，或伴有病理性细胞（如中性粒细胞、激活淋巴细胞、巨噬或浆细胞）时，则有诊断意义。增多见于中枢神经系统各类慢性细菌、病毒感染和非特异性脑膜刺激反应。

（2）大淋巴细胞

是一种免疫母细胞，系由小淋巴细胞被激活转化而成。偶见于正常脑脊液，增多的临床意义同小淋巴细胞。

（3）激活淋巴细胞

转化型淋巴细胞：由小淋巴细胞受抗原刺激后转化而成。多见于细菌性脑膜炎（特别是恢复期）、病毒性脑膜炎、结核性脑膜炎、脑脓肿、多发性硬化、脑梗死和蛛网膜下腔出血等。

（4）大淋巴样细胞

由大淋巴细胞被抗原激活转化而成。偶见于正常脑脊液，主要见于中枢神经系统感染、蛛网膜下腔出血、脊髓造影、脑梗死、脑肿瘤、早期结核性脑膜炎等。

（5）浆细胞

由 B 细胞转化而来。正常脑脊液中不存在浆细胞，它的出现必有抗原刺激。常见于中枢神经系统感染为主，尤以结核性脑膜炎、脑囊虫病和病毒性感染。有人认为，浆细胞的比例明显增多是多发性硬化的一种相对特征性的脑脊液细胞学改变。

2. 单核—吞噬细胞

（1）单核细胞

其形态与血中所见者相似。正常脑脊液中的单核细胞占细胞总数的 30%~40%，和淋巴细胞的比例约为 3∶7 或 4∶6。若其比例倒错或单核细胞形态异常时则为病理性，可见于由多种原因引起的脑膜非特异性反应和脑组织的破坏性病变，如脑挫伤、缺血、出血、炎症、肿瘤和变性病等。

（2）激活单核细胞

由单核细胞被抗原激活而形成。在正常情况下，此类细胞仅占 2%。增多可见于中枢神经系统变性、炎性疾病、肿瘤和各种异物刺激等。

（3）巨噬细胞

是由被激活单核细胞吞噬异物后转变而来的一组细胞。正常脑脊液中巨噬细胞不存在，它的出现常见于中枢神经系统炎症、出血、外伤等疾病的中、后期。

3. 多形核粒细胞

（1）中性粒细胞

与血中同类细胞相似。正常脑脊液中无中性粒细胞，但因腰穿时偶可发生难以避免的穿刺外伤，致使脑脊液中可见中性粒细胞的污染。此时脑脊液细胞计数大多正常，仅偶见几个中性粒细胞可资鉴别。增多提示粒细胞反应，主要见于脑和脑膜的细菌及病毒感染、脑外伤、脑血管病、椎管内药物注射以及某些恶性肿瘤以及非特异性脑膜激惹等情况，但以细菌感染的急性炎症渗出期最为显著。

（2）嗜酸性粒细胞

与血中同类细胞相似。正常脑脊液中，嗜酸性粒细胞不超过1%，婴幼儿可达4%。首先，增多常见于猪囊虫病等中枢神经系统寄生虫病。其次结核性脑膜炎、病毒性脑膜炎及少数脑瘤患者蛛网膜下腔出血、造影检查和椎管内的药物注射等亦可引起嗜酸性粒细胞增多，但数量有限，持续时间短暂。

（3）嗜碱性粒细胞

与血中同类细胞相似。正常脑脊液中很难见到嗜碱性粒细胞，增多见于炎症、异物反应、慢性粒细胞白血病。

4. 肿瘤细胞

（1）颅内肿瘤细胞

细胞较大，核大，形态多变，染色质多，结构与着色不尽相同，偏碱。核仁的体积和数量增加，呈多形性，占据染色质大部分。胞质深蓝色。一旦在脑脊液标本中发现肿瘤细胞，诊断价值极大，特别是对脑膜癌症的诊断更优于其他检查。

（2）白血病细胞

脑脊液中白血病细胞的形态、结构与周围血液和骨髓中所见大致相同。脑脊液中的白血病细胞是诊断中枢神经系统白血病的重要依据，特别是对那些临床上尚未出现中枢神经系统受损症状的患者更为重要。

（3）淋巴瘤细胞

淋巴瘤分为霍奇金病和非霍奇金病两大类。但仅以脑脊液细胞学检查对其进行分类极为困难，须结合临床资料和组织学观察才能做出准确分类。一般来说，霍奇金病的细胞体大，两个或数个胞核紧紧相连，核椭圆，呈对影形或扭曲重叠，染色质疏松、细致，核仁大，色深蓝，胞质边界不清。非霍奇金病的淋巴瘤细胞常大量成堆出现。细胞奇形怪状，胞核呈豌豆状或畸形，染色质增多聚集，核仁大而不规则。胞质及胞核可见空泡，胞质强嗜碱性。在脑脊液中发现淋巴瘤细胞，是诊断中枢神经系统淋巴瘤的可靠依据。

第七章 临床生物化学检验

第一节　肝功能

肝功能包括以下项目：①丙氨酸氨基转移酶（ALT）；②天门冬氨酸氨基转移酶（AST）谷丙转氨酶与谷草转氨酶比值（GPT/GOT）；③γ-谷氨酰转肽酶（GGT）；④碱性磷酸酶（ALP）；⑤总蛋白（TP）、白蛋白（Alb）、球蛋白（GLO）、白蛋白比球蛋白（A/G）；⑥总胆红素（TBIL）、直接胆红素（DBIL）、间接胆红素（IBIL）；⑦总胆汁酸（TBA）；⑧胆碱脂酶（ChE）；⑨血清蛋白电泳（SPE）。

一、丙氨酸氨基转移酶

肝脏中此酶含量最高，所以当肝脏受到损伤时，大量的酶释放入血，血中该酶的含量会有所升高。因此，血清谷丙转氨酶能反映肝细胞的损伤，可用于诊断肝脏疾病。

（一）别名

谷丙转氨酶（GPT、ALT、SGPT）。

（二）参考值

<40U/L。

（三）影响因素

（1）溶血可导致 ALT 活力升高，严重黄疸及混浊血清应稀释后再进行测定。

（2）多种药物，如氯丙嗪、异烟肼、利福平、苯巴比妥、可待因、抗肿瘤药物、某些抗生素、吗啡等可使 ALT 活性升高。

（3）中药五味子可使 ALT 降低。

正常新生儿 ALT 活性较成年人高出 2 倍左右，出生后 3 个月降至成人水平。

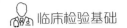

（四）临床意义

（1）ALT 主要存在于肝、肾、心肌、骨骼肌、胰腺、脾、肺、红细胞等组织细胞中，同时也存在于正常体液，如血浆、胆汁、脑脊液及唾液中，但不存在于尿液中，除非有肾脏损害发生。

（2）当富含 ALT 的组织细胞受损时，ALT 可从细胞中释放增加，从而导致血液中ALT 活力上升。ALT 活力升高常见于：①肝胆疾病：ALT 测定对肝炎的诊断、疗效观察和预后估计均具有重要价值，如急性肝炎时 ALT 活性显著升高，而慢性肝炎、肝硬化、肝癌时仅轻度升高。ALT 活性对无黄疸、无症状肝炎的早期诊断阳性率较高，且出现时间较早，其活性高低随肝病进展和恢复而升降，据此可判断病情和预后。若出现黄疸加重、ALT 降低的所谓"酶胆分离"现象，常是肝坏死（重型肝炎）的先兆。此外，在肝脓肿、脂肪肝、胆管炎及胆囊炎时亦可升高。②心血管疾病：如心肌炎、急性心肌梗死、心力衰竭时的肝脏瘀血等。③其他疾病：如骨骼肌疾病、传染性单核细胞增多症、胰腺炎、外伤、严重烧伤、休克时也可引起 ALT 活性升高。

（五）采血要求及注意事项

空腹 12h 取静脉血。

二、天门冬氨酸氨基转移酶

该酶在心肌细胞中含量较高，所以当心肌细胞受到损伤时，大量的酶释放入血，会使血清含量增加，因此血清天门冬氨酸氨基转移酶一般用于心脏疾病的诊断。

（一）别名

谷草转氨酶（GOT，AST，SGOT）。

（二）参考值

<40U/L。

（三）影响因素

（1）溶血可导致 AST 活性升高，应注意避免。

（2）很多药物，如利福平、四环素、庆大霉素、红霉素、卡那霉素、氯霉素、环孢菌素、非那西丁、苯巴比妥、口服避孕药、地西泮、磺胺类、呋喃类等，尤其是长期使用时，由于对肝细胞有损害，可引起 AST 增高。

（3）妊娠时，血清 AST 活性可升高。

（4）正常新生儿 AST 活性较成年人高出 2 倍左右，出生后 3 个月降至成人水平。

（四）临床意义

（1）AST 也是体内最重要的氨基转移酶之一，它主要存在于心肌、肝、骨骼肌、肾、胰腺、脾、肺、红细胞等组织细胞中，同时也存在于正常人的血浆、胆汁、脑脊液及唾液中，但在无肾脏损害的尿液中不能检出。

（2）心肌中 AST 含量最为丰富，因此 AST 对心肌梗死的诊断具有一定意义。当发生 AMI 时血清 AST 活力一般上升至参考值上限 4~5 倍，若达参考值上限 10~15 倍则往往有致死性梗死发生。但由于 AST 在急性心肌梗死时升高迟于 CK，恢复早于 LDH，故其对急性心肌梗死的诊断价值越来越低。

（3）肝细胞中也含有较多的 AST，因此出现各种肝病时，AST 会随着 ALT 活性升高而上升，AST/ALT 比值测定对肝病的诊断有一定意义。出现急性病毒性肝炎时，比值<1；出现慢性肝炎、肝硬化时，比值常>1；出现原发性肝癌时比值常>3。因此，同时测定 ALT、AST 活性并观察其在病程中变化，对肝病的鉴别诊断和病情监测有重要意义。

（4）AST 水平升高还见于进行性肌营养不良、皮肌炎、肺栓塞、急性胰腺炎、肌肉挫伤、坏疽及溶血性疾病等。

（五）采血要求及注意事项

空腹 12h 取静脉血。

三、血清碱性磷酸酶

正常人血清中的碱性磷酸酶主要来自肝和骨骼，碱性磷酸酶测定主要用于**诊断肝胆和骨骼系统疾病**，是反映肝外胆道梗阻、肝内占位性病变和佝偻病的重要指标。

（一）参考值

成人：7~107U/L。

（二）影响因素

（1）不同年龄及性别者，血清 ALP 活性差异较大。

（2）进食高脂餐后或高糖饮食，血清 ALP 活力会升高；高蛋白饮食，则血清 ALP 活力会

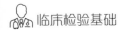

下降。

（3）剧烈运动后，血清 ALP 略有上升。

（4）妊娠时，胎盘产生 ALP，可致血清活力明显升高，妊娠 9 个月时血清 ALP 可达正常水平的 2~3 倍。

（5）血清和肝素抗凝血浆均可使用，其余抗凝剂可抑制 ALP 活性，应避免使用。

（三）临床意义

1. 生理性增高

儿童在生理性的骨骼发育期，碱性磷酸酶活力可比正常人高 1~2 倍。

2. 病理性升高

（1）骨骼疾病，如佝偻病、软骨病、骨恶性肿瘤、恶性肿瘤骨转移等。

（2）肝胆疾病，如肝外胆道阻塞、肝癌、肝硬化、毛细胆管性肝炎等。

（3）其他疾病，如甲状旁腺功能亢进。

3. 病理性降低

见于重症慢性肾炎、儿童甲状腺功能不全、贫血等。

（四）采血要求及注意事项

空腹 12h 取静脉血。

四、γ-谷氨酰转氨酶

临床上此酶测定主要用于诊断肝胆疾病，是胆道梗阻和肝炎活动的指标。

（一）别名

γ-谷氨酰转移酶、转肽酶（γ-GT、GGT）。

（二）参考值

<40U/L。

（三）影响因素

（1）嗜酒或长期接受某些药物，如苯巴比妥、苯妥英钠、安替比林者，血清 γ-GT 活性常升高。

（2）口服避孕药会使 Y-GT 测定结果增高。

（四）临床意义

（1）γ-谷氨酰转肽酶分布于肾、肝、胰等实质性脏器，肝脏中 Y-GT 主要局限于毛细胆管和肝细胞的微粒体中，可用于对占位性肝病、肝实质损伤（慢性肝炎和肝硬化）的诊断及观察酒精肝损害的过程。

（2）轻度和中度增高主要见于病毒性肝炎、肝硬化、胰腺炎等。

（3）明显增高见于原发或继发性肝癌、肝阻塞性黄疸、胆汁性肝硬化、胆管炎、胰头癌、肝外胆道癌等。特别在判断恶性肿瘤患者有无肝转移和肝癌术后有无复发时，阳性率可高达 90%。

（4）γ-GT 作为肝癌标志物的特异性不高，急性肝炎、慢性肝炎活动期及阻塞性黄疸、胆道感染、胆石症、急性胰腺炎时都可以升高。

（五）采血要求及注意事项

空腹 12h 取静脉血。

五、总胆红素（TBIL）

临床上主要用于诊断肝脏疾病和胆道梗阻。当血清总胆红素有明显增高时，人的皮肤、巩膜、尿液和血清呈现黄色，故称黄疸。

（一）参考值

5. 1~25. 7μmol/L（0. 3~1. 5mg/dL）。

（二）影响因素

（1）标本防止溶血，避免阳光直接照射标本，及时送检。

（2）脂血及脂溶色素对测定有干扰。

（3）影响胆红素测定的药物主要有乙苯肼、右旋糖酐、新霉素、利福平、氨茶碱、维生素 C、甲基多巴、吗啡、苯巴比妥、卡那霉素、地西泮、非那西丁、丙米嗪、奎宁等。

（三）临床意义

1. 生理性升高

多见于新生儿黄疸。

2. 病理性升高

（1）胆道梗阻，可有明显升高。

（2）甲型病毒性肝炎，可有明显升高。

（3）其他类型的病毒性肝炎，可有轻度或中度升高。

（4）胆汁淤积性肝炎，可有明显升高。

（5）出现急性酒精性肝炎时，胆红素越高表明肝损伤严重。

（6）遗传性胆红素代谢异常，如 Gilbert 综合征，可轻度升高。

3. 病理性降低

见于癌症或慢性肾炎引起的贫血和再生障碍性贫血。

（四）采血要求及注意事项

空腹 12h 取静脉血。

六、直接胆红素

直接胆红素是胆红素的一部分，测定血清直接胆红素可以诊断肝胆疾病。

（一）别名

结合胆红素（DBIL）。

（二）参考值

0~0.4mg/dL。

（三）影响因素

参见总胆红素测定。

（四）临床意义

1. 生理性升高

见于服用雌激素、口服避孕药和妊娠、月经等。

2. 生理性减低

用肾上腺皮质激素。

3. **病理性升高**

（1）肝胆疾病

如病毒性肝炎（甲型、乙型）、代偿性肝硬化、胆管或胆总管阻塞（结石、肿瘤等）、肝内胆道阻塞（肿瘤、胆管炎、门脉性或胆汁性肝硬化及寄生虫等）、肝梅毒、中毒性肝炎（氯仿、砷剂、辛可芬、磷、四氯化碳等中毒）、急性黄疸性肝萎缩。

（2）其他疾病

黄热病、Weil 钩端螺旋体病、X 线深部照射、乳糜泻、肾功能不全等。

（五）采血要求及注意事项

空腹 12h 取静脉血。

七、间接胆红素

（一）别名

未结合胆红素（IBIL）。

（二）参考值

0~15.0μmol/L。

（三）影响因素

参见总胆红素测定。

（四）临床意义

1. **增高**

见于各种原因引起的黄疸。阻塞性黄疸，如原发胆汁性肝硬化、胆道梗阻可见结合胆红素增加；肝细胞性黄疸，如肝炎、肝硬化，结合与未结合胆红素增加。此外，某些先天性缺陷，如 Gilbert 综合征、Cripler-Najjar 综合征未结合胆红素增加，Dubin-Johnson 综合征和 Roto 综合征结合胆红素增加。肝外疾病，如溶血性黄疸，新生儿黄疸或输血错误，未结合胆红素增加。

2. **减低**

可见于严重贫血，如再生障碍性贫血或其他继发性贫血（如严重肿瘤或尿毒症）。

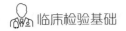

3. 黄疸程度判定

隐性黄疸：17.1～34.2μmol/L，轻度黄疸：34.2～171μmol/L，中度黄疸：171～342μmol/L，重度黄疸：>342μmol/L。

（五）采血要求及注意事项

间接胆红素＝总胆红素－直接胆红素。

八、血清总蛋白（TP）

主要反映肝脏合成功能和肾病造成的蛋白丢失情况。

（一）参考值

60～80g/L（6.0～8.0mg/dL）。

（二）影响因素

（1）酚酞、磺溴酞钠在碱性溶液中呈色，影响双缩脲的测定结果。

（2）静脉注射氨基酸和使用促蛋白合成剂时，TP测定结果偏高。

（3）右旋糖酐可使测定管混浊，影响测定结果，虽然以上干扰可通过标本空白管来消除，但空白管吸光度过高，会影响测定的准确度。

（4）高胆红素血症及溶血标本，应做"标本空白管"。

（5）使用止血带时间过长导致静脉瘀血及直立数小时后，测定TP可增高。

（6）含脂类较多的血清，呈色后混浊不清，可用乙醚3mL抽提后再进行比色。

（7）样品中TP浓度超过100g/L，可用生理盐水稀释样品，再重新测定，结果乘以稀释倍数。

（三）临床意义

1. 生理性升高

见于剧烈运动后。

2. 生理性降低

见于妊娠。

3. 病理性升高

（1）血清中水分减少，使总蛋白浓度相对增高，常见于急性失水引起的血液浓缩

（如呕吐、腹泻等）；休克时，毛细血管通透性发生变化，血浆浓缩；慢性肾上腺皮质功能减退的患者，由于钠的丢失继发水分丢失，血浆也发生浓缩。

（2）血清蛋白质合成增加（主要是球蛋白的增加）。总蛋白可超过 100g/L，多见于多发性骨髓瘤患者。

4. 病理性降低

（1）血浆中水分增加，血浆被稀释。因各种原因引起的水钠潴留或输注过多的低渗溶液。

（2）营养不良或长期消耗性疾病，如严重结核病和恶性肿瘤等。

（3）合成障碍：主要是肝脏功能严重损害时，蛋白质的合成减少，以白蛋白的下降最为显著。

（4）蛋白质丢失：大出血时大量血液丢失；肾病时尿液中长期丢失蛋白质；严重烧伤时，大量血浆渗出等。

（四）采血要求及注意事项

空腹 12h 取静脉血。

九、白蛋白（Alb）

白蛋白由肝脏合成，因此血清白蛋白浓度可以反映肝脏的功能，同时血清白蛋白水平的改变能导致一系列的病理性继发症。因此，测定血清白蛋白常用于患者状态的非特异监视。

（一）参考值

溴甲酚绿（BCG）法 35~55g/L（3.5~5.5mg/dL）。

（二）影响因素

（1）对于脂血、溶血及严重黄疸标本应做标本空白，以消除干扰。

（2）BCG 不但与清蛋白呈色，还可与血清中多种蛋白成分发生呈色反应，其中以 α_1 球蛋白、转铁蛋白、触珠蛋白等最为显著，但其反应速度较清蛋白慢，因此测定时，在 30s 读取吸光度计算结果，可明显减少非特异性结合反应。

（3）青霉素、水杨酸类药物可与 BCG 竞争清蛋白的结合，对测定结果产生影响。

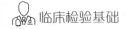

（三）临床意义

1. 血清 Alb 增高

常见于严重失水，如严重呕吐、腹泻、高热等，为血浆浓缩所致。迄今为止，临床尚未发现清蛋白绝对量增高的疾病。

2. 病理性降低

（1）蛋白质丢失，常见于大量出血或严重烧伤和肾脏疾病。

（2）合成障碍，见于肝脏功能异常。

（3）营养不良或吸收不良。

（四）采血要求及注意事项

空腹 12h 取静脉血。

十、白蛋白/球蛋白比值

正常人血清白蛋白浓度大于球蛋白，二者倒置时提示可能为肝肾疾病、某些自身免疫性疾病和 M 蛋白血症。

（一）别名

白球比（A/G）。

（二）参考值

1.5~2.5。

（三）影响因素

影响血清总蛋白和清蛋白测定的各种因素均可影响 A/G 比值。

（四）临床意义

病理性降低见于：

1. 肝脏疾病

肝硬化和急性肝坏死时明显降低；传染性肝炎、慢性肝炎和肝损伤时轻度或中度降低。

2. 肾脏疾病

肾病综合征明显降低，急性和慢性肾炎轻度或中度降低。

3. 自身免疫性疾病

如类风湿关节炎、系统性红斑狼疮、硬皮病、干燥综合征等可能降低。

4. M 蛋白血症

多发性骨髓瘤有明显降低。

（五）采血要求及注意事项

空腹 12h 取静脉血。

十一、血清蛋白电泳

即用电泳方法测定血清中各类蛋白占总蛋白的百分比。对于肝、肾疾病和多发性骨髓瘤的诊断有意义。

（一）别名

蛋白电泳（SPE）。

（二）参考值

白蛋白：54%～65%；α_1 球蛋白：1.4%～3.3%；α_2 球蛋白：7.3%～12.0%；β 球蛋白：8.2%～13.8%；γ 球蛋白：10.5%～23.5%。

（三）影响因素

（1）标本避免溶血。

（2）点样不均匀、点样过多、电泳所用薄膜未完全湿透、薄膜放置不正确均可导致电泳图谱不佳，影响测定结果分析。

（四）临床意义

1. 骨髓瘤

呈现特异的电泳图形，大多在 γ 球蛋白区（个别在 β 蛋白区）出现一个尖峰，称为 M 蛋白。

2. 肾脏疾病

（1）肾病综合征：有特异的电泳图形，α球蛋白明显增加，球蛋白轻度增高，白蛋白降低，γ球蛋白可能下降。

（2）肾炎：急性肾炎时 α_2 球蛋白可增高，有时合并γ球蛋白轻度增高；慢性肾炎时常可见到γ球蛋白中度增高。

3. 肝脏疾病

（1）肝硬化：有典型的蛋白电泳图形，γ球蛋白明显增加，γ和 P 球蛋白连成一片，不易分开，同时白蛋白降低。

（2）急性肝坏死：白蛋白明显下降，球蛋白显著升高。

（3）传染性肝炎：血清白蛋白轻度下降，α_2 球蛋白增高，并伴有γ球蛋白增高。

4. 炎症、感染

在急性感染的发病初期，可见 α_1 或 α_2 球蛋白增加；在慢性炎症或感染后期，可见γ球蛋白增加。

5. 低γ球蛋白血症或无γ球蛋白血症

血清γ球蛋白极度下降或缺乏。

（五）采血要求及注意事项

空腹 12h 取静脉血。

十二、血清总胆汁酸

胆汁酸是人胆汁中的主要成分，是胆固醇经肝组织代谢的最终产物。测定血清总胆汁酸主要用于肝脏疾病的诊断，是最敏感的肝功能指标之一。

（一）别名

总胆酸（TBA、TCA）。

（二）参考值

0.3~8.3μmol/L（0.012~0.339mg/dL）。

（三）影响因素

（1）血清中胆汁酸测定时，一般应采集空腹血清，根据试验需要，也可用餐后 2h 的血清。

（2）无菌血清在室温中可稳定 1 周。

（3）血红蛋白对实验有一定程度干扰，标本应避免溶血。

（四）临床意义

（1）胆汁酸是胆汁中存在的一类二十四碳胆烷酸的羟基衍生物，属内源性有机阴离子。人类胆汁中存在的胆汁酸主要有胆酸（CA）、鹅脱氧胆酸（CDCA）、脱氧胆酸（DCA）和少量石胆酸（LC A）等。胆汁酸的合成、分泌、重吸收及加工转化等均与肝、胆、肠等密切相关。因此，肝、胆或肠疾病必然影响胆汁酸代谢，而胆汁酸代谢的异常又必然影响上述脏器的功能以及胆固醇代谢的平衡。因此，血清胆汁酸测定可作为一项灵敏的肝清除功能试验。在各种肝内、外胆管梗阻致胆汁淤积时，由于胆汁反流和门脉分流，患者可表现为血清总胆汁酸浓度升高，其值高于餐后的血清水平，CA/CDCA 比值增高。在肝实质细胞病变（如肝炎、肝硬化）时，因肝细胞功能障碍及肝细胞数量减少，致使 CA 的合成显著减少，CA/CDCA 比值会下降，甚至倒置。

（2）总胆汁酸（TBA）是一种敏感的肝功能试验，肝细胞仅有轻微坏死时即可升高，其变化早于 ALT 和胆红素，甚至可早于肝组织学活检所见。TBA 升高主要见于急慢性肝炎、肝硬化、阻塞性黄疸、原发性肝癌、急性肝内胆汁淤积、原发性胆汁性肝硬化和肝外梗阻性黄疸等。

（3）餐后 2hTBA 测定可较空腹时更敏感，用餐后胆囊收缩，大量胆汁排入肠中，再经肝肠循环回到肝脏。肝细胞轻度损害时，胆汁酸清除率即可下降，餐后 2h 血中胆汁酸仍维持高水平，从而可观察肝细胞的微小变化，对早期肝病的诊断极有价值。

（五）采血要求及注意事项

空腹 12h 取静脉血。

十三、解读肝功能化验单

临床上检查肝功能的目的在于探测肝脏有无疾病、肝脏损害程度以及查明肝病原因、判断预后和鉴别发生黄疸的病因等。目前，能够在临床上开展的肝功能试验种类繁多，不下几十种，但是每一种试验只能探查肝脏某一方面的某一种功能，到目前为止还没有一种试验能反映肝脏的全部功能。因此，为了获得比较客观的结论，应当选择多种试验组合，必要时要多次复查。同时在对肝功能试验的结果进行评价时，必须结合临床症状全面考虑，避免片面性及主观性。

由于每家医院的实验室条件、操作人员、检测方法不同，因此不同医院提供的肝功能检验正常值参考范围一般也不相同。在这里我们不再罗列每个项目的正常值参考范围，只就每个项目的中文名称、英文代码及有何主要临床意义做些介绍。

（一）反映肝细胞损伤的项目

以血清酶检测常用，包括丙氨酸氨基转移酶（俗称谷丙转氨酶，ALT）、天门冬氨酸氨基转移酶（俗称谷草转氨酶，AST）、碱性磷酸酶（ALP）、γ-谷氨酰转肽酶（γ-GT 或 GGT）等。在各种酶试验中，ALT 和 AST 能敏感地反映肝细胞损伤与否及损伤程度。各种急性病毒性肝炎、药物或酒精引起急性肝细胞损伤时，血清 ALT 最敏感，在临床症状如黄疸出现之前 ALT 就急剧升高，同时 AST 也升高，但是 AST 升高程度不如 ALT；而在慢性肝炎和肝硬化时，AST 升高程度超过 ALT，因此 AST 主要反映的是肝脏损伤程度。

在重症肝炎时，由于大量肝细胞坏死，血中 ALT 逐渐下降，而此时胆红素却进行性升高，即出现"胆酶分离"现象，这常常是肝坏死的前兆。在急性肝炎恢复期，如果出现 ALT 正常而 γ-GT 持续升高，常常提示肝炎慢性化。患慢性肝炎时如果 γ-GT 持续超过正常参考值，提示慢性肝炎处于活动期。

（二）反映肝脏分泌和排泄功能的项目

包括总胆红素（TBIL）、直接胆红素（DBIL）、总胆汁酸（TBA）等的测定。当患有病毒性肝炎、药物或酒精引起的中毒性肝炎、溶血性黄疸、恶性贫血、阵发性血红蛋白尿症及新生儿黄疸、内出血等时，都可以出现总胆红素升高。直接胆红素是指经过肝脏处理后，总胆红素中与葡萄糖醛酸基结合的部分。直接胆红素升高说明肝细胞处理胆红素后的排出发生障碍，即发生胆道梗阻。如果同时测定 TBIL 和 DBIL，可以鉴别诊断溶血性、肝细胞性和梗阻性黄疸。溶血性黄疸，一般 TBIL<85μmol/L，直接胆红素/总胆红素<20%；肝细胞性黄疸，一般 TBIL<200μmol/L，直接胆红素/总胆红素>35%；阻塞性黄疸，一般 TBIL>34μmol/L，直接胆红素/总胆红素>60%。

另外，γ-GT、ALP 也是反映胆汁淤积的很敏感的酶类，它们的升高主要提示可能出现了胆道阻塞方面的疾病。

（三）反映肝脏合成贮备功能的项目

包括前白蛋白（PA）、白蛋白（Alb）、胆碱酯酶（ChE）和凝血酶原时间（PT）等。它们是通过检测肝脏合成功能来反映其贮备能力的常规试验。前白蛋白、白蛋白下降提示肝脏合成蛋白质的能力减弱。当患有各种肝病时，病情越重，血清胆碱酯酶活性越低。如果胆碱酯酶活性持续降低且无回升迹象，多提示预后不良。肝胆疾病时 ALT 和 GGT 均升高，如果同时 ChE 降低者为肝脏疾患，而正常者多为胆道疾病。另外，ChE 增高可见于甲状腺功能亢进、糖尿病、肾病综合征及脂肪肝。

凝血酶原时间（PT）延长提示肝脏合成各种凝血因子的能力降低。

（四）反映肝脏纤维化和肝硬化的项目

包括白蛋白（Alb）、总胆红素（TBL）、单胺氧化酶（MAO）、血清蛋白电泳等。患有肝脏纤维化或肝硬化时，会出现血清白蛋白和总胆红素降低，同时伴有单胺氧化酶升高。血清蛋白电泳中 γ 球蛋白增高的程度可评价慢性肝病的演变和预后，提示是否细胞功能减退，不能清除血循环中内源性或肠源性抗原物质。

此外，最近几年在临床上应用较多的是透明质酸（HA）、层黏蛋白（LN）、Ⅲ型前胶原肽和汉型胶原。测定它们的血清含量，可反映肝脏内皮细胞、贮脂细胞和成纤维细胞的变化，其血清水平升高常提示患者可能存在肝纤维化和肝硬化。

（五）反映肝脏肿瘤的血清标志物

目前，可以用于诊断原发性肝癌的生化检验指标只有甲胎蛋白（AFP）。甲胎蛋白最初用于肝癌的早期诊断，它在肝癌患者出现症状之前 8 个月就已经升高，此时大多数肝癌患者仍无明显症状，这些患者经过手术治疗后，预后得到明显改善。现在甲胎蛋白还广泛地用于肝癌手术疗效的监测、术后的随访以及高危人群的随访。不过正常怀孕的妇女、少数肝炎和肝硬化、生殖腺恶性肿瘤等情况下甲胎蛋白也会升高，但升高的幅度不如原发性肝癌那样高。另外，有些肝癌患者甲胎蛋白值可能正常，故应同时进行影像学检查，如 B 超、CT、磁共振（MRI）和肝血管造影等，以此增加诊断的可靠性。

值得提出的是 α-L-岩藻糖苷酶（AFU）血清 AFU 测定对原发性肝癌诊断的阳性率在 64%~84%，特异性在 90%左右。AFU 以其对检出小肝癌的高敏感性，对预报肝硬化并发肝癌的高特异性，和与 AFP 测定的良好互补性，而越来越被公认为是肝癌诊断、随访和肝硬化监护不可或缺的手段。另外，血清 AFU 活性测定在某些转移性肝癌、肺癌、乳腺癌、卵巢癌或子宫癌之间有一些重叠，甚至在某些非肿瘤性疾患，如肝硬化、慢性肝炎和消化道出血等也有轻度升高，因此要注意鉴别。

另外，在患有肝脏肿瘤时 γ-GT、ALP、亮氨酸氨基转肽酶（LAP）、5′-NT 等也常常升高。

肝功能是多方面的，同时也是非常复杂的。由于肝脏代偿能力很强，加上目前尚无特异性强、敏感度高、包括范围广的肝功能检测方法，因而即使肝功能正常也不能排除肝脏病变。特别是在肝脏损害早期，许多患者肝功能试验结果正常，只有当肝脏损害达到一定程度时，才会出现肝功能试验结果异常。同时肝功能试验结果也会受实验技术、实验条件、试剂质量以及操作人员等多种因素影响，因此肝功能试验结果应当由临床医生结合临床症状等因素进行综合分析，然后再确定是否存在疾病，是否需要进行治疗和监测。

第二节　肾功能

肾功检测包括：①血清代谢物质（血清尿素氮、肌酐、尿酸等）；②血清微量蛋白（血清微量球蛋白、血清转铁蛋白等）以及尿微量蛋白（尿液微球蛋白、尿微量白蛋白、尿微量转铁蛋白、24h 尿蛋白定量等）和尿 N-乙酰-氨基葡萄糖苷酶（NAG）的检测。

一、血清尿素氮（BUN）

是肾功能的重要指标，血清尿素氮升高意味着肾脏功能的损害。

（一）参考值

$1.07 \sim 7.14 mmol/L$（$3 \sim 20 mg/dL$）。

（二）影响因素

（1）标本避免溶血，溶血对测定有干扰。
（2）血氨升高可使 BUN 测定结果偏高。
（3）标本最好使用血清，用铵盐抗凝剂可使测定结果偏高。
（4）测定过程中，各种器材及蒸馏水应无氨污染。

（三）临床意义

1. 生理性升高

见于高蛋白饮食。

2. 生理性降低

见于妊娠。

3. 病理性升高

（1）肾前因素

由于剧烈呕吐、幽门梗阻、肠梗阻和长期腹泻引起的失水过多，造成血尿素氮潴留。

（2）肾性因素

急性肾小球肾炎、肾病晚期、肾功能衰竭、慢性肾盂肾炎及中毒性肾炎。

（3）肾后因素

前列腺肿大、尿路结石、尿道狭窄、膀胱肿瘤等。

4. 病理性降低

见于严重肝病，如肝炎合并广泛肝坏死。

（四）采血要求及注意事项

空腹 12h 取静脉血，取血前禁止食用高蛋白食物。

二、血清肌酐（Cr）

是肾脏功能的重要指标，血清肌酐升高意味着肾功能的损害。

（一）参考值

53.0~1 33μmol/L（0.6~1.5mg/dL）。

（二）影响因素

（1）温度升高时，可使碱性苦味酸溶液显色增深，但标准与测定的增深程度不一致，因此测定须在室温进行。

（2）特异性不高，可受维生素 C、丙酮酸、胆红素等假肌酐影响。

（3）轻微溶血标本对测定肌酐无影响，但可使肌酸结果偏高。

（三）临床意义

1. 病理性升高

（1）肾肌酐排出量减少：肾功能衰竭、尿毒症、重度充血性心力衰竭。

（2）体内肌酐生成过多：巨人症、肢端肥大症。

2. 病理性降低

见于肌肉萎缩。

（四）采血要求及注意事项

空腹 12h 取静脉血。

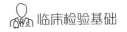

三、血清尿酸（UA）

尿酸是食物中的核酸和体内核蛋白、核酸中嘌呤代谢终产物，主要由肾脏排出。

（一）参考值

238~476μmol/L（~8mg/dL）。

（二）影响因素

（1）标本避免溶血，及时分离血清。

（2）标本中维生素C浓度过高，可使测定结果偏低。

（三）临床意义

1. 病理性升高

（1）痛风：是核蛋白及嘌呤代谢异常所致，发作时尿酸浓度可达900μmol/L。

（2）子痫。

（3）排泄障碍：肾病（急慢性肾炎、肾结核等），尿道阻塞。

（4）核酸分解代谢过盛：慢性白血病、多发性骨髓瘤、真性红细胞增多症。

（5）其他：肠梗阻、重症肝病、氯仿、四氯化碳、铅中毒等。

2. 病理性降低

可见于恶性贫血复发、乳糜泻时，一些药物（肾上腺皮质激素、ACTH、阿司匹林）治疗后。

四、血清 β_2 球蛋白（β_2-MG）

（一）参考值

血 β_2-MG<3mg/L。

（二）影响因素

（1）送检标本应新鲜，避免溶血。

（2）正常60岁以上老年患者有随年龄增长而增高的趋势。

（三）临床意义

病理性升高：

（1）肾脏疾病，如尿毒症、肾炎、糖尿病肾病和肾移植受者初期（肾移植排异反应）。

（2）恶性肿瘤，如骨髓瘤、非霍奇金淋巴瘤、慢性淋巴细胞白血病等。

（3）其他，如如肝硬化、冠心病、甲状腺疾病和慢性炎症等。

五、尿 N-乙酰-β-氨基葡萄糖苷酶测定（NAG）

是检测肾损伤，特别是肾小管缺血、坏死的敏感指标。

（一）参考值

$0\sim22U/g\cdot Cr$。

（二）临床意义

（1）为早期肾损伤的检测指标之一。各种肾实质性疾患引起肾小管损伤都可使尿 NAG 增高。常用于上尿路感染的定位诊断，以便与膀胱炎区别；还用于糖尿病肾小管-间质损伤、高血压肾病的早期诊断。

（2）肾移植出现排异反应前 $1\sim3d$ 尿 NAG 可增高，有助于排异反应早期诊断。

（3）肾毒性药物，如庆大霉素、抗肿瘤药可导致尿 NAG 增高，停药后可恢复正常。

（4）慢性肾功能不全，尿 NAG 会减低。

（三）采血要求及注意事项

（1）应取新鲜中段尿离心取上清，或立即冷藏（勿冷冻）。

（2）男性患者避免混入精液。

（3）菌尿症标本应随时离心分离上清后，立即测定或冷藏后当日测定，不可久留。

六、尿液 β₂ 微球蛋白（β₂-MG）

（一）参考值

$0\sim0.2mg/L$。

（二）影响因素

（1）β2微球蛋白分子量小，在尿液中含量极微，用一般方法测不出来，目前常用的测定方法是酶联免疫比浊和放射免疫比浊法，采用随机尿进行测定。留尿方法应弃去晨尿，然后喝500 mL水后留尿送检，标本应适当加入碱性缓冲液，防止β2-MG分解。

（2）正常60岁以上老年患者有随年龄增长而增高的趋势。

（三）临床意义

（1）测定主要用于监测近端肾小管的功能。急性肾小管损伤或坏死、慢性间质性肾炎、慢性肾衰等情况，均可使得尿 $β_2$-MG 显著升高。肾移植患者血、尿 $β_2$-MG 明显增高，提示机体发生排异反应；肾移植后连续测定β2-MG可作为评价肾小球和肾小管功能的敏感指标。糖尿病肾病早期有肾小管功能改变，尿 $β_2$-MG 也会升高。

（2）在系统性红斑狼疮活动期，造血系统恶性肿瘤，如慢性淋巴细胞性白血病时，尿液β2-MG也有升高。

（四）采血要求及注意事项

可以和血液 $β_2$ 微球蛋白共同测定，共同用于上述疾病的诊断。建议留取晨尿或随机尿，一般2 mL就可以，置于普通洁净管中送验。如不能当天化验，应放入4℃的冰箱，特别是夏天，以防腐变。另外，尿液和微球蛋白活性在酸性环境下极易丧失，故应尽量减少在膀胱贮存时间。

第三节　糖代谢物

糖及其代谢物的检测项目主要有：血糖、葡萄糖耐量试验、糖化血红蛋白、糖化血清蛋白、丙酮酸、血清 β 羟丁酸、乳酸等。

一、血糖（葡萄糖）（GLUBG）

血糖指血中的葡萄糖浓度。异常血糖水平说明体内糖代谢异常，常用于糖尿病的诊断。

（一）参考值

空腹：3.89～6.11 mmol/L（70～11 0mg/dL）；餐后2h：<6.66mmol/L（<1 20mg/

dL）；新生儿：1.11~4.44mmol/L（20~80mg/dL）。

（二）影响因素

（1）采集标本前禁食至少在 10h 以上。

（2）全血样品中的葡萄糖在室温下可以每小时 5% 的速率进行酵解，因此标本采集后应尽快分离血清或血浆进行测定。

（3）检测标本以草酸钾氟化钠为抗凝剂的血浆最好，2mg/mL 可在 24h 内阻止葡萄糖酵解。

（4）GOD 可高特异性催化 β-D-葡萄糖。而葡萄糖中 α 构型和 β 构型分别占 36% 和 64%。葡萄糖的完全氧化需要 α 型到 β 型的变旋反应，因而可在试剂中加入变旋酶或延长孵育时间来达到完全转化。

（5）过氧化物酶的特异性远低于 GOD。高浓度的尿酸、维生素 C、胆红素、血红蛋白和四环素等还原性物质可抑制显色反应，使测定结果偏低。在本法条件下，血红蛋白浓度 <10g/L、胆红素<342μmmol/L、尿酸<2.95mmol/L 时对测定结果无显著影响。

（6）本法可直接测定脑脊液葡萄糖的含量，而尿液中的干扰物质浓度过高不能使用该法直接测定其葡萄糖含量。

（三）临床意义

分为生理性或病理性升高和降低。

1. 生理性或暂时性高血糖
餐后 1~2h、注射葡萄糖或通过输液输入葡萄糖后、情绪紧张时，血糖会升高。

2. 生理性或暂时性低血糖
运动后和饥饿时、注射胰岛素后、妊娠、哺乳期和服降糖药后，血糖会降低。

3. 病理性高血糖

（1）糖尿病：因为胰岛素分泌不足。当空腹血糖水平达 7.2~11 mmol/L（30~200mg/dL）时，临床可疑为糖尿病；当血糖水平超过 11 mmol/L（200mg/dL）时，临床可诊断为糖尿病。

（2）能使血糖升高的激素分泌增加：如垂体前叶功能亢进、肾上腺皮质功能亢进、甲状腺功能亢进、嗜铬细胞瘤等。

（3）脑外伤、脑出血、脑膜炎等，由于使颅内压增高，刺激了血糖中枢，从而会引起血糖升高。

（4）脱水：如呕吐、腹泻、发高烧等，会引起血糖轻度增高（7.2~7.8mmol/L）。

（5）麻醉，窒息，肺炎等急性传染病，癫痫、紫癜等疾病由于加速肝糖原分解，会使血糖增高。

4. 病理性低血糖

（1）胰岛素分泌过多：如胰岛 β 细胞瘤。

（2）升高血糖激素分泌减少：如垂体功能减退、肾上腺功能减退和甲状腺功能减退。

（3）血糖来源减少，肝糖原贮存不足：如长期营养不良、肝炎、肝坏死、肝癌、糖原累积病等。

（四）采血要求及注意事项

空腹血糖测定须空腹 12h 取静脉血。取血前避免剧烈运动，取血时间最好是早晨或上午。

二、葡萄糖耐量试验（OGTT 试验）

受检者口服一定量的葡萄糖后，定时测定血中葡萄糖含量，服后若血糖略有升高，2h 内恢复服前浓度为正常；若服后血糖浓度急剧升高，2~3h 内不能恢复服前浓度则为异常。临床上常对症状不明显的患者采用该试验来诊断有无糖代谢异常。

（一）方法

空腹取静脉血、留尿，分别测血糖和尿糖，后将 75g 葡萄糖溶在 250mL 水中，在 5min 内饮完，服糖后 30min、1 h、2h 和 3h 时再取血、留尿，分别测血糖和尿糖（所用葡萄糖应为无水葡萄糖 75g，含单结晶水的葡萄糖相当于 82.5g）。

（二）参考值

0.5h：9.45~10.55mmol/L（170~190mg/dL）；1h：8.90~10mmol/L（160~180mg/dL）；2h：6.70~7.78mmol/L（120~140mg/dL）；3h：6.10~6.95mmol/L（110~125mg/dL）。

50 岁以上不论男女，每增加 10 岁，空腹值增加 0.06mmol/L，1h 值增加 0.6mmol/L，2~3h 值增加 0.7~0.28mmol/L。两点超过此标准者为糖耐量减低，三点超过者可确诊。

（三）影响因素

（1）要求受试者前 3d 进糖类不应超过 300g，并进行适当体力劳动。

（2）必须保证在禁食过夜、清晨空腹条件下进行，饮葡萄糖水的时间不能超过 5min，如饮水时间过长，可造成有效的糖负荷减低而影响实验结果。

（3）采用口服葡萄糖 75g 或 1.75g/kg 体重方法，将口服葡萄糖溶于 250mL 水中。禁食过夜，于次日清晨取血测血糖后将 250mL 葡萄糖水于 5min 内饮完，服糖后 30min、60min、120min、180min 分别取血测血糖浓度。

（4）停用咖啡因、利尿药、避孕药、胰岛素、消炎药、水杨酸等。

（四）临床意义

（1）糖耐量降低

表现为血糖增高幅度高于正常人，回到空腹水平的时间延长，多见于糖尿病、甲状腺功能亢进、垂体功能亢进、肾上腺功能亢进、胰腺炎、胰腺癌、严重肝病和糖原累积病。

（2）糖耐量增高

空腹血糖值正常或偏低，口服糖后血糖浓度上升不明显，耐量曲线平坦。多见于内分泌功能低下，如甲状腺功能低下、肾上腺皮质功能低下和垂体功能低下。

（3）迟滞性耐量曲线

口服葡萄糖后在正常时间内可回到空腹水平，但有一个明显增高的血糖峰值，往往超过 10mmol/L，这种情况以后可能会发展为糖尿病。

（五）采血要求及注意事项

（1）受试前 3d 每日进食糖类不得少于 150g。试验者如有感冒、胃肠炎等急性病时，要等病愈后再做。

（2）试验开始前应禁食 10~16h（禁食时间不能再短或过长），可以饮水，但不可喝茶或咖啡。

（3）试验前和试验过程中不能吸烟，并应避免剧烈体力活动。

（4）对疑有反应性低血糖者，可检测服糖后 4h 和 5h 的血糖。

（5）若在检查期间出现面色苍白、恶心、晕厥等症状时，要停止试验。若以上症状是在服糖后 3~4h 出现，应考虑为反应性低血糖，要立刻取血测血糖，并让患者进食。

（6）已经确诊的糖尿病患者，不宜再做本试验。

（7）许多药物可使葡萄糖耐量减低，故在试验前应停药，如烟酸、噻唑类利尿剂、水杨酸钠等至少停止 3~4d，口服避孕药停 1 周，单胺氧化酶抑制剂应停 1 个月以上。

（8）儿童按体重 1.75g/kg 予以葡萄糖负荷，总量不超过 75g。

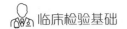

三、糖化血红蛋白（GHb 或 HbAIC）

葡萄糖与血红蛋白结合会形成糖化血红蛋白，因此，血糖浓度高则糖化血红蛋白的浓度也升高。因为该试验不受临时血糖浓度波动的影响，可有效反映患者过去 1~2 个月内的平均血糖水平，所以可用于监测糖尿病患者在一段较长的时间内血糖控制的情况。

（一）参考值

占总血红蛋白的 6.1%~7.9%。

（二）影响因素

（1）参考值随年龄有一定增加。对于控制不良的糖尿病患者，测定值可为参考值上限的 2 倍，但很少超过上限 2 倍。如>20%应排除是否存在 HbF 干扰。

（2）高脂血症标本可使结果偏高。

（3）半乳酸及水杨酸可使测定结果偏低。

（4）实验室温度、试剂的离子强度、PH 值可对测定结果有一定影响。

（三）临床意义

病理性升高，见于糖尿病患者血糖控制不好时。

（四）采血要求及注意事项

空腹 12h 取静脉血；DTA 钾盐、肝素抗凝血 2mL。

四、糖化血清蛋白或果糖胺（Fruc、GSP）

（一）参考值

<285μmol/L（NBT，糖化蛋白标准法）；1.6~2.6mmol/L（NBT，吗啉果糖标准法）。

（二）影响因素

（1）红细胞寿命和血红蛋白变异体不影响糖化血清蛋白结果，但受血浆总蛋白浓度影响，血清蛋白<30g/L 或尿中蛋白质浓度>1g/L 时，糖化血清蛋白结果不可靠。

（2）中度溶血、胆红素和维生素 C 会干扰测定结果。

（3）pH 值、反应温度、反应时间对试验影响较大，必须严格控制。

（三）临床意义

由于血清白蛋白半衰期较短，故糖化血清蛋白主要反映患者测定前2~3周的血糖水平，用于糖尿病患者特别是Ⅱ型患者疗效观察和用药检测。

（四）采血要求及注意事项

空腹12h取静脉血。

五、丙酮酸（PA）

丙酮酸是糖无氧代谢的产物，临床上常和乳酸一同测定，并用二者的比值推测循环衰竭的严重程度。此外，它还对维生素缺乏有一定的诊断意义。

（一）参考值

<0.10mmol/L。

（二）影响因素

（1）应在空腹休息2h后抽血，样本应防止溶血。

（2）标本采集时尽可能不使用止血带。

（3）抗凝剂用肝素-氟化钠较好。

（4）采集的标本须置于0~4℃，并在15min内离心分离血清，以防止糖酵解生成乳酸。

（三）临床意义

1. 生理性升高

进食和运动后会升高。

2. 病理性升高

（1）循环衰竭：当机体处于无氧代谢状态时，丙酮酸被还原为乳酸，乳酸/丙酮酸比值升高（正常应为9左右），因此，该比值是判断组织缺氧严重程度的指标，同时对乙醇引起的酮中毒的检测也有用。

（2）维生素B_1缺乏时，丙酮酸氧化发生障碍，会使丙酮酸含量增加。

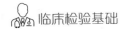

（四）采血要求及注意事项

空腹 12h 取静脉血。

六、乳酸（Lac）

是血液中乳酸的浓度，正常人血中乳酸含量很低，乳酸水平升高主要是由血氧缺乏和无氧代谢的增加引起的，体现了组织缺氧的程度。

临床上常用这一指标诊断乳酸性酸中毒和某些肌肉疾病。

（一）参考值

基础空腹<2mmol/L。

（二）影响因素

（1）应在空腹休息 2h 后抽血，样本应防止溶血。

（2）标本采集时尽可能不使用止血带。

（3）抗凝剂用肝素—氟化钠较好。

（4）采集的标本须置于 0~4℃ 并在 15min 内离心分离血清，以防止糖酵解生成乳酸。

（三）临床意义

1. 生理性升高

剧烈运动时，由于组织缺氧，乳酸水平会升高。

2. 病理性升高

（1）使用某些降糖药的糖尿病患者乳酸水平有明显升高，会形成乳酸性酸中毒，甚至会导致昏迷。

（2）循环衰竭和呼吸衰竭时，由于组织缺氧，糖酵解速度增加，血中乳酸通常超过 7mmol/L，甚至高达 25mmol/L，会导致昏迷和乳酸性酸中毒。

（3）重症肝病、尿毒症、细菌感染、动脉硬化性心脏病、酒精中毒、白血病、重症贫血时，乳酸水平会升高。

（4）Ⅰ型糖原累积病：由于体内缺少某种糖代谢需要的酶，患者肝脏合成的肝糖原不能分解利用，会造成低血糖；低血糖刺激肾上腺素的分泌，后者使肌糖原分解，会产生大量的乳酸。

（5）线粒体肌病性脑病患者，运动前后乳酸浓度差异很大，临床上常以运动前后乳酸相差 3 倍以上作为该种疾病的辅助诊断标准。

（四）采血要求及注意事项

空腹 12h 取静脉血，取血后应尽快送检。

第四节　血脂

血脂检测项目包括甘油三酯、总胆固醇、高密度脂蛋白胆固醇、低密度脂蛋白胆固醇、血清载脂蛋白 A1、血清载脂蛋白 B、脂蛋白（a）。

一、甘油三酯（TG）

（一）参考值

0.56～1.71mmol/L（50～150mg/dL）；临界值：1.71～2.29mmol/L（150～200mg/dL）；高 TG 血症：>2.29mmol/L（200mg/dL）。

（二）影响因素

（1）被检测者要求稳定膳食 2～3 周，禁酒 3d，空腹 12～14h 后抽血，样品采集后尽快分离血清，以防止 TG 水解，血清 4℃可稳定 3d，-20℃可稳定 4 个月。

（2）由于酶法是测定 TG 水解后的甘油含量，因而血清中的游离甘油（FG）对测定结果有干扰，可以通过预孵育或做血清空白排除。

（3）严重黄疸标本或胆红素>100μmol/L 时对反应有负干扰。选择合适的色原并加入亚铁氧化物可在一定范围内消除干扰。

（4）维生素对反应有负干扰，甲状腺素、类固醇激素、口服避孕药等也可干扰测定结果。

（5）溶血标本中的 Hb、ALP 也可干扰反应，一般可做血清空白排除干扰，溶血严重则不宜做 TG 检测。

（6）卧位采血者的 TG 测定值比坐位及站位时要低。

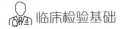

（三）临床意义

1. 生理性升高

正常人进食脂肪后 2~4h 内血清甘油三酯将升高，8h 恢复正常。

2. 病理性升高

多见于原发性或继发性高脂蛋白血症、动脉粥样硬化、糖尿病、肾病综合征、胰腺炎、甲状腺功能减退、糖原累积病、原发性 TG 增多症。

3. 病理性降低

多见于原发性 β 脂蛋白缺乏症、甲状腺功能亢进、肾上腺皮质功能减退、消化吸收不良、慢性阻塞性肺疾患、脑梗死。

（四）采血要求及注意事项

取血前 36h 不饮酒，至少 12h 不进食，取血前禁食高脂肪食物。

二、总胆固醇（CHO）

总胆固醇是临床血脂分析的重要指标，总胆固醇升高，患心脑血管病的危险性增加。

（一）参考值

临界值：5.17~6.45mmol/L（200~250mg/dL）；高胆固醇血症：>6.45mmol/L（>250mg/dL）。

（二）影响因素

（1）送检胆固醇的标本要求禁食 12~14h 后采血，24h 内不饮酒和避免服用有关药物的影响。在 2h 内分离血清，4℃~25℃稳定 6d，-20℃稳定 4 个月。

（2）胆红素>171μmol/L 时，对反应结果有明显的负干扰。

（3）溶血时会引起正干扰，但 Hb 在 1g/L 以下时干扰可忽略。

（4）高血尿酸也可引起负干扰。

（5）大量还原性药物，如维生素 C、盐酸异丙嗪、复方丹参等，也可干扰反应使结果偏低。

（三）临床意义

1. 病理性升高

多见于高脂蛋白血症、动脉粥样硬化、糖尿病、甲状腺功能低下、阻塞性黄疸、肾病综合征。

2. 病理性降低

多见于甲状腺功能亢进、严重贫血、急性感染、消耗性疾病、肝病。

（四）采血要求及注意事项

取血前36h不饮酒，至少12h不进食，取血前禁食高脂肪食物。

三、高密度脂蛋白胆固醇（HDL-C）

高密度脂蛋白胆固醇是血清脂蛋白胆固醇的一部分，与动脉粥样硬化病变危险性相关。当高密度脂蛋白胆固醇浓度降低时，心脑血管疾病的危险性增加。

（一）参考值

男性：1.03~1.42mmol/L（40~55mg/dL）；女性：1.16~1.55mmol/L（45~60mg/dL）。

（二）影响因素

（1）与测定TCH的标本抽取相同，血清4℃~25℃可稳定6d，-20℃可稳定4个月。

（2）溶血标本在血红蛋白>5g/L时，对反应有干扰。

（3）严重黄疸标本在胆红素>171μmol/L时，对反应有干扰。

（4）低密度脂蛋白胆固醇（LDL-C）>6.0mmol/L时，对反应有干扰。

（三）临床意义

1. 生理性升高

多见于运动（如运动员一般HDL-C较高）、饮酒后，以及妇女服用避孕药、应用降胆固醇药物等。

2. 生理性降低

见于少运动的人，应激反应后。

3. 病理性降低

见于冠心病、高甘油三酯血症患者、肝硬化、糖尿病、慢性肾功能不全、营养不良。

4. 病理性升高

见于慢性肝病、慢性中毒性疾病、遗传性高 HDL 血症。

（四）采血要求及注意事项

禁食 12h 取静脉血，取血前禁止饮酒。

四、低密度脂蛋白胆固醇（LDL-C）

低密度脂蛋白胆固醇是血清脂蛋白胆固醇的一部分，是动脉粥样硬化的主要致病因素，当低密度脂蛋白胆固醇升高时，心脑血管疾病的危险性增加。

（一）参考值

正常：2.07～3.12mmol/L（80～120mg/dL）；边缘升高：3.15～3.61 mmol/L（23～140mg/dL）；升高：>3.64mmol/L（>142mg/dL）。

（二）影响因素

（1）与测定 TCH 标本抽取及保存条件相同。
（2）溶血标本在血红蛋白>5g/L 时，对反应有干扰。
（3）严重黄疸标本在胆红素>171μmol/L 时，对反应有干扰。
（4）高密度脂蛋白胆固醇（HDL-C）>2.8mmol/时 L，对反应有干扰。

（三）临床意义

同血清总胆固醇测定。

（四）采血要求及注意事项

空腹 12h 取静脉血。

五、血清载脂蛋白 A1（ApoA1）

血清载脂蛋白 A1 是高密度脂蛋白的主要组成成分，临床上主要用于脑血管病风险度的估计。当载脂蛋白 A1 降低时，脑血管病的风险加大。

（一）参考值

1.00~1.60g/L（100~160mg/dL）。

（二）影响因素

（1）样品采集及分离注意事项同 TCH 测定。

（2）总胆红素>68.4μmol/L 时，对结果有影响。

（3）Hb 浓度>20g/L 时，ApoAl 的测定结果有所下降。

（4）高脂血清对检测结果也会有影响。

（5）抗血清的效价（滴度）不可低于 16。

（三）临床意义

1. 生理性增高

见于妊娠、雌激素疗法、锻炼、饮酒。

2. 病理性降低

见于Ⅰ型、ⅡA 型高脂血症，以及冠心病、脑血管病、ApoA1 缺乏症、鱼眼病、家族性 LCAT 缺乏症、家族性低 α 脂蛋白血症、感染、血液透析、慢性肾炎、糖尿病、慢性肝炎、肝硬化。

六、血清载脂蛋白 B（ApoB）

血清载脂蛋白 B 是低密度脂蛋白的主要组成成分，临床上主要用于冠心病的风险度估计。当载脂蛋白 B 升高时，冠心病的风险加大。

（一）参考值

青年人：0.75~0.85g/L（75~85mg/dL）；老年人：0.95~1.00g/L（95~1 00mg/dL）。

（二）影响因素

（1）样品采集及分离注意事项同 TCH 测定。

（2）总胆红素>68.4μmol/L 时，对结果有影响。

（3）Hb 浓度>20g/L 时，ApoB 的测定结果有所下降。

（4）高脂血清对检测结果也会有影响。

（5）抗血清的效价（滴度）不可低于 1：128。

（三）临床意义

（1）生理性降低见于锻炼、服用雌激素。

（2）病理性升高见于冠心病与Ⅱa、Ⅱb型高血脂症，以及脑血管病、糖尿病、胆汁淤积、脂肪肝、血液透析、肾病综合征、慢性肾炎。

（3）病理性降低见于Ⅰ型高脂蛋白血症、肝病、肝硬化、感染。

（四）采血要求及注意事项

空腹 12h 取静脉血。

七、脂蛋白（a）

脂蛋白（a）水平主要决定于遗传，高脂蛋白（a）水平是动脉粥样硬化的独立危险因素，不受性别、年龄、环境、饮食、吸烟和药物的影响。

（一）参考值

<30mg/L。

（二）影响因素

（1）与测定 TCH 的标本抽取及保存条件相同。

（2）Lp（a）水平与人种及遗传有关，男女性别之间无明显差别。

（3）环境、饮食、药物等因素对 Lp（a）水平无明显影响。

（4）少数妇女黄体期 Lp（a）增高，多数不受月经周期的影响。

（5）妊娠期 Lp（a）可明显升高，产后恢复正常。

（三）临床意义

1. 生理性升高

见于妊娠。

2. 病理性升高

见于动脉粥样硬化高危人群；急性时相反应，如急性心肌梗死、外科手术、急性风湿性关节炎。

3. 病理性降低

见于严重肝病、肝硬化、肝癌。

（四）采血要求及注意事项

空腹 12h 取静脉血。

第五节 心肌酶谱

心肌酶谱包括天门冬氨酸氨基转移酶（AST），肌酸激酶（CK），肌酸激酶同工酶（CK-MB），乳酸脱氢酶（LDH），血清 α-羟丁酸脱氢酶（HBDH），心肌肌钙蛋白-（cTnl）。

一、天门冬氨酸氨基转移酶（GOT、AST、SGOT）

（一）参考值

<40U/L。

（二）影响因素

（1）溶血可导致 AST 活性升高，应注意避免。

（2）很多药物，如利福平、四环素、庆大霉素、红霉素、卡那霉素、氯霉素、环孢菌素、非那西丁、苯巴比妥、口服避孕药、地西泮、磺胺类、呋喃类等，尤其是长期使用时，由于对肝细胞有损害，可引起 AST 增高。

（3）妊娠时，血清 AST 活性可升高。

（4）正常新生儿 AST 活性较成年人高出两倍左右，出生后 3 个月降至成人水平。

（三）临床意义

病理性升高见于：

（1）心肌梗死发病 6~12h 显著升高，增高的程度可反映损害的程度，并在发作后 48h 达到最高值，3~5d 恢复正常。

（2）各种肝病 AST 可增高，肝病早期和慢性肝炎增高不明显，AST/ALT 比值小于 1。严重肝病和肝病后期增高，AST/ALT 比值大于 1。

（3）其他疾病，如心肌炎、肾炎及肺炎等 AST 也轻度升高。

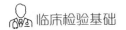
（四）采血要求及注意事项

空腹 12h 取静脉血。

二、肌酸激酶（CPK、CK）

肌酸激酶主要用于诊断心脏疾病，特别是心肌梗死。

（一）参考值

20~200U/L。

（二）影响因素

（1）红细胞不含 CK，故轻度溶血标本对结果无影响，但严重溶血影响测定结果。

（2）剧烈运动可使 CK 活性明显升高。

（3）CK 稳定性差，室温放置 4h 或于 4℃放置 12h 以上可使酶失活。

（4）宜用血清或肝素抗凝血浆标本进行测定。

（三）临床意义

（1）心肌梗死 4~8h 开始上升，16~36h 达峰值，3~4d 可恢复正常。CK 为急性心梗的早期诊断指标之一，增高程度与心肌受损程度基本一致。溶栓治疗出现再灌注时，达峰时间提前。

（2）各种肌肉疾病，如进行性肌营养不良、多发性肌炎、严重肌肉创伤（如挤压综合征）时，CK 明显增高；全身性惊厥、心肌炎、心包炎时，CK 也可增高。

（3）急性脑外伤、癫痫时，CK 增高；甲状腺功能减退，出现黏液性水肿时，CK 也增高。

（4）手术后、心导管、冠脉造影、运动试验、反复肌注、剧烈运动，CK 可一过性增高。

（5）CK 随年龄、性别、种族有差异，青壮年高于小孩、老人，男高于女，黑人高于白种、黄种人。

（四）采血要求及注意事项

空腹 12h 取静脉血，取血前不要剧烈运动。

三、肌酸激酶同工酶（CK-MB）

血清中的磷酸肌酸激酶大致有三种来源，分别是心肌细胞、骨骼肌细胞和脑细胞。电泳法测定磷酸肌酸激酶同工酶可用于确定哪种来源的磷酸肌酸激酶异常，帮助临床诊断心脏、骨骼肌和脑内病变。

（一）参考值

0~25U/L

（二）影响因素

同 CK 测定。

（三）临床意义

（1）由于 CK-MB 在心肌中百分含量最高（25%~40%）且急性心梗发作 3.5h 左右开始增高，6~24h 达峰，2~3d 恢复正常。CK-MB 超过总 CK 的 6% 为心梗早期诊断的特异指标。CK-MB 质量测定比活性测定更可靠，当 CK-MB 在 5~22ng/mL 时，可能为 AMI 早期或微小心梗；CK-MB>22ng/mL 时，结合临床表现及 ECG 可诊断心梗。CK-MB 早达峰值者比晚达峰值者预后好。

（2）脑外伤、脑血管意外、脑手术后、各种原因引起中枢神经系统缺氧后 48~72h，肺、前列腺、子宫或其他恶性肿瘤，CK-MB 增高。

（3）CK-MB 增高是骨骼肌损伤的特异指标。骨骼肌损伤时，CK-MB 相应增高，但不超过总 CK 的 5%。

（四）采血要求及注意事项

空腹 12h 取静脉血。

四、乳酸脱氢酶（LDH）

常与乳酸脱氢酶同工酶一起测定诊断心肌梗死。

（一）参考值

114~240U/L。

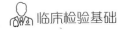

（二）影响因素

（1）溶血、剧烈运动及妊娠可导致血清 LDH 水平升高，应注意鉴别。

（2）导致 LDH 升高的药物较多，如磺胺甲基异 χ 唑、甲氨蝶呤、磺胺甲氧嗪、可待因、吗啡、哌替啶、丙米嗪、奎尼丁及甲睾酮等。

（三）临床意义

（1）IDH 存在于各种组织中，以肝、肾、心肌、骨骼肌、胰腺和肺中最多。急性心肌梗死发生后 6~12h 开始增高，24~60h 达峰，7~15d 恢复正常。LDH 可用于急性，特别是亚急性心肌梗死的辅助诊断。

（2）由于分布广泛，在各种急性反应，如肝炎、肺梗死、恶性肿瘤、恶性贫血、休克时，LDH 增高。

（3）常通过观察此酶是否正常，来除外组织器官损伤或对癌症化疗疗效观察。

（四）采血要求及注意事项

空腹 12h 取静脉血。

五、血清 α-羟丁酸脱氢酶（HBDH）

临床上用于心肌梗死的诊断。

（一）参考值

72~182U/L。

（二）影响因素

同 AST 测定。

（三）临床意义

（1）α-HBDH 主要反映 LDH 活性，故心肌梗死时明显增高，且维持时间较长，可达两周左右。

（2）肌营养不良及叶酸、维生素 B_2 缺乏时，α-HBDH 也可增高。

（四）采血要求及注意事项

空腹 12h 取静脉血。

六、血清心肌酶的临床应用

（一）临床诊断用心肌酶的选择原则

在诊断疾病时，应该测定哪些心肌酶在临床是一个重要的问题。临床当然希望测定高度敏感、高度特异的指标，高（或低）就能确诊，否则就可排除，但这类理想化的指标是很难存在的，因此我们选择诊断用指标时需要遵循如下原则：

（1）有较高的组织/血清酶活力比，这样轻微的组织损伤也能得到明显的指标变化。

（2）组织损害时能较快地释放，以便早期诊断。

（3）生物半寿期较长，否则难以捕获。

（4）测定方法简单易行，试剂稳定廉价。

（二）血清心肌酶诊断心肌梗死的病理基础

心脏是人体最活跃的脏器之一，为完成各种生理活动心脏内存在大量的细胞酶。AMI发生后，因为心肌缺血坏死或细胞膜通透性增加，使得心肌内的细胞酶释放入血，根据心肌受损情况不同，血清酶升高的幅度也不同，因此可以用血清酶的变化来反映AMI的发生以及病灶的大小。同时，由于各种酶的生理特性不同，如在细胞内定位不同、分子量大小不同、生物半寿期不同等，造成了各种酶入血的时间、入血的快慢以及在血清内的持续时间不同，为临床病程和愈后的判断提供了依据。

（三）临床常用心肌酶检测

心脏内的细胞酶很多，但作为诊断用血清酶必须符合诊断的要求（即符合上述选择原则），其中组织特异性是最重要的，但不是唯一的，例如，线粒体异柠檬酸脱氢酶（CDM）在心肌中的含量很高，但其一经入血很快就失活，故不能用于临床诊断。目前，国内外常用于诊断心肌梗死的血清酶主要有谷草转氨酶（GOT）、乳酸脱氢酶（LDH）和肌酸激酶（CK），尤以LDH和CK-MB同工酶具有较高的阳性率和特异性，应用更广。

（四）GOT、LDH、CK及其同工酶的分布与诊断价值

1. GOT、LDH、CK 的特异性比较

心肌的GOT含量是人体各组织中最高的，DH和CK的含量占第二位。从这三种酶活性和心肌的比值来看，CK的脏器特异性最高，除骨骼肌病变（包括肌细胞膜通透性变化，

如酒精中毒）和严重脑血管意外，其他疾病很少引起血清 CK 活性增高，并且红细胞几乎不含 CK，故测定不受溶血的影响，所以 CK 诊断效率高，假阳性低。其阳性率与心电图 ST 段异常符合率达 95%，高于 GOT；心电图不明显的心内膜下梗死、合并传导阻滞、多发性小灶坏死及再发性梗死，CK 大多升高；而肺梗死、心绞痛、陈旧性梗死等，CK 活性一般不升高。CK 的假阳性仅为 10%~15%，而 GOT 高达 32%，LDH 也由于分布广泛而特异性不高。

2. GOT 的同工酶

测定血清 GOTm 并不能提高对 AMI 的诊断特异性，但因 GOTm 定位于线粒体，故不是很严重的损伤一般难以释放入血，因此测定 GOTm 对于推测预后有一定意义，特别是在推测死亡率方面较 CK-MB 更有价值。

3. LDH 的同工酶

LDH 在人体内有五种同工酶，其中心肌中以 LDH_1、LDH_2 为主。在正常血清中，LDH_1 一般在 0.45~0.74 之间，由于 AMI 发生后心肌释放 LDHi 含量大于 LDH_2，故可使血清 LDH_1/LDH_2 比值上升。

4. CK 同工酶

肌酸激酶具有三种同工酶，即 CK-BB、CK-MB、CK-MM，CK-MB 是至今为止诊断心肌梗死最佳的血清酶指标。人体各组织除腓肠肌外，只有心肌含有较高的 CK-MB，可达 40% 以上，故此同工酶对诊断心肌梗死的特异性可高达 100%。心梗发生时，血清 CK-MB 可增高 10~25 倍，超过 CK 总活力增高的倍数（0~12）倍。其他组织也有 CK-MB，如肌肉疾病、中毒性休克、创伤、脑血管意外、甲状腺功能低下、急性酒精/CO 中毒、急性精神病甚至分娩初期都可见 CK-MB 升高。不过在这些非心肌梗死疾病中，血清 CK-MB 占总 CK 的百分比平均为 2.5%~7.5%（正常人<2%），均低于心梗的 7.5%~19.5%（MB 占总 CK 的百分比因测定方法不同而差别很大）。

5. GPT、GOT、LDH、CK 及其同工酶在心肌梗死后的时相变化

急性心肌梗死发生后，心肌的损伤是一个渐进的过程，因此血清酶活性的升高有一个延缓期，与梗死区的大小、酶从受损心肌释出的速度以及酶在血液中稀释和破坏程度有关。

在心肌梗死的晚期可见血清 γ-GT 升高，发生率约 50%，机制不明。过去曾认为这是心肌修复的结果。但不论是正常心肌或修复心肌均不含有 γ-GT，故有人认为是肝继发性损害而致肝中的 γ-GT 释出所致。但血中 γ-GT 的活性又和肝的临床表现和其他肝功能试验不相平行，故血清 γ-GT 的增高机制还有待于研究。

（五）心肌酶谱

因为实验室诊断指标的特殊性，对于灵敏度和特异性不高的指标，常根据临床诊断的需要和相关指标的特点进行适当的组合，以便提供较为准确和全面的临床信息。一般来说，根据各个医院的情况和出发点不同，所以，制定的心肌酶谱也不全相同，但原理差不多。CK-MB 是诊断 AMI 的金标准，是心肌酶谱的核心，但是因 CK-MB 生物半寿期较短，对于一些临床症状不明显的患者可能错过捕获期，而 LDH 在血液中持续时间长并且自身就能反映心肌的损伤，因此与 CK-MB 配合更能提高诊断效率。当然，DH 的同工酶更好，但费用较高，故也可用 α 羟丁酸脱氢酶代替。虽然 CK-MB 的特异性比较高，但毕竟不是绝对特异，骨骼肌中的含量也不少，对于缺乏临床症状的亚临床型骨骼肌疾病患者，有心肌梗死发生时，就会为诊断带来一定困难。故有人建议，由于心肌内 GOT 的含量高出骨骼肌很多而 CK 较骨骼肌低 4 倍，可以用 CK/GOT 来鉴别以提高诊断特异性，同时这两种酶本身也能反映心肌梗死的发生，也可提高诊断的灵敏度。测定 GOTm 虽然不能对诊断有帮助，但因其本身的生物学特性对临床的预后判断有很大帮助。总之，正确和有效的使用心血酶谱可以为临床带来很大便利。

第六节　电解质和无机微量元素

电解质包括血清钾（K）、钠（Na）、氯（Cl）、钙（Ca）等；无机微量元素包括磷（P）、镁（Mg）、锌（Zn）等。

一、血清钾

钾在参与蛋白质和糖的代谢、维持心肌和神经肌肉正常的应激性、维持酸碱平衡等方面有着重要作用。

（一）参考值

3.5~5.5mmol/L。

（二）影响因素

（1）防止标本溶血，红细胞内钾浓度是血清中 20 倍，轻微溶血即可严重干扰测定结果。

（2）含钾离子的抗凝剂、柠檬酸钠、草酸盐及 EDTA 等均会影响测定结果。

（3）测定用的器皿必须用去离子水冲洗干净，不得有离子污染。

（4）肾上腺素、四环素、新霉素、螺内酯、去氧皮质酮、肝素、苯乙双胍、环磷酰胺等可使血钾测定结果升高。

（5）呋塞米、依他尼酸、醛固酮、双氢氯噻嗪、环噻嗪、泼尼松、去氧皮质酮、糖皮质激素、氢化可的松、胰岛素等可使血钾测定结果降低。

（6）抽血过程中，反复握拳可使血钾升高，止血带使用时间过长，可使得静脉旁细胞受损，钾离子渗出到血浆，会使钾测定结果升高。

（三）临床意义

1. *病理性降低*

（1）钾的摄入不足，如饥饿、营养不良、吸收不良。另外，严重感染、败血症、消耗性疾病、心力衰竭、肿瘤等疾病的晚期以及手术后长期禁食等也可导致钾摄入不足。

（2）钾的过度丢失，如严重的呕吐、腹泻及胃肠引流等。

（3）钾的细胞内转移，如家族性周期性四肢麻痹、肌无力症、给予大量葡萄糖等。

（4）肾上腺皮质功能亢进，如库欣综合征、醛固酮增多症。

（5）肾脏疾病：如急性肾功能衰竭的多尿期、肾小管酸中毒。

（6）碱中毒。

（7）药物作用：长期使用大量肾上腺皮质激素，如可的松、地塞米松等；使用利尿剂；大剂量注射青霉素。

2. *病理性升高*

（1）肾脏功能障碍。

（2）细胞内钾的移出：如重度溶血反应、组织破坏、灼伤、运动过度、注射高渗盐水或甘露醇使细胞脱水。

（3）肾上腺皮质功能减退，即阿狄森病。

（4）组织缺氧：如急性支气管哮喘发作、急性肺炎、中枢或末梢性呼吸障碍、休克及循环衰竭、全身麻醉时间过长。

（5）酸中毒。

（6）含钾药物及潴钾利尿剂的过度使用，如注射大剂量青霉素钾或长期应用安体舒酮、氨苯蝶呤等。

（四）采血要求及注意事项

空腹 12h 取静脉血。

二、血清钠（Na）

钠的生理功能是维持体内的电解质平衡、酸碱平衡和渗透压平衡，当血清钠的含量发生变化时，体内这些平衡就会被打破，出现病态。

（一）参考值

135~145mmol/L。

（二）影响因素

（1）标本勿溶血。

（2）含钠离子的抗凝剂、柠檬酸钠、草酸盐及 EDTA 等均会影响测定结果。

（3）测定用的器皿必须用去离子水冲洗干净，不得有离子污染。

（4）糖皮质激素、氢化可的松、皮质类固醇、醛固酮、黄体酮、雌激素、四环素、甲基多巴等可使测定结果升高。

（5）依他尼酸、甘露醇、呋塞米、氯丙嗪等利尿药可使测定结果降低。

（三）临床意义

1. 病理性降低

血清钠低于 130mmol/L 时为低血钠症，最低可达 100mmol/L，常见于以下情况。

（1）胃肠道失钠，如幽门梗阻、呕吐、腹泻，胃肠道、胆道、胰腺术后，造瘘或引流等。

（2）尿中钠排出增多，原因有：①肾小管重吸收功能减低；②肾上腺皮质功能不全，如阿狄森病；③糖尿病；④使用利尿剂后；⑤大量注射盐水后。

（3）皮肤失钠：大面积烧伤、创伤或出汗。

（4）钠的摄入量不足，如饥饿、营养不良、低盐疗法等。

（5）酸中毒。

2. 病理性增高

血清钠超过 145mmol/L 为高血钠症，常见于以下情况。

（1）肾上腺皮质功能亢进，如库欣综合征、原发性醛固酮增多症。

（2）高渗性脱水症。

（3）脑性高血钠症，如脑外伤、脑血管意外、垂体肿瘤等。

（4）钠进量过多，如注射高渗盐水或进食过量钠盐且伴有肾功能失常时。

（5）潴钠性水肿，常见于心脏病、心力衰竭、肝硬化、肾病等。

（四）采血要求及注意事项

空腹 12h 取静脉血。

三、血清氯（Cl）

氯的主要生理功能与钠相同，即维持体内的电解质、酸碱平衡和渗透压平衡。

（一）参考值

96~108mmol/L。

（二）影响因素

（1）测定用的器皿必须用去离子水冲洗干净，不得有离子污染。

（2）取血后迅速分离血浆或血清，以避免因血浆中 HCO_3^- 与红细胞内 Cl^- 发生交换而使测定结果偏高。

（3）利尿药可使 Cl^- 测定结果降低。

（4）氢氯噻嗪可使 Cl^- 测定结果升高。

（三）临床意义

1. 病理性降低

（1）体内氯化物丢失过多。

①严重的呕吐、腹泻、胃肠道引流；②糖尿病酸中毒；③慢性肾功能衰竭；④失盐性肾炎；⑤阿狄森病。

（2）摄入氯化物过少。

①出汗过多，未补充食盐；②慢性肾炎，长期忌盐饮食后；③心力衰竭，长期限盐并大量利尿后。

2. 病理性升高

（1）体内氯化物排出减少：①泌尿道阻塞、急性肾小球肾炎无尿者；②肾血流量减少，如充血性心力衰竭。

（2）摄入氯化物过多。

（3）换气过度所致的呼吸性碱中毒。

（4）高钠血症脱水时。

（四）采血要求及注意事项

空腹 12h 取静脉血。

四、血清钙（Ca）

钙主要存在于人体的骨骼和牙齿中，细胞外液中含量很少，但对维持正常的神经肌肉应激性、腺体分泌以及一些酶系统的活性，特别在血凝过程中起重要作用。血钙浓度通过骨骼、肾脏和肠道之间进行调节，同时，甲状旁腺素（升高血钙），降钙素（降低血钙）和 1,25-双羟维生素 D3 参与调节，当骨骼和细胞外液钙的动态平衡被破坏时，就会呈现出病态。

（一）参考值

成人：2.03 ~ 2.54mmol/L（8.1 ~ 10.2mg/dL）；儿童：2.25 ~ 2.67mmol/L（9.0 ~ 10.7mg/dL）。

（二）影响因素

（1）使用血清或肝素抗凝血浆标本，不能使用钙螯合剂（如 EDTA）及草酸盐做抗凝剂的标本。

（2）血清总钙受蛋白浓度影响，血清蛋白异常时，须校正。

（3）在使用离子选择电极测定离子钙时，为保证电极的稳定性，离子钙分析仪须 24h 开机。

（4）样品采集后应尽快测定，否则样品 pH 值易发生变化，血清 pH 值每增加 0.1，离子钙就会降低 0.1mmol/L。

（5）在治疗中使用维生素 D、葡萄糖酸钙、双氢氯丙嗪、雄性激素、雌激素、黄体酮、己烯雌酚、睾酮等药物可使测定结果偏高。

（6）使用苯妥英钠、苯巴比妥、利尿药、硫酸钠等药物可使测定结果偏低。

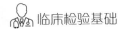

（三）临床意义

1. 病理性增高

多见于甲状旁腺功能亢进、维生素 D 过多、多发性骨髓瘤、肿瘤广泛骨转移、阿狄森病、结节病。

2. 病理性降低

多见于甲状旁腺功能减退、佝偻病、软骨病、吸收不良性低血钙、慢性肾炎、尿毒症、大量输入柠檬酸盐抗凝血后。

（四）采血要求及注意事项

空腹 12h 取静脉血。

五、血清无机磷（P）

人体内的磷大部分存在于骨骼中，其余在软组织和细胞内，体内许多重要物质都含有磷，在酸碱平衡中，磷酸盐也具有重要的作用。

（一）参考值

成人：0.97 ~ 1.62mmol/L（3.0 ~ 5.0mg/dL）；儿童：1.45 ~ 2.1 0mmol/L（4.5 ~ 6.5mg/dL）。

（二）影响因素

（1）黄疸和脂血标本应做标本空白。

（2）溶血标本会使结果偏高，不宜采用。

（3）使用四环素、甲氧西林、雄激素、合成类固醇、维生素 D 等药物可引起血磷增高。

（4）吩噻嗪、甘露醇、口服避孕药可使血磷测定结果降低。

（三）临床意义

1. 病理性升高

多见于甲状旁腺功能减退、假性甲状旁腺功能减退、维生素 D 过多、肾功能不全或衰竭、尿毒症或慢性肾炎晚期、多发性骨髓瘤、骨折愈合期。

2. 病理性降低

多见于甲状旁腺功能亢进、佝偻病或软骨病、糖利用增加或患胰腺瘤、肾小管变性病变、乳糜泻。

（四）采血要求及注意事项

空腹12h取静脉血。

六、血清镁（Mg）

在许多生理化学过程中，镁都参与反应并占重要地位，如是多种酶的激活剂，是人类的遗传物质核酸所必需的元素，也是维持正常神经功能和肌肉功能的重要元素。测定血清镁可知体内是否缺镁。

（一）参考值

成人：0.70～1.15mmol/L（1.70～2.79mg/dL）；儿童：0.60～0.78mmol/L（1.46～1.89mg/dL）。

（二）影响因素

（1）污染的玻璃器皿最容易影响测定，建议使用一次性聚乙烯试管。

（2）因红细胞内含镁量较高，故溶血标本有干扰。

（3）不能采用含有枸橼酸盐、草酸盐、乙二胺四乙酸二钠等能与镁结合的抗凝剂。

（4）大量使用维生素、长期服用皮质激素、大量使用利尿药等均可使血清镁降低。

（三）临床意义

1. 病理性升高

（1）肾脏疾病，如慢性肾炎少尿期、尿毒症、急性或慢性肾功能衰竭等。

（2）内分泌疾病，如甲状腺功能减退症、甲状旁腺功能减退症、阿狄森病、未治疗的糖尿病昏迷等。

（3）其他疾病，如多发性骨髓瘤、严重脱水症、关节炎、急性病毒性肝炎、阿米巴肝脓肿、草酸中毒等。

（4）镁制剂中毒。

2. 病理性降低

（1）消化道疾病，如慢性腹泻、吸收不良综合征、肠道或胆道瘘管等。

（2）内分泌疾病，如甲状腺功能亢进、甲状旁腺功能亢进、原发性醛固酮增多症以及长期使用皮质激素治疗后。

（3）用利尿剂治疗而未及时补充镁。

（4）其他疾病，如急性胰腺炎、晚期肝硬化、急性心肌梗死、急性酒精中毒等。

（四）采血要求及注意事项

空腹12h取静脉血。

七、血清锌（Zn）

锌是细胞生长和繁殖以及许多酶的活性所必需的微量元素之一，体内缺锌将影响物质代谢及各脏器功能的发挥，影响细胞生长分裂。测定血清锌可知体内是否缺锌。

（一）参考值

70~115μg/dL。

（二）影响因素

（1）由于红细胞含锌比血浆高，故应尽快分离血清，及时测定。

（2）橡胶制品含锌较高，故检验容器不可使用橡胶制品。

（3）所用器皿必须经10%硝酸或盐酸浸泡过夜，洗净备用。建议使用一次性聚乙烯试管。

（4）整个过程严格防止锌污染。

（5）比色杯尽可能专用，以免污染影响测定结果。

（6）加入显色剂后，应在30min内完成测定。显色剂试液在低温时会混浊，37℃水浴5min即会澄清，否则会影响测定结果。

（7）口服避孕药可使锌测定结果偏低。

（三）临床意义

1. 病理性降低

见于严重烧伤、发热、营养不良、味觉障碍、生殖功能减退、肝硬化、酒精性肝损伤、肾功能不全、皮质类固醇治疗、肢端皮炎、肺癌等。

2. 病理性升高

见于创伤、溶血性贫血、红细胞增多症、嗜酸性粒细胞增多症和甲状腺功能亢进等。

（四）采血要求及注意事项

空腹 12h 取静脉血。

八、血清铜（Cu）

铜是人体必需的微量元素之一，它可以和蛋白质结合形成铜蛋白，具有保护细胞的功能；铜还是某些酶的组成部分或激活剂。血浆中的铜大部分与球蛋白结合形成铜蓝蛋白，对红细胞的生成具有重要作用。

测定血清铜可知体内是否缺铜。

（一）参考值

成年男性：$1.00 \sim 25.0 \mu mol/L$（$70 \sim 140 \mu g/dL$）；成年女性：$12.59 \sim 24.39 \mu mol/L$（$80 \sim 155 \mu g/dL$）；新生儿：$1.89 \sim 10.54 \mu mol/L$（$12 \sim 67 \mu g/dL$）；$3 \sim 10$ 岁：$4.25 \sim 24.08 \mu mol/L$（$27 \sim 153 \mu g/dL$）。

（二）影响因素

（1）送检标本应避免溶血。

（2）三碘酪胺、女性激素、口服避孕药等可使血清铜升高；饮用大量牛奶、口服锌制剂可使血清铜降低。

（3）所用器皿必须经 10% 硝酸或盐酸浸泡过夜，洗净备用。建议使用一次性聚乙烯试管。

（4）比色杯尽可能专用，以免污染影响测定结果。

（三）临床意义

1. 病理性降低

（1）肝豆状核变性（Wilson 病）：因体内 α 球蛋白缺乏，血清结合铜的能力降低，使游离铜进入组织沉积。

（2）Menke 卷发综合征：先天性肠道吸收铜障碍，铜在组织中分布不平衡，血清、尿、肺、毛发、脑和肝中含量低，肾、脾、十二指肠、胰的含量高，肾皮质铜的含量特别高。

（3）低蛋白血症：如恶性营养不良、吸收不良、肾病综合征等。

（4）其他疾病：如婴儿口炎性腹泻、婴儿自发性低蛋白症、烧伤等。

2. 病理性升高

（1）急性和慢性感染、急性和慢性白血病等。

（2）肿瘤，如淋巴瘤、霍奇金病等。

（3）贫血，如再生障碍性贫血、恶性贫血、缺铁性贫血、镰刀状红细胞性贫血、地中海性贫血等。

（4）其他疾病，如血红蛋白沉着症、甲状腺功能亢进、系统性红斑狼疮等。

（四）采血要求及注意事项

空腹 12h 取静脉血。

第七节　胰腺功能

胰腺功能的主要检测项目有血清胰淀粉酶、尿淀粉酶以及血清脂肪酶。

一、血清胰淀粉酶（P-AMY）

该测定项目主要用于诊断急性胰腺炎。

（一）参考值

<200U/L。

（二）影响因素

（1）口服避孕药、磺胺、噻嗪利尿药、氨甲酰、甲基胆碱、可待因、吗啡、麻醉药、止痛药等可使测定结果偏高。

（2）草酸盐、枸橼酸盐、依他酸二钠及氟化钠等抗凝剂可抑制 AMY 活性，使测定结果偏低。肝素对 AMY 无抑制作用。

（3）唾液含高浓度淀粉酶，须防止带入。

（三）临床意义

病理性升高见于：

（1）急性胰腺炎。腹痛 3~6h 后开始升高，20~30h 达高峰，3~4d 内恢复正常。

（2）溃疡性穿孔、急性腹膜炎、肠梗阻等可中度升高。

（3）慢性胰腺疾病可轻度升高。

（四）采血要求及注意事项

无特殊要求。

二、尿淀粉酶（UA-MY）

（一）参考值

100～800U/L。

（二）临床意义

（1）病理性升高。多见于急性胰腺炎、胰管阻塞、胰腺癌、胰腺损伤、急性胆囊炎、胃溃疡、腮腺炎等。有以上疾病时，患者的血清淀粉酶与尿中淀粉酶往往同时升高。

（2）病理性降低。主要见于重症肝炎、肝硬化、糖尿病等。

（3）巨淀粉酶血症时，尿淀粉酶正常，但血清淀粉酶明显升高。

（三）采血要求及注意事项

无特殊要求。

三、血清脂肪酶（PLPS）

脂肪酶是分解脂肪的酶，临床上测定血清脂肪酶主要是为了诊断急性胰腺炎。

（一）参考值

<190U/L。

（二）影响因素

（1）测定标本可用血清或肝素抗凝血浆，但不能用依他酸（EDTA）抗凝的血浆，因为对测试有干扰。

（2）抽血后 4h 内分离血清或血浆，20℃～25℃可稳定 24h，4℃可稳定 5d。

（3）胆红素可增加此酶活性，故黄疸标本可使测定结果偏高。

（4）血红蛋白可抑制脂肪酶活性，故溶血标本可使测定结果降低。

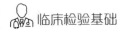

（三）临床意义

病理性升高见于：

（1）急性胰腺炎：可持续升高 10~15d。

（2）胰腺癌和胆管炎时也常常增高。

（3）脂肪组织破坏时，如骨折、软组织损伤手术后可轻度增高。

（4）个别慢性胰腺炎、肝癌、乳腺癌的患者也会增高。

（四）采血要求及注意事项

无特殊要求。

第八章 临床微生物检验

第一节 主要细菌学检验

一、革兰阳性球菌

（一）葡萄球菌属

（1）葡萄球菌属是从临床标本检出的革兰阳性球菌中最为常见的一群细菌，分为凝固酶阴性和凝固酶阳性两类。凝固酶阳性葡萄球菌有金黄色葡萄球菌、中间型葡萄球菌和猪葡萄球菌、施氏葡萄球菌等，其中金黄色葡萄球菌（SA）是致病菌，常引起毛囊炎、肺肿、蜂窝织炎、肺炎、脓毒血症、败血症、食物中毒、假膜性肠炎、剥脱性皮炎和中毒性休克等。凝固酶阴性葡萄球菌（ENS）有表皮葡萄球菌、腐生葡萄球菌、人葡萄球菌、溶血葡萄球菌、模仿葡萄球菌、头状葡萄球菌、孔氏葡萄球菌、木糖葡萄球菌、沃氏葡萄球菌、耳葡萄球菌等。表皮葡萄球菌（SE）和腐生葡萄球菌可引起尿路感染、败血症和心内膜炎等各种机会感染，属条件致病菌。临床使用的各种导管、人工瓣膜及其他侵袭性检查治疗用品受表皮葡萄球菌污染的频率很高。另外，即使在理想的消毒条件下，仍有3%～5%的血培养中混有污染菌，主要来源就是皮肤寄生的凝固酶阴性葡萄球菌。近年来，凝固酶阴性葡萄球菌引起的感染逐渐上升，且耐药菌株不断增加，临床须密切注意。

（2）根据美国临床实验室标准化研究所（CLSI/NCCLS）推荐的抗菌药物选择方法，临床实验室葡萄球菌属药敏试验，一般选择下列抗生素。A组：苯唑西林、青霉素、阿奇霉素（或红霉素或克拉霉素）、克林霉素、复方新诺明；B组：达托霉素、利奈唑胺、万古霉素、泰利霉素、多西环素、四环素、利福平；C组：环丙沙星（或左氧氟沙星或氧氟沙星）、莫西沙星、庆大霉素、氯霉素、奎奴普汀/达福普汀；U组：洛美沙星、诺氟沙星、呋喃妥因。一般不必选择青霉素、苯唑西林以外的β-内酰胺类抗生素。原因如下：青霉素敏感的葡萄球菌对其他青霉素类、头孢菌素类和碳青霉烯类也是敏感的；青霉素耐药而苯唑西林敏感的菌株对青霉素酶不稳定的青霉素类耐药，但对其他青霉素酶稳定的青霉素类、β-内酰胺类和β-内酰胺酶抑制剂复合物、第一代头孢菌素类和碳青霉烯类是敏感的；苯唑西林耐药的葡萄球菌对所有当前可用的β-内酰胺类抗生素均耐药，通常还对氨基糖苷类、克林霉素、四环素等多重耐药。因此，仅测试青霉素和苯唑西林就可以推知一大批β-内酰胺类抗生素的敏感性与耐药性，不必常规测试其他青霉素类、β-内酰胺酶抑制剂复合物、头孢菌素类和亚胺培南。对 MRS 轻度感染可使用利福平、复方磺胺甲χ唑和环丙沙星，而严重的全身感染只能使用万古霉素。

（二）链球菌属

1. 链球菌

是革兰阳性球菌中另一类常见细菌。根据其溶血性状分为 α、β、γ 三种。α 溶血性链球菌（草绿色链球菌）为口腔、消化道及女性生殖道正常菌群。

30%～40%的亚急性心内膜炎由草绿色链球菌引起。变异链球菌可致龋齿；血液链球菌、温和链球菌、格氏链球菌、口腔链球菌和中间型链球菌常分离自深部脓肿，特别是肝和脑的脓肿。β 溶血性链球菌分为多种血清群，致病者主要是 A 群和 B 群，C 群、D 群、G 群也有致病性。A 群链球菌（化脓性链球菌）可引起化脓性感染，如皮肤软组织感染、疖肿、脓肿、丹毒、淋巴管炎、淋巴结炎、伤口感染、扁桃体炎、蜂窝织炎、中耳炎、肺炎、心内膜炎、脑膜炎等；产生红疹毒素的菌株可致猩红热；某些 A 群化脓性链球菌还可引起变态反应性疾病，包括风湿热、急性肾小球肾炎等。B 群链球菌（无乳链球菌），寄居于女性生殖道和人体肠道，可引起产妇的感染及新生儿的败血症、脑膜炎和肺炎。C 群链球菌可引起脑膜炎、肾炎、心内膜炎、蜂窝织炎和持续性败血症等。γ 链球菌不溶血，一般无致病力，偶尔会引起细菌性心内膜炎及尿路感染等。

2. 肺炎链球菌

是大叶性肺炎、支气管肺炎的病原菌，还可引起化脓性脑膜炎、心内膜炎、中耳炎、菌血症等。一直以来，肺炎链球菌对青霉素具有高度的敏感性，临床上把青霉素用作治疗肺炎链球菌感染的首选药物。目前，这一传统治疗经验受到了挑战。近年来出现了耐青霉素及多重耐药的肺炎链球菌（PRP），由于青霉素结合蛋白 PBPs 改变（以 PBP2b 突变多见）导致其与青霉素结合力下降，须引起高度重视。现在认为，青霉素敏感的肺炎链球菌对氨苄西林、阿莫西林、阿莫西林/克拉维酸、氨苄西林/舒巴坦、头孢克洛、头孢唑啉、头孢地尼、头孢拉定、头孢噻肟、头孢丙烯、头孢曲松、头孢呋辛、头孢泊肟、头孢唑肟、亚胺培南、氯碳头孢和美洛培南等均敏感，所以不需要再测定这些药；而对于青霉素中介或耐药的肺炎链球菌，这些药的临床有效率较低。

3. 牛链球菌

可引起人心内膜炎、脑膜炎和菌血症，并与结肠癌有关。

4. 猪链球菌

是人畜共患菌，患者因接触病患猪而感染，未发现人与人之间传播，会引起人脑膜炎和败血症，并造成死亡。

（三）肠球菌属

（1）肠球菌曾被归入 D 群链球菌，但种系分类法证实它不同于链球菌属细菌，现单列为肠球菌属。临床上常见的粪肠球菌和屎肠球菌是目前医院内感染的重要病原菌。首先，肠球菌最常引起泌尿系统感染，其中绝大部分为医院内感染，多数与尿路的器械操作、留置导管和尿道结构异常有关。其次，可引起腹部及盆腔的创伤和外科感染。肠球菌引起的菌血症常发生于有严重基础疾患的老年人、免疫功能低下的患者以及长期住院接受抗生素治疗的患者，原发感染灶常为泌尿生殖道、腹腔化脓性感染、胆管炎和血管内导管感染等。呼吸系统的肠球菌感染比较少见。

由于头孢菌素、氨基糖苷类（与青霉素类或万古霉素协同除外）、克林霉素、甲氧苄啶、磺胺甲 χ 唑等对肠球菌属无效，而以上药物是医院内感染治疗的最常用药物。从呼吸道标本分离出肠球菌，多是因为长期使用（以上）抗生素造成肠道菌群失调、菌群定殖移位所致。因此，在临床诊断和治疗前应认真评估分离菌的临床意义。

（2）所有肠球菌属对于头孢菌素、氨基糖苷类（高水平耐药筛选除外）、克林霉素和复方新诺明是天然耐药，即使在体外显示活性，但临床上无效。肠球菌属药敏试验临床微生物实验室选择药物通常为：A 组：青霉素、氨苄西林；B 组：达托霉素、万古霉素、奎奴普汀/达福普汀、利奈唑胺；C 组：四环素类和红霉素、氯霉素、利福平、高浓度的庆大霉素和链霉素；U 组：环丙沙星、左氧氟沙星、诺氟沙星、呋喃妥因等。近年来不断上升的肠球菌感染率与广泛使用抗生素出现的耐药性以及广谱抗生素的筛选有密切关系。应高度警惕对肠球菌的耐药性，避免高耐药、多重耐药菌株的出现和播散。

（3）肠球菌的耐药性分为天然耐药和获得性耐药。对于一般剂量或中剂量氨基糖苷类耐药和对万古霉素低度耐药常是先天性耐药，耐药基因存在于染色体内。近年来获得性耐药株不断增多，表现为对氨基糖苷类高水平耐药和对万古霉素、林可霉素高度耐药。

（4）由于屎肠球菌的耐药性明显强于粪肠球菌，而鹑鸡肠球菌和铅黄肠球菌对万古霉素低水平天然耐药，因此临床应要求微生物实验室将肠球菌鉴定到种。

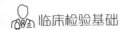

（四）微球菌属

主要包括藤黄微球菌、里拉微球菌、南极微球菌和内生微球菌。微球菌属为条件致病菌，当机体抵抗力降低时感染本菌可致病，如引起脓肿、关节炎、胸膜炎等疾病。

二、革兰阴性球菌

（一）奈瑟菌属

主要致病菌包括脑膜炎奈瑟菌和淋病奈瑟菌。

1. 脑膜炎奈瑟菌

脑膜炎奈瑟菌通常寄居于宿主的鼻咽腔内、口腔黏膜上，通过呼吸道分泌物或空气微颗粒传播。它是流行性脑脊髓膜炎的病原体，多为隐性感染，当宿主抵抗力降低时，先引起呼吸道感染，细菌进入血液时导致菌血症，大量繁殖入侵淋巴结到达脑脊膜，即发生急性化脓性脑膜炎。发病高峰为冬末春初，感染者多为学龄儿童、青少年。治疗药物首选为青霉素。

2. 淋病奈瑟菌

淋病奈瑟菌（简称淋球菌）是常见的性传播疾病——淋病的病原菌，主要通过性接触直接侵袭感染泌尿生殖道、口咽部和肛门直肠的黏膜。淋病的临床类型可分为：

（1）单纯淋病

大部分患者表现为本型。男性感染后 7d 内发生急性尿道炎，表现为尿频、尿急、尿痛，尿道口有脓性分泌物，不及时治疗可继发附睾炎、前列腺炎和尿道狭窄。妇女的原发部位是子宫颈内膜，表现为子宫颈红肿、阴道分泌物增多和排尿困难。在女性单纯淋病患者中，无症状和轻微症状患者较多，故易忽略，不能及时就医而继发合并症，以及成为传染源而继续感染他人。

（2）盆腔炎性疾病

单纯淋病女性患者不及时治疗可发生盆腔炎性疾病。本病是造成女性生殖系统损害的严重并发症，表现为子宫颈内膜炎、输卵管炎、盆腔炎和输卵管脓肿等。

（3）口咽部和肛门直肠淋病

前者表现为轻度咽炎，后者表现为里急后重、局部灼痛和脓血便。

（4）结膜炎

多见于新生儿，因分娩时接触患淋病产妇的产道分泌物所致，不及时治疗可导致失明。

（5）播散性淋病

播散性淋病，尤其见于补体功能缺陷的患者，表现为畏寒、发热、皮肤病变和多关节肿痛，少数患者可发生化脓性关节炎和脑膜炎。

淋病的实验室检测主要有分泌物的涂片检查、淋病奈瑟菌的分离培养及药敏试验、淋球菌β-内酰胺酶测定等。淋球菌分离培养是目前世界卫生组织推荐的筛查淋病患者的唯一方法。目前，质粒介导对青霉素和四环素的耐药性在淋病奈瑟菌中已越来越多见。虽然多数淋病奈瑟菌对大观霉素、第三代头孢菌素和氟喹诺酮类抗菌药物等很敏感，但对于本菌的临床分离株应强调做药敏试验，有助于临床合理用药。

（二）卡他莫拉菌

主要寄居在人的鼻咽部，是导致中耳炎、鼻窦炎、慢性阻塞性肺炎的病原体，对免疫缺陷者可致菌血症、心内膜炎，甚至脑膜炎等。

三、需氧革兰阳性杆菌

（一）棒状杆菌属

主要致病菌为白喉棒状杆菌。白喉杆菌通过呼吸道传染，引起白喉，是一种急性呼吸道疾病。除好发于咽喉部、气管、鼻腔等处外，亦可偶发于眼结膜、阴道及皮肤等处。白喉杆菌在侵犯的局部增殖，产生大量的外毒素，具有强烈的细胞毒作用，能抑制敏感细胞蛋白合成，引起局部黏膜上皮细胞坏死。浸出液中纤维蛋白将炎性细胞、黏膜坏死细胞和菌体凝结在一起，形成白色膜状物，称为伪膜或假膜，与黏膜紧密相连，不易拭去；若假膜延伸至喉内或假膜脱落造成气管阻塞，可造成呼吸道阻塞，严重者可因窒息死亡，是白喉早期致死的主要原因。白喉杆菌产生的外毒素由局部进入血液造成毒血症，侵害心肌和外周神经，引起心肌炎和软腭麻痹等白喉的各种临床症状。本病死亡率较高，50%以上的死亡病例是由于心肌炎发展至充血性心力衰竭所致。近几年来，白喉发病率有升高趋势。调查人群在感染或计划免疫后对白喉是否产生免疫力，可用白喉外毒素做皮内试验，又称锡克试验。治疗白喉患者最重要的制剂是白喉抗毒素，另外，青霉素和红霉素可用于消除上呼吸道的白喉杆菌或排除携带者。

棒状杆菌属是一群革兰阳性杆菌，除白喉棒状杆菌以外的其他棒状杆菌统称为类白喉棒状杆菌，多数不致病，有一些可能是条件致病菌。如溃疡棒状杆菌可引起渗出性咽炎、白喉样疾病及其他组织感染；解脲棒状杆菌可从膀胱炎和尿道结石患者的尿中分离到；K棒状杆菌可引起败血症、心内膜炎、皮肤与软组织感染等；干燥棒状杆菌可引起心瓣膜置换术后心内膜炎及外伤后深部组织感染。红霉素、青霉素、第一代头孢菌素或万古霉素可用于治疗类白喉杆菌感染。

（二）隐秘杆菌属

常见菌种有溶血隐秘杆菌、伯尔德隐秘杆菌、化脓隐秘杆菌等。化脓隐秘杆菌能引起伤口和软组织感染，形成脓肿，菌血症。溶血隐秘杆菌能引起大龄儿童咽炎，伤口和软组织感染，骨髓炎，心内膜炎。伯尔德隐秘杆菌能引起脓肿，常合并厌氧菌感染。

（三）加德纳菌属

加德纳菌属只有阴道加德纳菌一个种。阴道加德纳菌是细菌性阴道炎（BV）的病原菌之一。BV 的临床特征是阴道排出物增多，并有种恶臭气味，症状可不典型。其诊断依据是：①阴道排出物增多，稀薄、均质、灰白色，有恶臭味，pH 值>4.5；②有线索细胞，即阴道上皮细胞被革兰阴性小杆菌覆盖；③胺实验阳性：10%KOH 滴到阴道分泌物上，立即出现鱼腥味和氨味。

（四）李斯特菌属

与人类疾病有关的主要是单核细胞增生李斯特菌和伊氏李斯特菌。由李斯特菌引起的人类疾病称"李斯特菌病"，单核细胞增生李斯特菌主要通过污染的食品感染人，很可能是细菌通过胃肠道黏膜的屏障进入血流，有暴发流行以及散发两种。单核细胞增生李斯特菌还可通过胎盘和产道感染新生儿，引起新生儿、婴儿化脓性脑膜炎、败血症性肉芽肿等，死亡率为 23%~70%。妊娠妇女感染后可引起流产。偶尔还可引起成人心内膜炎、败血症、结膜炎等。有报道表明，单核细胞增生李斯特菌的易感人群是孕妇、老人，以及免疫抑制状况的人（如 AIDS 患者）。

（五）丹毒丝菌属

丹毒丝菌属主要致病菌为猪红斑丹毒丝菌。红斑丹毒丝菌病是一种急性传染病，主要发生于家畜、家禽，人也可感染发病。猪红斑丹毒丝菌，主要通过受损的皮肤感染人，引起类丹毒，大多发生于手部，始于伤口，随后局部皮肤红肿，有水瘤，局部淋巴结肿大，有时伴有关节炎，也可引起急性败血症或心内膜炎。人类感染多发生在兽医、屠宰工人和渔业工人身上。

（六）芽孢杆菌属

常见菌种为炭疽芽孢杆菌、蜡样芽孢杆菌等。

1. 炭疽芽孢杆菌

炭疽芽孢杆菌引起的炭疽病遍及世界各地，四季均可发生。人类炭疽根据感染的途径不同，分为体表、肠道及吸入性感染，可分别引起皮肤炭疽、肠炭疽、肺炭疽、纵隔炭疽。

（1）皮肤炭疽

较多见，约占95%以上，多发于暴露的皮肤部位。1~2d出现症状，开始似蚊虫叮咬一样痒，然后出现斑疹、疱疹、严重水肿，继而形成无痛性溃疡，中心有血性渗出物并结成黑痂。常伴有局部淋巴结肿大、发热、头痛，并发败血症，可发生中毒性休克。

（2）肺炭疽

感染后12h就可出现症状。初期类似感冒，然后突然高热、寒战、胸痛、出血、咳血性痰，很快出现呼吸衰竭、中毒性休克死亡。

（3）肠炭疽

感染后一般12~18h出现症状。主要为急性胃肠炎表现，如恶心、呕吐、腹痛、发热、血性水样便，都因中毒性休克死亡。

这三型炭疽均可并发败血症和炭疽性脑膜炎。患者病后可获得持久免疫力，再次感染者甚少。

2. 蜡样芽孢杆菌

蜡样芽孢杆菌广泛分布于土壤、水、尘埃、淀粉制品、乳及乳制品中，可引起食物中毒，并可致败血症。蜡样芽孢杆菌引起的食物中毒有两种类型：一是腹泻型，有胃肠炎症状，潜伏期平均为10~12h，病程一般为2h；二是呕吐型，于进餐后1~6h发病，病程平均不超过10h。由蜡样芽孢杆菌引起的眼内炎是一种严重的疾病，对眼可致穿透性损伤或血源性扩散，且进展得非常迅速。蜡样芽孢杆菌还可引起其他部位的感染，有一种烧伤感染甚至会致命。

（七）诺卡菌属

与人类疾病关系最大的有星形诺卡菌和巴西诺卡菌，多为外源性感染，星形诺卡菌主要通过呼吸道引起原发性、化脓性肺部感染，可出现类似结核的症状，进一步可通过血流向其他组织器官扩散，进而引起脑膜炎、腹膜炎等。星形诺卡菌肺炎患者的痰标本呈肺结核样的乳酪样痰。巴西诺卡菌常通过损伤的皮肤侵犯皮下组织产生慢性化脓性肉芽肿，表现为脓肿和多发性瘘管，故称为足菌肿，好发于腿和足部。诺卡菌病的治疗首选磺胺类，可单独使用，也可与四环素、链霉素、氨苄西林等联用。

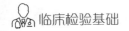

（八）红球菌属

最常引起人体感染的病原菌为马红球菌，常引起免疫力低下人群，如艾滋病患者的呼吸道感染以及胸膜炎和败血症。支气管红球菌可从某些肺结核和支气管扩张患者的痰液中分离到。

第二节　螺旋体、支原体、衣原体、立克次体检验

一、螺旋体

（一）伯氏疏螺旋体

（1）螺旋稀疏，运动活泼，革兰阴性，着色困难，姬姆萨染色紫红色，Wright 染色棕红色。营养要求高，微需氧，5%~10%CO_2促进生长，适宜温度为35℃，生长慢，液体培养基需 2~3 周才能观察到菌落。

（2）是引起自然疫源性传染病——莱姆病的病原体，野生或驯养哺乳动物是主要的储存宿主，主要传播媒介是硬蜱，叮咬部位多出现移形性红斑，发展至晚期主要表现为慢性关节炎、慢性神经系统或皮肤异常。

（3）标本采集：皮损组织、淋巴结抽出液、血液、关节滑膜液、脑脊液和尿液等。

①直接镜检：暗视野镜检标本中螺旋体的形态和运动。

②标本接种改良的 Kelly（BSK）培养基进行分离培养。

③抗体检测：间接免疫荧光法、ELISA、免疫印迹技术等。

④PCR 检测标本中的核酸。

⑤动物实验。

（二）钩端螺旋体

1. 形态与染色

螺旋数目较多，暗视野镜下似细小珍珠排列成的细链，一端或两端弯曲成钩状，运动活泼，常使菌体呈 C、S、8 等形状，常用镀银染色法染色。

2. 培养特性

营养要求较高，在含有血清、蛋白、脂肪酸的培养基（如柯氏培养基）中生长良好，

最适温度为 28~30℃，最适 pH 值为 7.2~7.4（低于 6.5、高于 8.4 生长不良）。需氧，于液体培养基表面 1cm 内的部位生长最佳，28℃ 一周左右，呈半透明云雾状混浊。人工培养基中生长缓慢，28℃ 两周后能见透明、不规则、扁平菌落。

3. 抵抗力

耐冷，不耐热和干燥，56℃、10min 或 60℃、1min 即死亡，对化学消毒剂极敏感，75%乙醇，0.1%盐酸、硫酸 10~15min 内、0.5%来苏儿 10~30min 内迅速死亡。对青霉素、金霉素及庆大霉素极敏感，但对磺胺类药物耐药。

4. 致病性

一种典型的人、畜共患性疾病及自然疫源性疾病，最常见的储存宿主是鼠类和猪，人类主要感染途径是接触了疫水。

5. 检验

发病 1 周内血液的阳性率高，周后尿和脑脊液等的阳性率高。

（1）直接镜检：暗视野镜检标本中螺旋体的形态和运动，也可用 Fonana 镀银染色法及荧光抗体染色法。

（2）标本接种 Korthff 培养基分离培养。

（3）可采用间接免疫荧光法，ELISA 等检测抗体，有脑膜刺激征的抽取脑脊液检测抗体。

（4）PCR 检测标本中的核酸。

（5）动物实验。

（三）密螺旋体

有多个规则螺旋，两端尖，分致病性和非致病性两大类，对人致病的密螺旋体有苍白密螺旋体和品他螺旋体两个种。前者分三个种：苍白亚种引起人类梅毒；地方亚种引起地方性梅毒；极细亚种引起雅司病。

（四）梅毒螺旋体

为密螺旋体，两端尖直，暗视野镜检运动活泼，常用 Fontana 镀银染色呈棕褐色，新鲜标本不染色可直接在暗视野下观察其形态和运动方式。不能在人工培养基上生长繁殖。

1. 抗原成分

（1）特异性抗原：表面特异性抗原具属特异性，无种特异性。

（2）类属抗原：可刺激机体产生沉淀素抗体或补体结合抗体。抵抗力极弱，对温度、干燥特别敏感，离体在外环境中 1～2h 即死亡，对常用化学消毒剂亦敏感，1%～2%石炭酸数分钟死亡，对青霉素、四环素、红霉素、庆大霉素均敏感。梅毒是由梅毒螺旋体引起的慢性传染病，可分为后天性梅毒和先天性梅毒，前者主要通过性接触感染，后者从母体通过胎盘传给胎儿，偶然可经输血感染。

2. 检验

（1）直接镜检

一期取硬下疳渗出液，二期取梅毒疹渗出液，制成涂片用暗视野镜检，如有运动活泼的密螺旋体有助诊断。也可经镀银染色、姬姆萨染色后光学显微镜检查。

（2）血清学试验

包括非螺旋体抗原试验和螺旋体抗原试验。

二、支原体

（一）支原体的生物学特性

1. 形态与结构

个体微小，多形态，革兰阴性，常用姬姆萨染色。与细菌区别的主要特点是无细胞壁，仅有细胞膜。细胞膜中胆固醇类含量高，因此凡能作用于胆固醇的物质均可破坏细胞膜致其死亡。

2. 培养特性

需氧或兼性厌氧，95%N_2、5%CO_2环境中生长良好，营养要求较一般细菌高。菌落特征与细菌 L 型菌落极相似，37℃ 3～10d 可观察到菌落呈"荷包蛋"样生长。不同点在于：细菌 L 型在无抗生素等诱导因素的作用下，易返祖为原菌，而支原体不会出现返祖现象。

3. 生化反应

常以发酵葡萄糖、水解精氨酸和尿素等作为初步鉴别依据。肺炎支原体、生殖道支原体可分解葡萄糖，产酸不产气，人型支原体不分解葡萄糖，可利用精氨酸产 NH_3。解脲支原体不能利用葡萄糖和精氨酸，可分解尿素产碱。进一步鉴别的依据有四氮唑还原能力、亚甲蓝抑制、溶解红细胞、吸附红细胞等。

4. 抗原成分

抗原性主要来自细胞膜，生长抑制试验（GIT）和代谢抑制试验（MIT）可利用抗原的型特异性做鉴别依据。

5. 抵抗力

对热的抵抗力较弱，45℃、15～30min 或 55℃、5～15min 即死亡，耐冷，不耐干燥，容易被重金属盐类、石炭酸、来苏儿等化学消毒剂灭活。因无细胞壁，对青霉素、头孢菌素等不敏感，对四环素、红霉素等敏感。

（二）肺炎支原体典型形态

类似酒瓶状，姬姆萨染色淡紫色，最适 pH 值 7.6～8.0，P1 蛋白是肺炎支原体的主要特异性免疫原，是血清学诊断的主要抗原。主要通过飞沫传播，是人类原发性非典型性肺炎的主要病原体之一。分离与鉴定是确诊支原体感染的可靠方法之一，初次分离生长缓慢，常不出现"荷包蛋"样，须经数次传代后，菌落才开始典型，时间需 1～2 周或更长，对临床快速诊断意义不大。生化反应：①发酵葡萄糖产酸，不能利用精氨酸、尿素；②TTC 还原试验：使无色 TTC 还原为粉红色；③GIT 及 MIT 试验；④能发生红细胞吸附。

血清学试验：

1. 特异性血清学试验

①ELISA：敏感性、特异性高，可检测 IgM 和 IgG 抗体。②补体结合试验：一般血清滴度>1：64～1：128 即为阳性，双份血清效价至少有 4 倍增长才有诊断价值，主要检测 IgM 抗体，初次感染阳性，再次感染阴性。③间接血细胞凝集试验：主要检测 IgM 抗体，敏感度略高于补体结合试验。

2. 非特异性血清学试验

将患者的稀释血清与 O 型 Rh 阴性红细胞在 4℃下做冷凝集试验，血清滴度≥1：64 为阳性，双份血清至少效价有 4 倍增长才有诊断意义。

3. 解脲支原体液体培养

培养基中菌体镜下呈球形，姬姆萨染色呈紫蓝色，最适 pH 值为 5.5～6.5，本菌具有尿素酶，可分解培养基中的尿素产氨，令 pH 值升高，可加速其死亡。本菌具有种特异性抗原——脲酶抗原，是人类生殖道最常见的寄生菌之一，条件致病，主要通过性行为传播，是非淋菌性尿道炎的主要病原体之一。

采集相应标本，如尿液、前列腺液、精液、阴道分泌物等，最好在 95% N_2 和 5% CO_2 环境中，37℃孵育，如出现典型菌落，则进行生化试验及特异性血清学 MIT 和 GIT 试验进行最终鉴定。

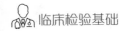

三、衣原体

（一）衣原体

1. 生物学性状

衣原体是一群体积较小，能通过细菌滤器，细胞内专性寄生，并有独特发育周期的原核细胞型微生物。

（1）原体：外有胞壁，内含核质，为成熟的衣原体，姬姆萨染色呈紫色，Machavello染色呈红色，无繁殖能力，有高度感染性。

（2）网状体（始体）无胞壁，内无核质，有纤细网状结构，姬姆萨和Macchavello染色均蓝色，为衣原体发育周期的繁殖型，不能自胞外存活，无感染性。

（3）发育周期：原体与易感细胞表面特异受体吸附，进入细胞形成吞噬小泡，后增大为网状体，8h后，网状体构成各种形状的包涵体，18～24h后，网状体浓缩形成原体，后随宿主细胞破裂而出，再感染新易感细胞，开始新的发育周期。每个发育周期需40～72h。

（4）抗原成分：抗原性相当复杂，有属、种、型等特异性抗原。

（5）分离培养特性：专性细胞内寄生，绝大多数能在鸡胚卵黄囊中生长繁殖，也可在传代细胞中培养。

（6）抵抗力：衣原体抵抗力弱，沙眼衣原体在35℃～37℃ 48h左右会失去活性，不耐热，50℃、30min或56℃～60℃、5～10min可杀死；耐寒，冰冻条件下数年仍有活性；0.1%甲醛或0.5%石炭酸溶液24h可杀死沙眼衣原体，2%来苏儿仅需5min；沙眼衣原体对四环素、青霉素、红霉素、螺旋霉素、利福平较敏感。

2. 沙眼衣原体的临床意义

（1）沙眼：主要通过眼—眼或眼—手—眼进行直接或间接接触传播。

（2）包涵体结膜炎：婴儿经产道时可致包涵体结膜炎，眼结膜炎是致盲的主要原因。

（3）泌尿生殖道感染：是经性接触传播引起的非淋菌性泌尿生殖道感染的主要病原，是男性尿道炎最常见的病因之一。女性可引起尿道及生殖道炎症，也可与妇女不孕症有关。

（4）性病淋巴肉芽肿：由沙眼衣原体LGV生物亚种L血清型引起，主要通过性接触传播，引起腹股沟淋巴结炎为特征的性病，又称第四性病。

（二）衣原体的微生物检验

1. 姬姆萨染色

原体呈紫红色，始体呈蓝色，包涵体呈深紫色。沙眼衣原体包涵体密度低，鹦鹉热和肺炎衣原体包涵体呈深密度。

2. 碘液染色

沙眼衣原体包涵体可被碘液染成深褐色，呈阳性。鹦鹉热和肺炎衣原体碘染色呈阴性。

3. 酶免法检测抗原

可检测临床标本中的可溶性抗原，能在几小时内完成。

4. 核酸检测

构建特异性引物或探针，利用 PCR、核酸探针技术进行检测，具有属特异性。

5. 分离培养

均可用鸡胚卵黄囊和组织细胞培养，鹦鹉热衣原体常用小鼠分离。①鸡胚卵黄囊接种。②细胞培养：目前沙眼衣原体多用 McCoy 细胞，鹦鹉热衣原体多用 Hela229 细胞系进行培养，肺炎衣原体适合用 HEP-2 和 HL 细胞系培养。可以用细胞生长抑制剂抑制宿主细胞生长，以便达到较好的培养效果。③小白鼠接种：主要用于鹦鹉热衣原体的分离，沙眼衣原体不敏感。

6. 检测抗体

用补体结合试验、微量免疫荧光法、酶免法检测抗体。

四、立克次体

（一）共同特征

是一类寄生于细胞内的原核微生物，共同特征如下：

（1）大多为人畜共患病原体，能引起人类发热及出血性疾病。

（2）以节肢动物为传播媒介或宿主。

（3）革兰阴性杆菌。

（4）在专性活细胞内寄生，极少数除外。

（5）对多种抗生素敏感，但对磺胺类药物不敏感。

（6）菌体内同时含有 DNA 和 RNA。

（7）以二分裂方式繁殖。

（二）生物学特性

1. 形似小杆菌

有不同的多形性（球杆状、丝状等），无鞭毛或荚膜，革兰染色不易着色，姬姆萨染紫红色，两端浓染，Macchiavello 染红色，Gimenez 染红色（背景绿色），恙虫病立克次体则不同，Macchiavello 染蓝色，Gimenez 染黯红色（背景绿色）。

2. 抗原组成构造

有两类特异性抗原：群特异性和种特异性，前者为可溶性抗原，后者为颗粒性抗原。斑疹伤寒等立克次体与变形杆菌某些 X 株有共同的抗原，因此临床上常用后者代替前者进行非特异性凝集反应，这种交叉凝集试验被称为外斐反应，可用于立克次体病的辅助诊断。

3. 培养特性

方法有鸡胚卵黄囊培养、细胞培养，初代分离可用豚鼠等动物接种，汉赛巴通体用新鲜巧克力平板接种，35℃、5%CO_2培养两周左右能才长出菌落。

4. 致病性

发热、头痛、皮疹及中枢神经系统症状为立克次体病的特征。立克次体斑疹伤寒群主要分为普氏立克次体及莫氏立克次体，前者常以人的体虱为传播媒介，能引起人—人传播的流行性斑疹伤寒（或称虱传斑疹伤寒）；后者的宿主是鼠类，传播媒介是鼠蚤（虱），能引起地方性斑疹伤寒（或称鼠型斑疹伤寒）；恙虫病立克次体通过恙螨叮咬传入，能引起恙虫病。

（三）微生物学检验

（1）标本的采集：发病初期、急性期的患者血液较易检出病原体，要发病 1 周内并在使用抗生素前采集患者血液。血清学标本一般采集 3 份，分别取自病程早期、病后 10~14 d 及病后 21~28 d，如患者已使用抗生素，须采集 4 份标本。

（2）标本直接检查：用荧光抗体染色或常规染色镜检，或采用 PCR 技术和核酸探针检测。

（3）斑疹伤寒、恙虫病和 Q 热病原体分离多用动物（鼠）接种，汉赛巴通体用人工培养基，埃立克体用细胞培养。

（4）目前检测的常用方法有间接免疫荧光（FA）试验及 ELISA 间接法。IFA 试验方法敏感，所需时间短，材料少，一般滴度在 1：16 或以上为阳性，单份血清滴度>1：128 或有 4 倍增长者可作为立克次体病的现症诊断。

（5）凝集试验分为特异性凝集和非特异性凝集试验两种：①特异性凝集试验：微量血凝试验（MA）达 1：8 以上者为阳性，间接血凝试验（IHA）达 1：50 以上者有诊断价值，乳胶凝集试验（LA）结果与 IHA 结果相吻合。②非特异性凝集试验（外斐试验）缺乏敏感性和特异性，一般血清滴度达 1：160 为阳性，病程中双份或多份血清试验，效价至少有 4 倍增长才有诊断意义。

第三节 病毒

一、病毒的基本特性

（一）类非细胞型微生物

个体极小，可通过细菌滤器。遗传物质仅为一种核酸，外被蛋白质衣壳或包膜，只能在活细胞内寄生，以复制的方式增殖，近 75% 的临床微生物感染是由病毒引起。

（二）形态结构

1. 大小和形状

测量大小的单位为纳米，形态可分球形或近似球形、杆状、弹形、砖形、蝌蚪形等。

2. 基本结构

指病毒的核心、衣壳两部分。核心充满一种类型的核酸：DNA 或 RNA，构成病毒的基因组。核心还含有少数功能蛋白，主要是病毒早期复制所需的一些酶。衣壳是包围在核酸外的一层蛋白质，由壳粒聚合而成，可保护核酸免受核酸酶及其他理化因素的破坏。

3. 辅助结构

病毒成熟后以出芽方式释放时，获得包围在核衣壳外的宿主细胞成分。包膜嵌有病毒编码的糖蛋白，具有病毒的特异性。

（三）增殖

须依赖宿主细胞，以自我复制方式增殖，复制周期可分为吸附、穿入、脱壳、生物合成、组装与成熟、释放 6 个阶段。若病毒进入细胞后的环境不利于它的复制，不能组装或释放有感染性的颗粒，称为顿挫感染。因为病毒基因组不完整或基因位点改变而复制出不完整无感染性的病毒，称为缺损病毒。当两种不同的病毒或两株性质不同的同种病毒，同时或先后感染同一细胞或机体时，可发生一种病毒抑制另一种增殖的现象，称为病毒的干扰现象。干扰现象是机体非特异性免疫的一部分，当一个细胞受到两种或两种以上的病毒感染时，还可出现双重感染、互补、加强、表型混合与病毒杂交等现象。

（四）噬菌体

那些能侵袭细菌等并在其中增殖，引起细菌等裂解的病毒称噬菌体。噬菌体具有识别细菌表面特异受体的功能，这种特异性是极为严格的。噬菌体感染细菌后会出现两种后果：一是噬菌体增殖并裂解细菌，建立溶菌周期；二是噬菌体在细菌内不增殖，其核酸整合于细菌染色体内，并随细菌分裂而将核酸传至子代细菌中，建立溶原状态。

二、非寻常病毒

非寻常病毒是比病毒更小、更简单的致病因子，又称亚病毒因子，包括类病毒、卫星病毒和朊粒等。朊粒不含核酸，主要成分是蛋白酶抗性蛋白，对理化作用抵抗力强，具有传染性，是引起传染性海绵状脑病的病原体，会导致中枢神经系统退化性病变，引起牛海绵状脑病，俗称疯牛病。

三、病毒的处理

（一）采样

应在患者急性期或发病初期采样，根据不同病情采集不同标本，如鼻咽分泌物、脑脊液、血液、粪便等。

（二）标本运送保存

大多数病毒抵抗力较弱，室温易被灭活，因此标本要快速处理，注意冷藏，4℃可保存数小时，长时间保存需-70℃。对于处理过程中易失去感染性的标本，冻存时应加入适当保护剂，如甘油或二甲基亚砜等。

（三）标本处理

凝固的血液须先离心，血清才可用于病毒分离，肝素抗凝全血、脑脊液、胸腔积液、水痘液以及尿液均可直接分离培养，有些标本如粪便等，常需复杂的处理过程。

（四）组织培养

包括器官培养、组织块培养和细胞培养，目前常用细胞培养。对不同的欲检测病毒要选择适当的培养细胞。根据细胞的来源、染色特征及传代次数可分为三种类型：①原代和次代细胞培养；②二倍体细胞株；③传代细胞系。

（五）鸡胚接种

鸡胚常用于病毒的原代分离，如乙型脑炎病毒以接种卵黄囊为最佳，羊膜腔和尿囊腔适合于流感病毒和腮腺炎病毒，绒毛尿囊膜对痘类病毒和疱疹病毒非常敏感。

（六）动物接种

常用新生小鼠或乳鼠分离病毒，须选择相应的敏感动物以及相应的合适部位（鼻内、皮内、皮下、脑内、腹腔内、静脉等），如嗜神经病毒（流行性乙型脑炎病毒）最好接种于小鼠脑内。

四、病毒的鉴定

（一）初步鉴定

根据临床症状、生物学特征等初步判断病毒的科及属，如 B 组柯萨奇病毒仅对新生乳鼠有致病性，对成年小鼠无致病性；腺病毒可使细胞肿胀，颗粒增多，病变细胞聚集成葡萄状等；耐酸试验可将肠道病毒与鼻病毒大致区分开。

（二）最终鉴定

选择适当的血清学方法进行最后鉴定，常用的有中和试验、补体结合试验、血凝抑制试验、免疫荧光试验、酶免疫试验等。

（三）光学显微镜直接检查病毒包涵体

在普通的光学显微镜下，胞质或胞核内的包涵体呈现嗜酸性或嗜碱性染色，可作为病毒感染的辅助诊断，不是特异性试验。

（四）电子显微镜直接检查病毒颗粒

可从病毒形态上做出明确的鉴别诊断。

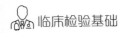

（五）利用特异性免疫血清检测标本中的病毒抗原

常用免疫荧光技术、酶免疫技术、放射免疫法、反相间接血凝和对流免疫电泳等方法。

（六）检测 IgM 和 IgG 抗体

常用中和试验、补体结合试验、血凝抑制试验及免疫扩散、放射免疫法及酶联免疫吸附法。IgM 抗体在感染的早期出现，因此标本采集时间对检测结果影响很大。IgG 抗体检测须采集感染急性期与恢复期双份血清，恢复期 IgG 效价必须比急性期增高 4 倍以上才有诊断意义。

（七）可用核酸杂交和 PCR 技术检测病毒特异基因片段

但检出病毒核酸并不等于检出具有传染性的病毒颗粒。

五、常见的病毒

（一）流感病毒

属正黏病毒科，具多形性，感染性较强。其结构由内至外分为三层。

1. 核心

位于最内层，由核酸和核蛋白组成，核酸为单负股 RNA，易发生基因重组，引起变异；核蛋白为型特异性抗原，抗原性稳定，很少变异。

2. 基质蛋白（M 蛋白）

位于包膜与核心之间，有保护核心与维持病毒外形的作用。

3. 包膜

位于 M 蛋白外面，为脂质双层，镶嵌突出于病毒表面的两种结构蛋白，一为血凝素（HA），二为神经氨酸酶（NA），其抗原性是划分流感病毒亚型的依据。不耐热，对干燥、日光、紫外线以及甲醛、乙醇等均敏感。在呼吸道柱状上皮细胞内复制，随飞沫传播，依靠血凝素与相应受体结合，感染细胞。

（二）副流感病毒

副黏病毒科、副黏病毒亚科、副黏病毒属，形态结构跟流感病毒类似，核酸为单负股

RNA，不分节段。包膜嵌有两种糖蛋白刺突，一种为 HN，有血凝和神经氨酸酶活性，有流感病毒 HA 的吸附作用；另一种为 F，有使病毒进入宿主细胞并使病毒传播的作用。抵抗力弱，不耐酸，对热敏感。经感染者呼吸道分泌物通过人与人密切接触或气溶胶传播。

（三）呼吸道合胞病毒

副黏病毒科、肺病毒亚科、肺病毒属，单个病毒颗粒具有多形性，电镜负染色呈球形。核酸为单负股 RNA，不分节段。包膜上的 G 蛋白作用类似流感病毒的血凝素蛋白 HA，F 蛋白为融合蛋白，介导病毒穿入和细胞融合。G、F 蛋白均有较强的免疫原性，能刺激机体产生中和抗体。抗 F 抗体中和病毒能力比抗 G 抗体强，是引起婴幼儿下呼吸道疾病最常见的病毒，经飞沫传染。

（四）腺病毒

无包膜病毒，核心为单一线形双股 DNA，不能在鸡胚中增殖，只能在人源组织细胞中增殖。细胞病变可聚集成葡萄串状，细胞核中会形成嗜碱性包涵体。对酸和乙醚不敏感，对低温耐受，56℃，30min 可被灭活。常年流行，会引起呼吸道疾病，机体在病毒感染后可获得对同型病毒的持久免疫力。

（五）麻疹病毒

副黏病毒科、麻疹病毒属，核心为单负链 RNA，3 种衣壳蛋白（L、P、N）外被包膜，包膜内为 M 蛋白，表面有血凝素（H 蛋白）和融合蛋白（F）H 蛋白与病毒受体 CD46 结合，感染宿主。病毒抵抗力不强，对阳光和一般消毒剂敏感。麻疹是儿童时期最常见的急性呼吸道传染病，可通过飞沫传播，冬春季易发。

（六）风疹病毒

核心为单正链 RNA，外被包膜，表面有血凝素，能在绿猴肾、兔肾和人胚肾细胞内增殖，抵抗力不强，不耐热，对脂溶剂敏感，紫外线能灭活病毒。风疹为急性呼吸道传染病。

（七）肠道病毒

由简单的衣壳和单股 RNA 组成。能在猴肾，人胚肾，人羊膜细胞、HEPL2 细胞，HeIa 细胞中增殖，最适生长温度为 36℃～37℃，抵抗力较强，在污水及粪便中可生存数月。对酸及乙醚稳定，对紫外线、干燥及热敏感，6℃、30min 可灭活。经粪—口途径传播，病毒的靶器官以神经系统、肌肉和其他系统为主，脊髓灰质炎病毒可损害脊髓前脚运动神经细胞，导致脊髓灰质炎（小儿麻痹症）。

（八）轮状病毒

核心含双链 RNA，外被双层衣壳，内层核衣壳的壳粒呈放射状排列，犹如车轮状外形。常用的细胞为原代猴肾细胞和传代猴肾细胞。抵抗力强，耐酸碱，耐乙醚，6℃、30min 可灭活，可被消毒剂灭活。轮状病毒是引起婴幼儿急性腹泻的主要病因，A 组感染可引起婴幼儿急性胃肠炎，B 组可引起成人腹泻，无明显季节性。

（九）乙脑病毒

基因组为单正链 RNA，其结构蛋白有三种：M、C 和 E。M 位于包膜内面，C 在衣壳中，E 是镶嵌在包膜上的糖蛋白，组成血凝素。出生 2~3d 的乳鼠为最易感动物，经脑内接种后 3~5d 即可发病。病毒抗原性稳定，很少变异。可通过三带喙库蚊叮咬传播，猪为最重要的宿主和传染源。

（十）登革热病毒

形态结构与乙脑病毒相似，由抗原性不同分为 1、2、3、4 四个血清型，可用蚊体胸内接种培养，也可用白纹伊蚊的传代细胞（C6/36 株）或地鼠肾细胞进行培养，可用初生小鼠进行动物接种。病毒储存于人和猴体内，通过埃及伊蚊和白纹伊蚊等传播。人体感染后，在毛细血管内皮细胞和单核细胞中增殖，会引起发热、肌肉和关节酸痛、出血及休克等。

第四节　真菌及其检验

一、基本特性

（一）真菌是真核细胞型微生物

属真菌界，具有典型细胞核，以寄生方式生存，由单细胞或多细胞组成，能进行有性生殖和（或）无性生殖。

自然界分布广泛，数量极多，绝大多数对人类有益，如食用真菌、能产生抗生素的真菌等，致病的仅 150 余种。主要真菌有接合菌亚门、子囊菌亚门、担子菌亚门和半知菌亚门，绝大部分致病性真菌属于半知菌亚门。

（二）形态

有单细胞和多细胞两种。单细胞真菌常见的有酵母菌或类酵母菌，以出芽方式繁殖，类酵母菌有假菌丝，如白假丝酵母、隐球菌。

多细胞真菌由菌丝和孢子组成，菌丝形成丝状体，称为丝状菌（霉菌），如皮肤癣菌等。另外，因寄生环境或培养条件不同而出现两种形态的真菌称为二相性真菌。在培养基上 37℃ 培养为酵母型真菌，25℃ 培养为霉菌型真菌，如球孢子菌、组织胞质菌、芽生菌和孢子丝菌、副球孢子菌等。

（三）真菌的结构

基本结构为菌丝和孢子。

（四）真菌的培养与繁殖

真菌无须复杂的营养就能生长，最常用的为沙保弱培养基，最适温度为 22℃～28℃，某些深部病原性真菌在 37℃ 生长良好，最适合的 pH 值 5.0～6.0。少数酵母菌以二分裂繁殖，多数以出芽、形成菌丝、产生孢子以及菌丝分支与断裂等方式繁殖。真菌的繁殖力极强，但生长速度较慢，如皮肤丝状菌，两周才能形成典型菌落。真菌菌落有以下三种类型：

（1）酵母型菌落：酵母菌及隐球菌多为此种菌落。

（2）酵母样菌落：如白色念珠菌。

（3）丝状菌落：菌落呈棉絮状、绒毛状或粉末状，正面和背面可有不同颜色，常作为鉴定菌种的参考，如毛霉菌和皮肤丝状菌等。

（五）真菌的抵抗力

真菌对热的抵抗力弱，一般 60℃ 1h 即被杀死。对干燥、日光、紫外线及多数化学药品的耐受性较强；对 1%～3% 石炭酸、2.5% 碘酒、0.1% 的升汞及 10% 甲醛比较敏感。对常用抗生素，如四环素、青霉素、链霉素等均不敏感，灰黄霉素、制霉菌毒、两性霉素等对某些真菌有抑制作用。

（六）可引起人类真菌性感染、真菌性变态反应和真菌毒素中毒

引起的疾病有致病性真菌感染、条件致病性真菌感染、真菌过敏、真菌中毒、真菌毒

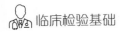

素致癌等。

1. 致病性真菌感染

可引起皮肤、皮下及全身性感染，主要是一些外源性感染。

2. 条件致病真菌感染

主要是内源性真菌（如念珠菌、曲霉菌、毛霉菌等）引起，在机体免疫力降低时发生。

3. 真菌变态反应性疾病

在临床变态反应性疾病中有一些由真菌引起，常见的有荨麻疹、接触性皮炎、哮喘等。

4. 真菌性中毒

人、畜食用含真菌的粮食、饲料后可导致急性或慢性中毒，引起中毒的可以是真菌本身，也可以是真菌产生的毒素。

5. 真菌毒素与肿瘤的关系

如黄曲霉毒素有较强的致肝癌作用。

二、生物学检查

直接检查、培养检查这两种方法即可确定致病真菌的种类。

（一）直接检查法

1. 不染色标本的直接检查

少量标本置于载玻片上，加适量生理盐水（如为毛发、皮屑，须加 10%~20% 氢氧化钾），盖上盖玻片，加热使标本组织溶解透明，分别用低倍镜、高倍镜观察是否有酵母型细胞、菌丝、菌丝体、孢子等。

2. 染色标本检查

标本涂片，固定后革兰染色或乳酸酚棉兰染色、镜检，观察有无酵母型细胞、菌丝、菌丝体和孢子。①革兰染色适用于酵母菌和类酵母菌的染色；②墨汁负染色适用于隐球菌的检查，可见新型隐球菌具宽厚荚膜；③瑞氏染色适用于检测骨髓和外周血中的荚膜组织胞质菌。

3. 直接检测抗原

用乳胶凝集试验、ELISA 检测血清、脑脊液标本中的隐球菌抗原，乳胶凝集试验也可检测标本中的白色念珠菌抗原。

（二）培养检查法

1. 常用真菌培养基

培养基是分离培养成败的重要因素之一，一般可用沙保弱培养基。培养基中常加入一些选择性抑制剂，有利于选择培养。所有分离标本应孵育至少四周。观察菌落生长是鉴别真菌的主要方法之一。①沙保弱培养基，广泛用于深浅部真菌的常规培养。②皮肤真菌试验培养基，用于分离皮肤真菌。③左旋多巴—枸橼酸铁和咖啡酸培养基。用于分离新生隐球菌。④酵母浸膏磷酸盐琼脂，用于分离荚膜组织胞质菌和皮炎芽生菌。⑤马铃薯葡萄糖琼脂，观察真菌菌落色素，用于鉴别真菌。⑥脑心葡萄糖血琼脂，用于培养深部真菌，使二相性真菌呈酵母型。⑦尿素琼脂，用于鉴别酵母菌和类酵母菌，石膏样毛癣菌和红色毛癣菌。⑧玉米粉聚山梨酯-80 琼脂，用于培养白色念珠菌（白色假丝酵母），以观察其形成的厚膜孢子和假菌丝。

2. 培养方法

①真菌分离培养、传代和保存菌种最常用的方法是试管培养；②玻片小培养可用于真菌菌种的鉴定；③平皿培养只能培养生长繁殖较快的真菌。

3. 鉴定

主要依靠菌落特点、菌丝和孢子的形态特点，菌丝体上有无特殊的结构等对真菌进行鉴定。

第九章 临床血药监测

第一节 概述

一、药物的体内过程与临床效应

人体所摄取的药物必须在作用部位（靶器官的受体）达到足够的浓度才能产生其特征性的药理效应。药物在作用部位的浓度不仅与给药剂量相关，亦受到药物在体内的动力学过程——吸收、分布、生物转化（代谢）和排泄的影响。其中，吸收与分布过程和药物在作用部位的峰浓度及达峰时间的关系尤为密切。

（一）药物的吸收

药物的给药途径可以简单地分为血管内给药与血管外给药。血管内给药一般指药物直接通过静脉或动脉进入血液循环系统，没有吸收过程。血管外给药包括口服、舌下、口腔黏膜、肌内、皮下、皮肤、吸入以及直肠等途径，药物进入血液循环前均经历吸收过程。药物在体内发挥临床效应的快慢与效应的强度取决于药物在体内吸收的速度与程度，即药物在体内的达峰时间与峰浓度。药物的吸收受诸多因素的影响，包括药物的理化性质与转运类型、药物剂型与给药途径以及吸收部位的血流状况等。

1. 口服给药的吸收

口服固体制剂，如片剂、胶囊等需首先于胃液中崩解、分散和溶解，口服液体制剂则直接溶解于胃液，然后经小肠（包括十二指肠、空肠和回肠）进入大肠（包括盲肠、结肠和直肠），最终排出体外。口服给药的吸收部位是胃、小肠和大肠，主要通过被动转运从胃肠道黏膜上皮细胞吸收。

（1）胃的吸收

由于大多数药物以非离子扩散的方式通过生物膜被吸收，其吸收的快慢和程度与药物离解度及药物分子的脂溶性密切相关。胃液 pH 低，因此有机弱酸性药物易在胃中吸收；

在 PY 相近的情况下，分子状态药物中脂溶性大者，其吸收也快。胃黏膜表面积比小肠小很多，对多数药物的吸收能力较弱；同时由于药物在胃内滞留时间较短，药物的吸收量有限。

（2）小肠的吸收

药物在小肠中停留的时间比在胃中停留的时间长，且小肠黏膜的吸收面积极大、血流量丰富，因此，小肠（特指十二指肠）是药物吸收的主要部位，一般有机弱碱性药物易在小肠吸收。

（3）大肠的吸收

大肠表面积小，药物吸收弱，只有一些缓释制剂和肠溶制剂在到达肠道并溶解于近中性液体中才被吸收，药物在大肠吸收可避免药物对胃的刺激。

2. 其他给药途径的吸收

（1）肠道外注射给药的吸收

肠道外的注射给药途径理论上期望较口服给药有如下优点：①适用于在胃肠中易降解的药物，如青霉素类；②适用于大量而迅速地在肝脏中首过代谢的药物，如利多卡因；③促进药理效应尽快产生；④保证患者用药的依从性。身体各个部位不同的肌肉群吸收药物的速度不同，例如利多卡因注射于三角肌中比臀大肌中的吸收要迅速得多。与口服给药相比，肌内注射吸收较慢而完全，皮下注射均匀而缓慢。

（2）直肠内给药的吸收

直肠内给药途径的优点主要是防止药物对上消化道的刺激性。传统亦认为，药物自直肠吸收后直接进入下腔静脉系统而不首先经过肝脏，避免了首过代谢。但近年研究发现从直肠吸收的大部分药量经痔上静脉通路仍然进入肝门静脉到达肝脏，因此直肠吸收的药物大部分仍避免不了首过代谢。直肠吸收药物的机制与胃肠道其他部位大致相同，但因其吸收表面积很小，故吸收不如口服给药迅速而规则。

（3）肺部给药的吸收

挥发性或气体药物以被动扩散方式由肺吸收，吸入药物可通过肺泡扩散而较快地进入血液，吸收的速度与吸入气中药物浓度（或分压）成正比。吸入给药特别适用于吸入性全身麻醉药或能制成气雾剂吸入的平喘药。临床上常利用气道吸入给药的局部吸收治疗上呼吸道感染和哮喘。

（4）皮肤给药吸收

局部搽、贴药物于皮肤除产生局部药理作用外，不少药物也能透皮吸收。脂溶性药物易自皮肤吸收，用于贴皮的药物通常要制成缓释剂型以延迟药物释放、延长药物作用时间。炎症和创伤的皮肤或皮肤较单薄部位（如耳后、臂内侧、胸前区、阴囊的皮肤部位）更易吸收药物。在治疗学应用的实例：将硝酸甘油软膏贴敷于前臂内侧或胸前防止心绞痛发作；雌二醇用于经期后综合征、骨质疏松；芬太尼用于中、重度慢性疼痛的缓解等。

（二）药物的分布

药物在体内发挥效应，通过血液的转运并分布于相应的靶器官。药物在其他组织中的分布具有不同的速度和程度，并受多种因素的影响。这些因素包括药物自身的化学结构和理化性质、组织的血流量和膜的通透性、与血液和组织蛋白的结合率等。

1. 药物体内转运

药物的化学结构决定着药物的酸碱性质，在生理 pH 下的解离度以及未电离分子的亲脂性等理化性质。药物分子所具有的特征官能团又决定了与血浆蛋白结合的类型及亲和力的强弱。这些性质对药物的分布、排泄过程中的转运产生很大影响。

药物从给药部位吸收再经过血液循环转运，一般分布于组织间质液或细胞内液中。由于细胞内 pH（一般为 7.0）稍低于细胞外液（一般为 7.4），有机弱酸性药物在细胞外液中的解离度较高，不易从细胞外液扩散进入细胞内，故弱酸性药在细胞外液的浓度较细胞内液中稍高。反之，有机弱碱性药物由于相同的原理，在细胞内液中浓度稍高。由于水溶性及解离型药物必须依靠特异性主动转运机制才能跨膜进入细胞，故许多药物都是大部分分布在细胞外液，小部分分布在细胞内液。与血浆蛋白或组织蛋白结合的药物更不能进入细胞，而游离型、未解离的脂溶性药物或能与细胞内组分结合的药物，可分布于细胞内。

2. 体内特殊屏障

（1）血-脑屏障

血-脑屏障隔离着血浆与脑细胞外液以及由脉络膜形成的血浆与脑脊液，对许多大分子或极性高的解离型药物起着屏障作用。血-脑屏障隔绝药物并不是绝对的，实际上它也属于一种膜的转运，只不过药物由血浆或细胞外液进入脑内需要穿过多层细胞膜。其药物的转运以被动扩散为主，高度解离的、非脂溶性和蛋白结合率高的药物（如季铵盐类、青霉素）一般都难以通过血液循环进入脑组织，而脂溶性较高的、非极性的以及蛋白结合率低的药物仍能穿透血-脑屏障进入脑组织，例如脂溶性高的全身麻醉药、静脉麻醉药硫喷妥、磺胺嘧啶等进入脑脊液和脑的量就很多。血-脑屏障的通透性并非一成不变，值得注意的是炎症可以改变其通透性。例如，脑膜炎患者的血-脑屏障对青霉素及喹诺酮类抗菌药的通透性增高，使其易于透过血-脑屏障，在脑脊液内达到有效治疗浓度。

（2）胎盘屏障

药物穿透胎盘主要是通过被动转运，在母体循环中的所有药物都能不同程度地跨越胎盘，其中脂溶性的非离子化的药物很容易穿过胎盘。以药物分子量大小而言，低于 600 的药物易通过胎盘，600~1000 的药物中等量通过胎盘，而高于 1000 的较难通过。

3. 药物与血浆蛋白结合

药物进入体内后，经生物转化生成代谢物，同时原型药物及代谢物又与血浆蛋白、受体、组织等生物大分子不同程度地结合，因此，来自体内的含药物的生物样品已经发生体内代谢和与蛋白相结合的变化。

（1）游离型药物与结合型药物

药物在体内转运、转化过程中，可与组织蛋白（包括受体）和体液蛋白结合，因此，在组织和体液中除含有游离的药物和游离的代谢物（统称为游离型药物）外，还含有结合的药物和结合的代谢物（统称为结合型药物）。

药物与血浆蛋白的结合为可逆过程，一般认为通过非共价键力相连，即依靠范德华力、氢键、离子间的静电力以及生成电荷转移络合物等，解离速度亦很快，故存在结合与解离的动态平衡：

$$D + P \rightleftharpoons DP \tag{9-1}$$

式中，D 代表药物；P 代表血浆蛋白；DP 代表药物-血浆蛋白结合物。平衡后血浆中药物总浓度（C_t）分为两部分：与血浆蛋白结合的药物浓度（C_b）和游离血药浓度（C_f），G/G 即为药物的血浆蛋白结合率（plasma protein bonding ratio，PPBR）。药物的血浆蛋白结合率在 0~1.0 之间，大于 0.9，表示高度结合；小于 0.2 者，与血浆蛋白结合很低。

（2）药物血浆蛋白结合率的临床意义

药物血浆蛋白结合率是临床合理用药依据的药物体内重要参数之一。由于药物在白蛋白同一结合点上的结合是非选择性的，所以许多理化性质相似的药物或内源性物质可能在相同的结合点上发生竞争，将其他药物置换游离出来。这种竞争血浆蛋白结合产生的药物间相互作用，是否能显著升高被置换药物的游离药物浓度，从而显著增强其药理效应或毒性，尚需满足如下条件：①被置换的药物必须是高蛋白结合率（例如 PPBR＞90%）的；②与白蛋白的亲和力必须低于置换药物。对于 PPBR 为 90%~99% 的药物，若被其他药物置换使 PPBRT 降 10%，将使血浆的游离药物浓度倍增。只有游离型药物才能透过细胞膜屏障，到达受体周围产生药理效应。

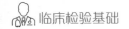

二、药物的体内存在形式与有效血药浓度

（一）药物的体内存在形式

药物经不同途径给药，尤其是经口服给药后，在体内经历吸收、分布、生物转化（代谢）和排泄的过程（即 ADME）。除原型药物外，摄入体内的药物常以Ⅰ相或（和）Ⅱ相代谢物的形式存在体内。不同的存在形式将发挥不同药理效应。

1. 游离型药物

一般而言，药物疗效强弱与维持时间长短，在理论上取决于在受体部位有活性的药物是否保持足够的浓度。由于药物可以从细胞外液进入组织与受体作用，故对大部分药物而言，药物作用的强弱与细胞外液中的药物浓度呈正比。而组织中细胞外液的药物浓度又与血液中药物浓度相平衡。因此，我们把血药浓度作为间接反映受体部位药物浓度的指标。从药物与血浆蛋白结合的角度分析，这里提到的药物浓度，准确地讲应该是指未与蛋白结合的游离药物浓度。因为只有游离药物才能跨膜转运到达受体部位，所以游离药物浓度才真正与药物的药理效应乃至不良反应关系密切。

目前，绝大多数文献报道的血药浓度监测和药代动力学研究，都是通过测定药物总浓度进行的，所测的药物总浓度是结合型与游离型药物浓度的总和。一般情况下，药物的总浓度及其变化能够反映出药理作用的强弱及持续时间的长短，但在下列特殊情况下，药物总浓度的变化与游离药物浓度的变化并不平行。

（1）与血浆蛋白具有高度亲和力的药物

该类药物的蛋白结合呈明显的浓度依赖性，其蛋白结合率随着药物浓度的改变而改变，导致非线性动力学特性。如丙吡胺是血浆蛋白诱导非线性动力学的典型，但该药的游离浓度为线性动力学，且游离药物浓度与该药的抗心律失常作用的相关性明显优于药物总浓度。

（2）致使药物与血浆蛋白结合率改变的病理因素

当患肝、肾疾病时，由于血浆蛋白的浓度降低以及内源性蛋白结合抑制物增多，使许多药物的血浆蛋白结合率降低，游离药物分数增加。如肝硬化患者奎尼丁的游离药物分数几乎增加 3 倍；肾功能衰竭时苯妥英、水杨酸、氯贝丁酯等药物的血浆蛋白结合率明显降低，游离药物浓度增加。

（3）与血浆蛋白结合率存在着明显个体差异的药物

如奎尼丁血浆蛋白结合率的范围为 50%~90%，虽然测得的血药总浓度相同，但由于血浆蛋白结合率的悬殊差异，不同个体间游离药物浓度差可达 10 倍之多。致使血浆蛋白结合率高的患者疗效不明显，而血浆蛋白结合率低者却可引起毒性反应。

鉴于血中游离药物浓度与药理效应真正相关，当上述因素影响到血浆蛋白结合率而致游离药物分数变化时，监测血中游离药物浓度比总药物浓度更能真实地反映与药理效应的相关性。

2. 活性代谢物

许多药物在体内形成具有药理活性的代谢物。一般情况下，除以前体药物形式用药外，由于药物活性代谢产物浓度低，故对药理效应的影响显得并不重要。然而，在药物活性代谢物浓度较高、活性较强，在心肝肾功能衰竭的病理状态下，对于那些治疗指数狭窄的药物，如抗心律失常药等，其活性代谢物的存在应引起足够的重视。

抗心律失常药在体内广泛代谢，某些抗心律失常药的活性代谢物可达到与原药相同甚至超过原型药的药理强度。如苯丙胺、奎尼丁、胺碘酮、维拉帕米、普鲁卡因胺、利多卡因等药物的活性代谢物的血药浓度可蓄积到与原型药物相同甚至更高的浓度。此时，除非测定活性代谢物浓度，否则原型药物浓度与药理效应的相关性很差。又如，阿普洛尔作为β受体阻滞剂，口服给药比静脉给药活性更高。由于该药肝清除率很高，口服给药的生物利用度是很低的，故从原型药角度很难解释这一现象。然而，大量的活性代谢物，如4-羟基阿普洛尔在吸收过程中形成，增强了口服给药途径的药理效应。三环类抗抑郁药阿米替林是另一个很好的例子，其抗抑郁活性与原型药的血浆浓度相关性很差，只有在同时考虑其活性代谢物去甲替林的药理作用后，才能建立有临床价值的相关性。

当全部的药效和毒性均由特定的代谢物产生时，药理效应和代谢物浓度之间的相关性简单明了。若原型药物和代谢物都具有药效和毒性，只在少数情况下，效应可能与血浆中药物和代谢物浓度线性相加后的总浓度相关；更常见的是，效应与浓度之间的关系更复杂而难以估测。毫无疑问，测定活性代谢物的浓度对解释临床观察结果，阐明药理效应的变异性是有帮助的。

（二）有效血药浓度范围

综上所述，多数药物的血药浓度与药理效应具有良好的相关性，这种相关性甚至持续到血药浓度与不良反应程度的相关上。如苯妥英钠的血浆浓度为 $10\sim20\mu g/mL$ 时具有抗癫痫及抗心律失常作用，当血浆浓度达到 $20\sim30\mu g/mL$ 时，出现眼球震颤，$30\sim40\mu g/mL$ 时运动失调，超过 $40\mu g/mL$ 时可出现精神异常，当低于 $10\mu g/mL$ 时，则可能不表现出药理效应，因此，临床上提出"有效血药浓度范围"的概念。有效血药浓度范围（therapeutic range）通常是指最低有效浓度（minimum effect concentration，MEC）与最低毒性浓度（minimum toxic concentration，MTC）之间的血药浓度范围。临床用药常将此范围作为个体化给药的目标值，以期达到最佳疗效和避免不良反应。

在应用有效血药浓度范围指导临床调整给药方案时，必须清醒地认识到有效血药浓度范围仅是一个统计学结论，是对大部分患者而言的有效且能很好耐受的范围，并不适用于每一个人和每一个具体情况。事实上，没有一个对所有人均有效而无不良反应的血药浓度范围。参考有效血药浓度范围时应注意以下几方面。

（1）应该同时考虑患者的病理、生理、年龄、联合用药对药物的特殊敏感性及临床症状等诸方面因素，判断是否已达到疗效或是药物中毒，然后再及时调整剂量。

（2）有些药物用于治疗几种疾病，而有效血药浓度范围会随病种改变。例如，茶碱用于治疗早产儿窒息反复发作的血药浓度就低于用于实质性改善慢性气管炎患者肺功能时的血药浓度。

（3）患者之间存在的显著性个体差异可能表现在疗效和不良反应中，从而导致个体之间有效血药浓度范围不同。而且这些数值是在服用该药物的患者人群里获得的，仅适用于这些患者群中的典型患者。

因此，要重视血药浓度与药理效应之间的相关关系可能因某些因素如衰老、疾病、合并用药等而产生变异，致使有效血药浓度范围在某个患者体内显著不同于一般人。为避免完全照搬有效血药浓度所造成的治疗失误，近年来有人提出目标血药浓度的概念。与有效血药浓度范围不同，目标血药浓度无绝对的上下限，也不是大量临床数据的统计结果，而是根据具体病情和药物治疗的目标效应为具体患者设定的血药浓度目标值。显然，目标血药浓度的设立必须考虑治疗指征、患者的各种生理病理学参数、以往治疗该患者的经验以及患者的临床反应等因素，所以更注重血药浓度与药理效应之间相关关系的个体化特性。

第二节　血药浓度与治疗药物监测

一、血药浓度与药物临床效应

（一）血药浓度与药物临床效应的关系

药物的临床效应体现为药物对机体产生作用的"量"，药物作用的"量"的概念包括两个方面：作用强度与作用时间，即起效的快慢、维持时间的长短以及效应幅度的宽窄。要使药物作用的"量"恰好符合治疗的需要，就必须熟悉药物作用"量"的规律。需要特别指出的是，许多药物的作用并非固定不变，而要受到药物制剂工艺、患者机体状态以及环境条件等多方面因素的影响而产生一定量的、甚至质的变化。如这种表现在患者个体上的药物效应的变化，很大程度上是药物在体内过程的转运中受到上述因素的影响，造成其血药浓度发生个体差异，进而影响到受体周围药物的"量"（即浓度）的变化，表现为临床疗效的差异。所以，血药浓度的变化与药物药理作用"量"的变化之间存在着必然联系，那些影响血药浓度变化的因素，必然要影响到药物临床效应的变化。

1. 时-效关系与时-效曲线

临床用药之后随着时间的推移，药物作用有一动态变化的过程。单剂量用药之后相隔不同时间测定药物的临床效应，以时间为横坐标，药物效应强度为纵坐标作图，即得到时-效曲线。在图上标明有效效应线和中毒效应线，则在时-效曲线上可得到下列信息。

（1）起效时间

指时效曲线与有效效应线首次相交点的时间，代表药物发生疗效以前的潜伏期。起效时间的长短在处理急症患者时非常重要。

（2）最大效应时间

即药物的药理效应达到最大值的时间。应用降血糖药、抗凝血药等需密切观察和控制最大作用的药物，尤需重视这一参数。

（3）疗效维持时间

指从起效时间开始到时-效曲线下降，第二次与有效效应线相交点之间的时间。这一参数对选择连续用药的间隔时间具有参考价值，可与 $t_{1/2}$ 结合确定给药间隔时间。

（4）作用残留时间

指曲线从降到有效效应线以下到作用完全消失之间的时间。若在此段时间内第二次给药，则需考虑前次用药的残留作用。

上述参数可结合药物的血药浓度-时间曲线（药-时曲线）及药代动力学参数，作为制订个体化给药方案的参考。

2. 药物体内经时过程与药-时曲线

以时间为横坐标，以药物的血药浓度或其他特征数量（如体内药量、尿药排泄速度、累计尿药量等）为纵坐标绘制的曲线，称为药-时曲线。药-时曲线动态地反映了药物的吸收、分布、代谢和排泄的体内过程，通过用数学模型进行曲线的模拟可以获得相关的药代动力学参数。用于治疗药物监测的主要参数如下。

（1）峰值血药浓度（maxium of drug concentration，C_{max}）血管外给药后血浆最高药物浓度。C_{max} 常用于阐述血药浓度水平与毒性反应之间的关系。

（2）达峰浓度时间（time for maxium of drug concentration，T_{max}）血管外给药时，达到峰值血药浓度的时间。T_{max} 常用于判断血管外给药后机体对药物吸收的快慢。

（3）表观分布容积（apparent volumn of distribution，V_d）表观分布容积是 t 时体内药物总量与血药浓度的比值 $V_d = \dfrac{D_t}{C_t}$，意为体内药物按血浆中同样浓度分布时所需的体液总容积，并不代表具体的生理空间。V_d 用于推测药物在体液中分布的广泛程度和组织对药物的摄取量。

（4）半衰期（half-life，$t_{1/2}$）药物的消除半衰期（$t_{1/2ke}$ 或 $t_{1/2\beta}$）是指药物在体内消除一半所需的时间，或者血药浓度降低一半所需的时间：

$$t_{1/2} = \frac{0.693}{k} \tag{9-2}$$

半衰期是判断药物在体内残留量的重要药动学参数。当体内药物经过 3.32 个、6.64 个、9.96 个生物半衰期时，药物在体内消除分别为总量的 90%、99% 和 99.9%。

（5）稳态血药浓度（steady-state plasma-concentration，C_{ss}）

临床用药绝大多数都是多剂量给药。若以一定的时间间隔，用相同的剂量多次给药，则在给药过程中血药浓度将逐次叠加。当药物的吸收速率与消除速率达到平衡时，血药浓度可维持在一定水平内上下波动，该波动范围定义为 C_{ss}，它有一个稳态峰值血药浓度（$C_{ss,\,max}$）和谷值血药浓度（$C_{ss,\,min}$）。C_{ss} 常用于判断治疗药物监测时的采血样时间以及不良反应和疗效。

3. 时-效曲线与药-时曲线的关系

建立在血药浓度随时间变化基础上的药-时曲线与时-效曲线有许多相似之处，在多数情况下药-时曲线也可反映药物效应随时间的变化趋势，但有些药物必须通过在体内产生新的活性物质（代谢物）才起作用，或者是通过其他中间步骤以间接方式起作用，这些过程使得药-时曲线和时-效曲线的变化在时间上产生差异。另一方面，由于药物作用的性质和机制不同，有的药物的作用强度往往有自限性（即为受体饱和），并不能随着血药浓度的升高而一直增大；有的药物在体内生成的代谢物的半衰期长，作用持续时间也长，往往在原型药物血药浓度已经降低之后仍能保持有效作用。因此，药-时曲线和时-效曲线可以互相参考，但不能相互替代，在制订临床给药方案时要综合评价。

4. 药物的蓄积与中毒反应

从血药浓度的角度看，在前次给药的体内药物尚未完全消除时即第二次给药，就会产生体内药物蓄积。同样，在前次给药的"作用残留时间"内即第二次给药则可产生药物作用的蓄积。体内药物蓄积和作用蓄积都能使连续用药时药物作用"量"的规则发生改变。体内蓄积达到过量的程度就可产生蓄积中毒反应，因此，在制订连续用药方案时，必须同时考虑连续用药时的药代动力学资料和量效、时效关系，以防发生药物体内蓄积中毒。

（二）影响药物临床效应的因素

一般而言，凡是影响药物体内过程的因素，即影响血药浓度变化的因素，都会影响到药物的临床效应。这些影响因素请参阅本书第七章的相关内容。影响药物临床效应的主要因素包括药物、机体状态和环境条件三个方面。

（1）药物方面的因素药物的剂量、药物的剂型、制剂工艺、复方制剂。

（2）机体方面的因素年龄、性别、营养状态、精神因素、疾病状态（包括疾病对药物体内过程的影响和疾病影响机体对药物的反应性）、遗传因素。

（3）环境条件方面的因素给药途径，时辰药理学，连续用药产生耐药性，联合用药的药物相互作用，吸烟、嗜酒与环境污染。

二、有效血药浓度与合理用药

（一）根据血药浓度选择给药途径

临床给药途径可以分为两大类：静脉给药途径和血管外给药途径。从药物体内处置过程分析，这两类给药途径的最大差异是静脉给药较之血管外给药少了药物的吸收过程，因此，两类给药途径的血药浓度-时间曲线迥然不同。

静脉给药可以使血药浓度迅速达到较高水平，特别适用于急症的患者；持续滴注或恒速泵给药可维持相对稳定的血药浓度，适宜于住院危重患者的治疗。静脉给药后，随着药物分布入组织，药物在血浆与组织间开始建立动态平衡，此后血药浓度的下降主要是药物从体内消除所致，其限速因素是 $t_{1/2}$。$t_{1/2}$ 长的药物，血药浓度下降缓慢；$t_{1/2}$ 短的药物，血药浓度下降迅速。单次静脉给药经过 7 个半衰期，血药浓度基本清除完毕（>99%）。综上所述，静脉给药初期要侧重预防不良反应的发生，后期则要重点观察是否能维持疗效，可以通过血药浓度测定来选择是否采用静脉给药途径。

与静脉给药相比，血管外给药常见吸收延迟和血药浓度的峰浓度下降，其血药浓度的变化是吸收速率和消除速率综合作用的结果。若某药的吸收过程为一级过程，给药初始，所有药物集中于吸收部位，体内无任何药物，此时吸收速率最大而消除速率为零。此后，随着药物的逐渐吸收，吸收速率下降，同时消除速率上升，二者之间的差异缩小。当血药浓度达到 C_{max} 时，消除速率与吸收速率相等。随后，消除速率逐渐超过吸收速率，血药浓度随之下降。

血管外给药的峰浓度始终低于同一剂量静脉给药的峰浓度，因为前者达到 C_{max} 时，仍有部分药物残留在吸收部位，且同时已有部分药物被消除；而静脉给药时，全部药物几乎同时进入体内。达峰浓度后，血管外给药的血药浓度又高于同剂量的静脉给药，因前者仍有药物不断被吸收。以上药-时曲线的差异，可以通过血药浓度测定并结合临床疗效反应，作为选择合适的给药途径的依据。对于血管外给药的血药浓度-时间曲线，在消除相的末段采血测定血药浓度（如下次给药前采血测定的谷浓度），基本代表了药物在作用部位或靶器官的浓度，这对选择何种给药途径往往具有重要的临床参考价值。

就血管外口服给药途径而言，所选药物是否具有首过效应也是值得重视的问题。由于药物首过效应使进入血液循环的药物部分减少，势必使血药浓度及分布到作用部位的药物浓度降低，通过血药浓度监控，可以为选择其他血管外给药途径以避免首过效应提供依据。此外，连续口服给药达到 C_{ss} 的时间长短（一般需要 6.64 个 $t_{1/2}$ 的时间），对临床疗效的判断也至关重要。对于 $t_{1/2}$ 长的药物，可以考虑首剂给予负荷剂量，使血药浓度迅速升至较高水平，以避免达到 C_{ss} 的时间过长而贻误病情。给予首剂负荷剂量时，应该同时监测峰值血药浓度，以免血药浓度过高引起严重不良反应。

（二）根据血药浓度选择给药剂量

以群体药代动力学参数设计临床给药方案，给药后监测血药浓度，可用于计算个体药代动力学参数，再用一定的公式计算调整的给药剂量，这个过程是治疗药物监测在个体化给药方案设计中应用的一个重要方面。从某种意义上讲，血药浓度在给药剂量与药理作用之间起着桥梁的作用，它既和给药剂量之间有一定相关性，也是分布到作用部位的药物浓度的来源。血药浓度是目前间接反映大多数药物药理作用的理想指标，通过血药浓度指导选择药物剂量，往往易于达到期望的临床治疗目标。

（三）根据血药浓度的半衰期确定给药次数

许多疾病要求治疗药物在人体内的血药浓度波动在一个最佳的治疗范围内，过高会导致不良反应增加，甚至引起死亡，过低又不能达到较好的治疗作用。为获得满意的临床疗效，需要确定个体化给药方案。其中，通过消除相半衰期这个重要的药动学参数确定合理的给药次数（即给药间隔），是确定个体化给药方案的重要方面。

1. 超快速消除类药物（ $t_{1/2} \leq 1h$ ）

此类药物大多吸收快，消除亦快，不易在体内蓄积，每日可多次应用。如用药不当，可能使血中药物浓度偏低而达不到治疗效果。例如青霉素静脉用药，若静脉滴注时间过长，虽然体内维持药物浓度的时间较长，但达不到最低抑菌浓度（MIC），不仅疗效差，还易引起细菌的耐药性。所以，此类药物宜快速进入体内，维持较高的血药浓度而达到治疗目的；或者采用加大用药量，使血药浓度高出 MIC 数倍的冲击疗法治疗，此时要注意过高的血药浓度是否会引起药物不良反应。

2. 快速消除类药物（$t_{1/2} = 1 \sim 4h$）

此类药物吸收与消除亦偏快，也主张每日多次应用。此类药物由于消除较快，往往易忽视某些药物可能会在体内蓄积，长时间用药将使毒性增加。例如氨基糖苷类抗生素随着用药时间的延长，其室间转运速率常数（K_{21}）明显延长，稳态后的分布容积（$V_{d, m}$）明显增加，使谷浓度升高，表明组织中有蓄积，故造成耳、肾毒性增加。因此，氨基糖苷类抗生素可用每日一次的用药方案，既降低了体内蓄积，又利用其有较长抗菌后效应（PAE）的特点，起到较好的抗菌效果。

3. 中速消除类药物（$t_{1/2} = 4 \sim 8h$）

此类药物拟采用3~4次/日的给药方案，其给药间隔最好是 1 次/6h 或 1 次/8h，使血药峰谷浓度波动在最小范围内，一方面比较安全，另一方面可减少晚上至次日晨由于服药间隔时间长引起血药浓度下降而造成疾病复发，如氨茶碱、扑米酮的应用。标准服药间隔给药方案往往因为打乱了患者的作息规律而致依从性下降。将此类药物制成缓释制剂可以提高患者的用药依从性，如茶碱缓释片每日仅需服两次或 1 次，其有效血药浓度仍可维持12h 甚至 24h。

4. 慢速消除类药物（$t_{1/2} = 8 \sim 12h$）

此类药物因半衰期较长，拟采用2~3次/日给药方案，其给药间隔最好为 1 次/8h 或 1 次/12h，如丙戊酸钠、硝苯地平的应用。由于此类药物患者需长期服用，仍感 2~3 次/日的服药方法不便而致依从性下降。因此，这类药物也有不少缓释制剂，如丙戊酸钠缓释片，可维持较高血药浓度24h，硝苯地平控释片，可维持较高血药浓度 12~14h。

5. 超慢速消除类药物（$t_{1/2} > 24h$）

此类药物可采用每日 1 次或数日 1 次服药的方案，但前者优于后者。因为每日 1 次的服药剂量往往比隔日 1 次的服药剂量少一半，其稳态血药浓度波动范围小，用药更安全，且患者服药依从性好，如地高辛（$t_{1/2} = 36 \sim 51h$），替勃龙（利维爱）（$t_{1/2} = 48h$）。

6. 非线性动力学类药物

此类药物 $t_{1/2}$ 随剂量的变化而变化，且个体差异较大，给药间隔与剂量较难掌握。若临床治疗需要长期用药，最好在血药浓度监测下调整给药方案，尤其在接近中毒浓度水平左右的剂量调节需增加监测频率，以防体内药物转运酶或转运载体饱和，致血药浓度突然较大幅度升高而出现严重不良反应，如苯妥英钠的用药。

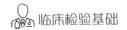

7. 消除半衰期和抗菌药物后效应（PAE）与临床给药间隔

由于 β-内酰胺类、氨基糖苷类抗生素、氟喹诺酮类抗菌药的 $t_{1/2}$ 大多较短，以往多采用每日 2~3 次的给药方案。随着对抗菌药物 PAE 认识的不断深入，认为给药间隔时间可根据药物浓度>MIC 或 MBC 的时间加上 PAE 的持续时间来确定。PAE 已成为抗菌药物合理用药中的重要参数。PAE 的长短与药物剂量（浓度）呈依赖性；与抗菌活性成正比关系；与患者机体的免疫系统也有直接的关系。因此，不同类型的抗菌药物其 PAE 长短不同。如氨基糖苷类抗生素及喹诺酮类抗菌药的 PAE 比 β-内酰胺类抗生素更强、时间更长、更适合每日 1 次的给药方案。一般认为氨基糖苷类抗生素峰值血药浓度与最低抑菌浓度 MIC 的比值为 5~10 倍为最佳，每日 1 次的用药方法比每日多次的用药方法安全、有效、经济、合理，提高了药物的价值效应。青霉素类抗生素一般主张用每日 1~2 次冲击疗法。

8. 通过消除半衰期估计体内药物浓度的变化

一次性用药或长期用药停药后 5 个 $t_{1/2}$，药物在体内的浓度已消除 95%，在没有特殊病理、生理等因素造成 $t_{1/2}$ 明显改变的前提下，没有必要监测血药浓度，如氨茶碱停药 3 日（$t_{1/2}=8~12h$），地高辛停药 10 日（$t_{1/2}=36~51h$）。若患者停药时间小于 5 个半衰期，突然发病需要加用静脉负荷用药，应根据消除半衰期预先估测体内药物残留量，再酌情增加剂量，保证临床用药的安全性。

连续用药达 7 个消除半衰期，血药浓度可达 99%稳态浓度。这时监测血药浓度，对长期用药的患者而言最具有临床价值，往往可以给患者调整一个比较理想的个体化给药方案。如某患者服氨茶碱 0.1g，1 次/8h，连续 3 日后测得茶碱血浆浓度为 6μg/mL，患者肝、肾功能稳定。由于茶碱治疗支气管哮喘的有效血药浓度范围为 8~20μg/mL，可考虑修改用药方案为氨茶碱 0.2g，1 次/8h。若患者病情严重伴多脏器衰竭，用药品种也较多的情况，要重视有药物相互作用的可能性。此种情况最好在用药 2~3 个 $t_{1/2}$ 时即监测血药浓度，如已达有效血药浓度范围，说明患者的病理状况或药物相互作用使该药的 $t_{1/2}$ 延长，需立即减低用药剂量，否则达稳态血药浓度时会造成药物中毒。等到药物浓度达稳态时再复测一次血药浓度，检验目标血药浓度是否落在有效血药浓度范围内。患者病情不稳定，特别是肝、肾、心脏等功能变化较大时，患者的药物半衰期往往处在动态变化之中，需随时监测血药浓度，方可保证给药方案的有效性及安全性。

综上所述，血药浓度临床应用的核心，是实现临床给药方案个体化，包括如何根据血药浓度选择合适的药物剂型与给药途径、适宜的给药剂量及时间间隔，掌握了临床用药的这些关键环节，就能基本做到临床合理用药。如果临床用药时还能根据血药浓度结合患者的生理病理状况以及临床的药效学指标和不良反应表现，运用药代动力学的相关参数进行综合分析和评价，则临床用药就达到了相当高的个体化用药水平。

第三节　治疗药物监测与给药方案个体化

一、治疗药物监测

治疗药物监测（therapeutic drug monitoring，TDM）为多年在医学领域内崛起的一门新的边缘学科。是应用现代先进的体内药物分析技术，测定血液或其他体液中药物浓度，利用计算机手段，在临床药代动力学原理的指导下，使临床给药方案个体化，以提高疗效、避免或减少不良反应。TDM 对临床药物治疗的指导，主要是指设计或调整合理的给药方案，同时为药物过量中毒的诊断和处理提供有价值的实验依据。近年来国外又将其称为临床药代动力学监测（CPM）。

（一）治疗药物监测的目的与特点

1. 治疗药物监测的目的

开展治疗药物监测旨在达到如下目的：①治疗药物监测的核心目的是实现合理的给药方案个体化。②协助诊断和处理药物过量中毒：包括明确诊断，筛选出中毒药物；判断中毒程度并为制订治疗方案提供依据；同时可进行药物过量时的临床药理学研究。③了解患者是否遵医嘱用药，提高用药依从性。

治疗药物监测常出现下列情况：血药浓度在有效浓度范围内但疗效不佳；血药浓度低但尿药（或代谢物）浓度高；血液和尿液药物浓度都低或血和尿中未检出被监测药物。出现上述情况时，往往通过询问患者即能了解究竟是其未遵医嘱用药，还是其他因素影响了血药浓度，从而对血药浓度测定结果做出合理的解释和评价。

2. 治疗药物监测的特点

治疗药物监测有别于临床药代动力学的研究，它具有如下特点：①血药浓度结果用于调整剂量、设计个体化给药方案；②一般只监测一次血药浓度，不测药物经时变化浓度；③监测方法要求快速、简便、准确，以适应临床需求。

（二）治疗药物监测的原则

用于临床的药物种类繁多，并非所有的药物或任何情况下都需要进行 TDM。

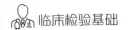

1. 不适用治疗药物监测的情形

在以下几种情形下，不必进行 TDM：①当药物本身具有客观而简便的效应指标时，就不必进行血药浓度监测。血药浓度虽然是药效的间接指标，但良好的临床指标显然优于 TDM。如血压监控相对于抗高血压药，血糖测定相对于降血糖药，监测凝血酶原时间相对于抗凝血药等均不需测定药物浓度。②血药浓度不能预测药理作用强度时，TDM 便毫无临床意义。TDM 是建立在血药浓度与药理效应之间存在相关性的基础上的，如果没有这一基础，血药浓度就不能成为评价指标。③有些药物的有效血药浓度范围宽，允许的治疗范围亦很大，凭临床医生的经验给药即可达到安全有效的治疗目的，也不需要进行 TDM。

2. 实施治疗药物监测的条件

实施 TDM 的药物必须符合以下基础条件：①血药浓度变化可以反映药物作用部位的浓度变化；②药效与药物浓度的相关性超过与剂量的相关性；③药理效应不能用临床间接指标评价的药物；④有效血药浓度范围已知；⑤血药浓度监测方法的特异性、敏感性及精确性高，简便快速。

3. 适用于治疗药物监测的情形

在血药浓度与药理效应关系已经确立的前提下，下列情况通常需要进行 TDM。

（1）药物有效血药浓度范围狭窄，血药浓度稍高则出现不良反应，稍低则无疗效。代表性药物有地高辛、奎尼丁等。

（2）药物剂量小、毒性大。代表性药物有利多卡因、地高辛等。

（3）药物体内过程个体差异大，具有非线性药代动力学特性，难于通过剂量控制来估计给药后的血药浓度。代表性药物有苯妥英钠、茶碱、水杨酸等。

（4）某些疾病，如胃肠道疾病影响药物的吸收，肝脏疾病影响药物的代谢，肾脏疾病影响药物的排泄，在上述病理状况下应用药物治疗时，有必要监测血药浓度。

（5）合并用药有相互作用而影响疗效或有中毒危险时，要监测血药浓度。

（6）一些药物的不良反应表现与某些疾病本身的症状相似，怀疑患者药物中毒而临床又不能明确辨别时，应当监测血药浓度。代表性药物如地高辛、呋塞米等。

（7）以下情况可考虑监测血药浓度：长期用药的患者，依从性差；或者长期使用某些药物后产生耐药性；或诱导和抑制肝药酶的活性而引起药效降低和升高，以及存在原因不明的药效变化时。

（8）常规剂量下出现严重不良反应，诊断和处理药物过量中毒，为药物引起的医疗事故提供法律依据时，需要监测血药浓度。

（三）监测药物的种类

经过 TDM 工作在临床治疗中的大量应用，国内外已筛选出明确需要进行 TDM 的药物，按其作用类别分类有强心苷类、抗心律失常药、抗癫痫药、三环类抗抑郁药、抗躁狂药、抗哮喘药、氨基糖苷类等抗生素、抗肿瘤药、免疫抑制剂及抗风湿药等，相关的 TDM 手册对这些药物进行监测的采血时间、相关药代动力学参数、有效血药浓度范围、潜在的中毒浓度、不良反应等，均有详尽的收载，可供 TDM 实践时参考。TDM 采用的是一些高灵敏度、高专属性的微量、超微量以及痕量分析方法，需要花费较长的时间和经费。滥用 TDM 无疑将造成不必要的浪费。因此，对需要进行 TDM 的药物，也要根据监测的原则和临床指征，确定有无必要进行常规化监测。

二、血药浓度监测方法

目前血药浓度监测的一般方法主要有高效液相色谱法（HPLC）、免疫分析法（酶联免疫法、荧光偏振免疫法）气相色谱法和微生物法（用于抗生素）。临床药物研发的迅猛发展，痕量给药、靶向制剂等的应用逐步扩大，对治疗药物监测技术的发展也起到了推进作用，目前已采用 HPLC–MS/MS 法进行血药浓度监测，如抗肿瘤药物伊马替尼、来那度胺等的质谱分析方法已用于 TDM 工作中。

临床上常用的卡马西平监测方法有 HPLC 和免疫分析法，免疫分析法多采用全自动免疫分析仪，用配套试剂盒进行分析，方法简便快捷，但有较大的交叉反应，测定结果会受到较多因素的影响，通常免疫分析法多使用金标准高效液相色谱法或质谱法同时测定进行结果比对。以下介绍采用 HPLC 测定卡马西平血药浓度。监测药物的长期效应通常要求患者口服卡马西平达稳态后进行血药浓度监测，标本的采集应符合要求，对于峰浓度的监测一般用于药物毒性的判定，谷浓度的监测一般反应药物的疗效。由于卡马西平的药代个体差异较大，临床上一般要求口服给药一周后方进行血药浓度监测，峰浓度为服药后 3～6h 采血，谷浓度为服药前采血。HPLC 测定卡马西平血浆浓度方法如下。

（一）色谱条件

流动相：0.02mol/L 磷酸二氢钠缓冲液（磷酸调 pH 3.7）–甲醇（30：70），流速：1mL/min；柱温：室温；检测波长：306nm；进样体积：20µl。

（二）标准储备液的制备

卡马西平储备液为 200µg/mL；内标（莫沙必利）储备液为 120µg/mL。

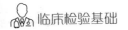

（三）样品制备

1. 空白样品（Blank）

空白血浆 0.2mL，加水 0.2mL，混匀。

2. 标准样品（WS1～WS6）

与 LLOQ 样品空白血浆 0.2mL，加标准工作液或 LLOQ 工作液 0.1 mL 与内标工作液 0.1mL，混匀。

3. QC 样品（HQC、MQC、LQC）

空白血浆 0.2mL，加 QC 工作液（HQC、MQC、LQC），加内标工作液 0.1mL，混匀。

（四）样品预处理

1. 空白样品、标准样品与 LLOQ 样品、QC 样品

取制备样品 0.4mL，加 2mol/L 氢氧化钠溶液 1mL，混匀，加乙酸乙酯 1.2mL，涡旋混合，离心（3000r/min，8℃）5min，移取上清液约 0.8mL，置离心管中，于 45℃±5℃ 水浴中空气流吹干，残留物加流动相 100 μl，涡旋溶解，离心，取 20μl 进样。

2. 未知样品

取血浆样品 0.2mL，加水 0.1mL 与内标工作液 0.1mL，加 2mol/L 氢氧化钠溶液 1mL，混匀，加乙酸乙酯 1.2mL，涡旋混合，离心（3000r/min，8℃）5min，移取上清液约 0.8mL，置离心管中，于 45℃±5℃ 水浴中空气流吹干，残留物加流动相 100μl，涡旋溶解，离心，取 20μl 进样。

（五）样品测定

进样顺序为空白样品（Blank）、标准样品（WS6 至 WS1）、QC 样品（LQC）、样品（Sample1）、QC 样品（MQC）、样品（Sample2）、QC 样品（HQC）、样品（Sample3）。

（六）操作注意事项

（1）取样前需充分混匀血浆样品。

（2）正确使用移液枪以保证取样的准确性。

（3）涡旋萃取时不能有液体的丢失。

（4）转移上层萃取液时不可将下层液体移出。

（5）空气流吹干或分取上清液时不能接触液面，要保持一段距离（至少1cm）。

（6）操作过程中及时做好记录，便于溯源。

（七）检测报告要求

（1）记录仪器与色谱参数、色谱图和色谱峰数据（保留时间和峰面积）。

（2）以卡马西平的血药浓度（20、10、5、2.5、1.25、0.625μg/mL）为横坐标（x），卡马西平与内标物峰面积比值为纵坐标（y），绘制卡马西平的标准曲线图，计算出回归方程和线性度（r）。

用标准曲线回归方程求出 QC 样品中卡马西平浓度，判断是否在控（准确度 LQC 应在80%～120%之间，MQC 与 HQC 应在85%～115%之间）。

（3）用标准曲线回归方程求出未知样品中卡马西平浓度，判断是否在治疗药物浓度范围（4～12μg/mL）内。

三、给药方案个体化

（一）给药方案个体化的意义

临床给药方案通常包括确定药物的剂型与给药途径、药物剂量与时间间隔以及疗程等。所谓给药方案个体化，是指根据不同患者的生理、病理状况，调整适合的剂量及给药间隔，使临床用药更安全有效。在确定给药方案时，虽然有些临床医师习惯用群体给药方案来处置个体，但大多数临床医师在临床实践中都下意识地实施个体化给药方案，只不过其特点是通过监视患者的疗效和不良反应来调整剂量和给药间隔。例如，对于心脏换瓣手术患者，术后常需通过反复测定凝血酶原时间，以调整每个患者服用华法林的剂量，这是以药效学指征作为监测指标；用水杨酸治疗风湿病，一般先将剂量递增到出现耳鸣、恶心，然后采用略低于此的剂量，则是以毒性症状作为监测指标。利用临床药效学指标的观察实施个体化给药方案，是临床上最习惯采用且行之有效的方法，如监测血压来控制抗高血压药物剂量，测定血糖以调节降血糖药的用量。

但是，对于体内代谢呈零级动力学或饱和动力学的药物，却难以通过上述药效学指标来确定最佳剂量。如苯妥英钠用药个体差异较大，常规处方是每日300mg，有些患者尚不能有效控制癫痫发作，而另一些患者则已出现神经系统的不良反应。与此相似，在采用地高辛治疗心力衰竭、奎尼丁治疗心律失常和三环类抗抑郁药治疗抑郁症时，单凭临床表现难以判断所用剂量是否恰当。基于血药浓度与药理作用具有更好的相关性，通过监测血药浓度来实现用药个体化的设想，即自然而然地产生。大量治疗药物监测的实践证明，有效地结合血药浓度监测、临床药效学指标及不良反应的观察，才能使临床给药方案个体化得到有效的保证。

许多药物的血药浓度与药理作用之间的关系，比剂量与药效之间的关系更为密切。当讨论具体患者的处方剂量和药效之间的关系时，必须考虑到下面几个问题。

（1）医师开了处方，但患者是否按医嘱中的给药方案用药？

（2）患者是否使用了不同品牌的产品，由于产品的生物利用度不同而影响疗效？

（3）是否由于每个患者的药代动力学特点存在个体差异，造成血药浓度的个体差异，从而影响疗效？

（4）虽已按医师的愿望调整并建立了一定的血浆药物浓度，但能否反映作用部位的药物浓度？

（5）即使控制了作用部位的药物浓度，是否一定能保证满意的疗效？

（6）是否考虑了由于其他药物的存在而出现药效协同或拮抗作用？

对上述六个环节进行透彻地分析，可以明确血药浓度在给药方案个体化中的地位。第1、2两个环节，在一定程度上能通过监测血药浓度，发现患者是否按医嘱用药或制剂质量问题而造成处方剂量和药效关系的不一致，并予以纠正。对第3个环节的药代动力学的个体差异造成药效的个体差异，正好在血药浓度水平上得以充分反映，可以监测血药浓度予以发现和调整。由于大多数药物的血药浓度能间接地反映作用部在的药物浓度，血药浓度监测在解决第4个环节方面常常给临床提供有价值的参考依据。第5个环节涉及药效动力学的研究范畴，但我们仍可从血药浓度数据中发现相关的信息。至于发生在第6个环节的药物相互作用方面的问题，我们可以测定合并使用的药物血药浓度的变化以及游离药物浓度，对药酶诱导或抑制及竞争，血浆蛋白结合反应所造成的药理作用强度的差异进行监控。测定血药浓度已成为指导制订合理给药方案和监测某些药物疗效的重要手段。

（二）给药方案个体化的实施

1. 给药方案个体化实施的基础

实现给药方案个体化，需要血药浓度监测实验室与临床医师的密切配合，应当重视以下两方面的工作。

（1）获得正确的血药浓度监测数据

①为了获得正确的血药浓度监测数据，首先要求实验室应用的测定方法在专属性、灵敏度和准确度等方面达到规定的水平。

②血药浓度监测实验室还必须注意及时测定、及时出报告，使有关血药浓度的信息具

有最大的利用价值。

③正确的采样时间和采样方法对获得正确的血药浓度测定结果极其重要。可以根据下列原则掌握采样时间：多剂量服药达到稳态血药浓度（即多次服相同剂量超过 6.64 个半衰期）后采血；达到稳态血药浓度后，若评价疗效，采谷值血样，若判断中毒，采峰值血样；对于急症患者，可以首剂给负荷剂量后再采峰值血样；口服给药在消除相取样，血浆药物浓度可以反映作用部位的药物浓度；当怀疑患者出现中毒反应或急救时，可以随时采血。

关于采样时间的几点解释如下。

为什么要达到稳态血药浓度后取样？这是因为多剂量服药达到稳态血药浓度后，此时药物的吸收速率与消除速率达到平衡，血药浓度稳定在一定范围内波动，此时观察血药浓度是否落在有效血药浓度范围内才具有临床意义。若在达到稳态浓度前取样，则测得的血药浓度较稳态浓度低；若以此为依据提高剂量，则因药物在体内的进一步蓄积而致过量中毒。

为什么达到稳态血药浓度后还需间隔一定时间取样？这是因为即使达到稳态血药浓度，它仍然在给药间隔时间内波动，有一个峰值浓度和一个谷值浓度。此时若测定峰值血样，主要观察波动范围是否超过中毒浓度；若测定谷值血样，主要观察波动范围是否低于最低有效浓度。

为什么要首剂给予负荷剂量后测定峰值血药浓度？给予负荷剂量的目的是期望血药浓度能尽快达到治疗窗的范围，这是对急症患者且又服用半衰期长的药物治疗时采取的特殊治疗手段。但此时要特别注意由于首剂翻倍造成血药浓度过高而引起严重不良反应，故一定要测定峰值血药浓度。

（2）对血药浓度测定数据做出正确的解释和合理的评价

当根据血药浓度调整剂量时，首先要密切联系临床用药各方面的因素，对测定结果做出合理解释后方可决策。一般建议从以下各方面加以分析。

①给药途径：如静脉给药途径较血管外给药途径省去了吸收因素的影响，在剂量调整时要有别于口服、肌注等血管外给药途径。又如充血性心力衰竭患者口服药物后吸收较差，应考虑改用其他给药途径。

②药物剂型：口服制剂通常有普通剂型、速溶剂型和缓释（或控释）剂型三类，其药动学曲线存在显著性差异，尤其表现在 C_{max} 和 T_{max} 上的差异往往很大。在调整剂量时，应当充分考虑三种剂型的药动学特点，才能对药效及安全性做出判断。如对测得的茶碱血浓度谷值的分析，就应联系患者所服药物的剂型（缓释剂型或速溶剂型）进行考虑。

③患者的依从性：患者不按医嘱用药（所谓"非依从性"，non-compliance）是临床常见的现象。有报道称，国外50%以上的患者不按医嘱用药，从而导致治疗失败。在对血

药浓度进行分析时考虑到患者依从性的问题，不但可以防止得出错误结论，而且使测定结果成为判断患者依从性的依据。因此，当血药浓度结果难以得到合理解释时，应当考虑询问患者是否遵医嘱用药。

④患者生理和病理因素对药物处置的影响：生理因素应重视年龄的影响，一些重要的药动学参数如 V_d、$t_{1/2}$ 等均表现出年龄相关性。特殊群体，如老年人、儿童、婴儿、新生儿、孕妇等，均有其特殊的药动学变异，更需加以注意。病理因素则应着重考虑对药物体内处置起重要作用的器官病变的影响，如胃肠道疾病影响药物的吸收，肝脏疾病影响药物的代谢，肾脏疾病影响药物的消除。这些因素有时对血药浓度测定结果影响巨大，在调整剂量时不容忽视。

⑤食物或合并用药的影响食物可以通过影响胃排空、胃肠蠕动或血流速度而改变对药物的吸收。药物间的相互作用则通过改变药物代谢动力学性质及竞争血浆蛋白结合反应，使血药浓度，甚至游离药物浓度的变化"异常"。在依据血药浓度调整剂量时，应当重视这方面的影响。

2. 给药方案个体化实施的依据

设计或依据血药浓度监测结果调整给药方案，首先必须明确目标血药浓度范围及药代动力学参数的来源。

（1）目标血药浓度范围

一般以文献报道或临床治疗指南确定的安全有效血药浓度范围为目标浓度范围。特殊患者可根据临床观察药物的有效性和不良反应来确定。

（2）药代动力学参数的确定

可采用文献或手册报道的群体药代动力学参数。特殊患者需测定及求算其个体化参数，但应在临床药理学家和临床药师的协助下完成。

①稳态一点法：多剂量给药达到稳态血药浓度时，若此时采血测得的血药浓度与目标浓度相差较大，可根据式（9-3）对原有的给药方案进行调整：

$$D' = D \times \frac{C'}{C} \qquad (9-3)$$

式中，D 为原剂量；C 为测得浓度；D' 为校正剂量；C' 为目标浓度。使用本公式的条件：血药浓度与剂量之间成线性依赖关系；采血必须在达到稳态血药浓度后进行，通常在下次给药前测定稳态谷浓度。

此方法对于体内转运呈一级动力学过程的药物较适合，简便易行，缺点是对于半衰期长的药物达到稳态血药浓度需耗费较长的时间。

②重复一点法：对于一些药代动力学参数偏离群体参数较大的患者，往往需要根据其

个体药动学参数值来设计或调整给药方案。测定和求算患者药代动力学参数的系统方法是在给药后于不同时间采取一系列血样并测定其血药浓度，应用计算机程序拟合相应的房室模型及求得药动学参数。此法虽然获得的药动学参数齐全准确，但往往难以操作而不便采用。20 世纪 70 年代末提出了简便的重复一点采血法，只需采血两次即可求算出与给药方案相关的两个重要参数：消除速率常数（？K）和表观分布容积（V_d）。

具体方法是：给予患者第一次和第二次试验剂量时，在消除相的同一时间点各采血一次。准确测定两次血样的浓度，按式（9-4）、式（9-5）求算？K 和 V_d：

$$K = \frac{\ln \frac{C_1}{C_2 - C_1}}{\tau} \tag{9-4}$$

$$V_d = \frac{De^{-K_\tau}}{C_1} \tag{9-5}$$

式中，C_1 和 C_2 分别为第一次和第二次所测血药浓度值；D 为试验剂量；τ 为给药间隔时间。使用该法应注意：①该方法只适于在给予第一次和第二次试验剂量时采血，而不能达到稳态血药浓度；②血管外给药时，要在消除相固定时间点采血；③血样测定务求准确，否则计算的参数误差较大。

个体化给药方案设计还有另外一些方法，在临床药理学和临床药代动力学等专著中均有详尽阐述。

四、治疗药物监测的发展与展望

随着药代动力学的基础知识及基本理论在临床治疗上的广泛应用、分析技术的发展、计算机的普及和程序软件的研发，TDM 必将不断发展。近年来 TDM 的进展主要体现在以下几个方面。

（一）分析技术的进展

分析技术的进展使 TDM 的应用范围进一步拓展，分析方法更加灵敏、简便、快速、可靠。目前使用的体内药物分析方法在 TDM 中广泛采用，极大方便了 TDM 工作。

1. 色谱分析法

法色谱分析法以 HPLC 在 TDM 中最为常用，技术更新最迅速。目前，液相色谱-质谱联用（LC-MSn）技术在 TDM 中得以应用。

2. 免疫分析技术

免疫分析技术的应用不断更新。20 世纪 70 年代初 RIA 的应用曾促进了 TDM 的开展；

20世纪70年代后期EIA成为常规测定方法，克服了RIA的同位素污染问题；20世纪80年代后荧光免疫法又提高了免疫学方法的稳定性，尤其是荧光偏振免疫分析技术的应用不断更新，既提高了测定灵敏度，又使TDM真正成为常规化的工作。如美国FDA批准上市的新型免疫抑制剂他克莫司（Tacrolimus，FK506）用于临床不久，国外仪器公司即根据其生理活性强、用药剂量小但个体差异大、需要监测血药浓度的特点，迅速推出在全自动免疫分析仪Imx上应用的全新分析试剂盒，满足了临床个体化用药的需求。

（二）监测对象的扩展

1. 游离药物浓度的监测

游离药物浓度的监测是TDM今后的主要研究方向。研究表明，有些药物的血浆蛋白结合率存在明显个体差异，如奎尼丁的血浆蛋白结合率的范围为50%～90%，不同个体间游离药物浓度差可达10倍。此外，疾病可改变药物血浆蛋白结合率，如肝硬化患者奎尼丁的游离药物分数几乎增加3倍；肾病时，苯妥英、水杨酸、氯贝丁酯等的血浆蛋白结合率则明显下降。游离药物浓度的监测愈来愈受到体内药物分析工作者的重视，成为研究的主要方向。目前已经可以监测游离药物浓度的有抗癫痫药物（苯妥英钠、卡马西平、丙戊酸）和抗心律失常药物（利多卡因、丙吡胺）。

2. 活性代谢物与手性药物的监测

（1）药物活性代谢物的监测

药物活性代谢物的监测已引起广泛重视。常见的已经监测的活性代谢物有：胺碘酮及N-去乙胺碘酮，利多卡因及GX、MEGX，奎尼丁及3-羟基奎尼丁，扑米酮及苯巴比妥，普鲁卡因胺及NAPA，普萘洛尔及4-羟普萘洛尔。

（2）手性药物的拆分与监测

手性新药的不断问世，促进了手性药物浓度监测领域的扩展。众所周知，立体异构体药物的药代动力学特性和药效学均存在差异，这是由于药物的吸收、分布、生物转化和排泄都存在立体选择性，导致手性药物的S-对映体和R-对映体的血药浓度及药理作用强度产生显著性差异，其血药浓度监测已引起临床治疗的关注。此外，世界范围内手性药物的开发比例已占开发总新药数的50%以上，据专家预测，未来这一比例还将进一步提高，这些都使手性药物血药浓度监测面临新的机遇和挑战。目前，手性药物血药浓度测定的研究，集中体现在对映体的HPLC研究上，主要应用化学结合手性固定相、在流动相中加入手性复合物或用手性化合物衍生化等方法分离消旋体中的对映体。如，手性固定相柱已广泛用于分离阿托品、丙吡胺、布洛芬（Ibuprofen）、酮洛芬（Ketoprofen）、美托洛尔、喷他佐辛、普萘洛尔、特布他林等酸性和碱性药物。其次是对映体选择放免测定法的研究，现已有氚标记的戊巴比妥、华法林及巴比妥的试剂盒问世。

3. 群体药代动力学

群体药代动力学的研究进展，使零散的常规血药浓度监测结果可用于群体参数值的估算，使临床应用更为简便。而计算机的普及和个体化用药程序软件的开发应用，使复杂的公式和计算简单化，更适于临床个体化给药方案的运用。

总之，虽然 TDM 的适用范围尚有一定的局限性，如国内外公认需要进行血药浓度监测的药物只有几十种，很多药物的有效血药浓度范围尚需研究确定，但专业人士对 TDM 在保障临床合理用药、减少药物不良反应、提高医疗质量方面的贡献已达成共识。随着临床个体化用药意识的提高和现代医学的不断进展，TDM 将得到进一步的普及和发展。

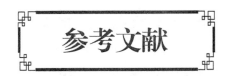

参考文献

[1] 贾天军，李永军，徐霞.临床免疫学检验技术［M］.武汉：华中科学技术大学出版社，2021.

[2] 付玉荣，张玉妥.临床微生物学检验技术实验指导［M］.武汉：华中科技大学出版社，2021.

[3] 吴春晨，夏剑波.戊型肝炎病毒感染检测—从基础研究到临床应用［M］.武汉：华中科学技术大学出版社，2021.

[4] 刘艮英.临床血液标本采集规范与管理实践［M］.成都：四川大学出版社，2021.

[5] 张勤勤，齐友萍，孙艳.临床检验基础［M］.长春：吉林科学技术出版社，2020.

[6] 尹文平.实用临床检验与基础［M］.天津：天津科学技术出版社，2020.

[7] 李萍，李树平.临床检验基础实验指导［M］.武汉：华中科学技术大学出版社，2020.

[8] 王娜.实用基础检验与临床［M］.长春：吉林科学技术出版社，2020.

[9] 刘元元.临床基础检验学［M］.长春：吉林科学技术出版社，2020.

[10] 刘景梅.临床检验医学基础与进展［M］.天津：天津科学技术出版社，2020.

[11] 姜维.临床检验技术基础与应用实践［M］.长春：吉林科学技术出版社，2020.

[12] 张纪云，龚道元.临床检验基础［M］.北京：人民卫生出版社，2019.

[13] 王曲芳.临床检验基础与技术［M］.长春：吉林科学技术出版社，2019.

[14] 姜跃华.检验基础与临床概要［M］.北京：科学技术文献出版社，2019.

[15] 吴文菊.医学检验基础与临床应用［M］.北京：科学技术文献出版社，2019.

[16] 龚道元，张时民，黄道连.临床基础检验形态学［M］.北京：人民卫生出版社，2019.

[17] 隋振国.医学检验技术与临床应用［M］.北京：中国纺织出版社，2019.

[18] 王学锋，管洪在.临床血液学检验［M］.北京：中国医药科技出版社，2019.

[19] 李玲玲.现代临床检验医学［M］.昆明：云南科技出版社，2019.

[20] 佟威威.临床医学检验概论［M］.长春：吉林科学技术出版社，2019.

［21］张丽娜．现代临床检验医学［M］．长春：吉林科学技术出版社，2019.

［22］胡典明，张军．现代实用临床检验医学［M］．长春：吉林科学技术出版社，2019.

［23］吴正吉．微生物学检验［M］．北京：中国医药科技出版社，2019.

［24］卢致民，李凤铭．临床寄生虫学检验技术［M］．武汉：华中科技大学出版社，2019.

［25］杜伟鹏．医学检验学诊断应用［M］．哈尔滨：黑龙江科学技术出版社，2019.05.

［26］周璐．检验学基础与应用［M］．北京：科学技术文献出版社，2019.

［27］安倍莹．现代医学检验技术与临床应用［M］．沈阳：沈阳出版社，2019.

［28］王志强．临床检验医学基础与进展［M］．昆明：云南科技出版社，2018.

［29］李梅．现代检验学基础与临床［M］．武汉：湖北科学技术出版社，2018.

［30］王宗霞，杨保胜．医学细胞生物与遗传学（供临床基础预防护理检验药学麻醉等专业用）［M］．北京：高等教育出版社，2018.

［31］张新春等．临床检验技术与临床应用［M］．上海：上海交通大学出版社，2018.

［32］党海燕．检验医学与临床应用［M］．南昌：江西科学技术出版社，2018.

［33］朱磊．现代检验与临床［M］．天津：天津科学技术出版社，2018.

［34］杨荷英等．实用临床医学检验［M］．上海：上海交通大学出版社，2018.

［35］王亚军，熊军，许敬钗．临床医学检验技术分析［M］．南昌：江西科学技术出版社，2018.

［36］郑加荣等．临床检验诊断学［M］．北京：科学出版社，2018.11.［37］陶蕾，张东洋，孙华．内科临床诊断学［M］．南昌：江西科学技术出版社，2018.12.